KB088999

# 우아한 노년

AGING WITH GRACE

by David Snowdon

# 우아한 노년

## Aging with Grace

데이비드 스노든 | 유은실 옮김

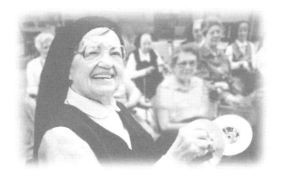

사이언스북스
SCIENCE BOOKS

# 이 나이에도 희망으로 가득한 미래를 소망하며

평균 수명이 늘어나 모두들 오래 살게 되었지만 오래 사는 것 자체가 복된 일은 아니다. 오히려 평균 수명이 늘어나 늙음의 시간이 연장되어 그 연장된 시간을 어떻게 보내는가가 문제가 되기 시작했다. 삶의 시간은 늘어났지만 삶의 질은 제각각이다.

오늘 아침 신문에도 어떤 미술 평론가의 노후가 슬프게 그려지고 있다. 한때는 그 평론가의 글이 실리지 않으면 전시회 카탈로그를 만들지 못할 정도로 미술계의 중요한 역할을 한 분이 노후를 보낼 마땅한 곳을 찾지 못한다는 내용이다. 그는 자신이 젊을 때는 노후 준비란 말을 들어 보지도 못하고 그냥 늙어버렸다고 한탄한다. 약간 비감 어린 기사와는 달리 지팡이에 의지해 서 있는 그의 모습은 여전히 정정하고 단아하고 인자해 보였다. 아마 노후 준비에 급급하지 않은 그의 무욕함 때문일 것이다.

요새 흔히 말하는 노후 준비란 한마디로 죽는 날까지 돈을 움켜쥐는 일로 요약된다. 수명에는 한계가 있지만 물욕에는 한계라는 게 없다. 그리하여 얼굴에 욕심 살이 더덕더덕 붙은, 교만하기만 하고 당당하지 못한 노인상이 새롭게 대두되고 있다. 거기 비하면 그 미술 평론가는 아직도 예술 활동을 할 수 있을 정도로 정신력이 살아 있으니 그렇지 않은 입장에서 본다면 부러울 수도 있다. 그것보다도 돈이 있고 자식도 있지만 치매로 노후를 보낸다는 건 누구나 원치 않는 일일 것이다. 솔직히 나도 그것을 걱정한다. 걱정을 하다가도 치매에 걸리면 그것도 모르겠지 하며 될 대로 되라는 식으로 생각해 버린다. 나에게 그런 쓴 잔이 온다 해도 내 의지로 피할 수는 없는 것이다.

어떤 사람은 활동적이고 지적인 사람은 치매에 잘 걸리지 않는다고 하지만 나보다 훨씬 지적이고 사회 활동을 많이 했던 분이 치매에 걸린 예도 얼마든지 알고 있다. 명랑하고 사교적이고 예술을 사랑했던 사람이 치매에 걸려 유폐당한 것과 진배없는 비참한 말년을 보내는 경우도 있다. 천재적인 학자가 치매에 걸렸다는 소문도 들린다.

얼마 전에 본 영화 「아이리스」도 아이리스 머독이란 문필가가 어느 날 치매에 걸리는 과정을 생생하게 그리고 있다. 그의 젊은 시절의 자유분방한 생활과 대비해서 인생의 아이러니를 보여 준다. 아이리스의 남편이 보여 준 헌신적인 간호와 이해가 차라리 부러웠지만.

늙음을 받아들이고 연구하고 더 나은 늙음을 연구하는 것은 인간의 존엄성을 위해서 당연히 해야 할 일일지도 모른다. 그런 연구의 과정을 보여 주는, 수녀님들에 관한 이 연구를 읽으며 나는 감탄을 하고 많은 지식과 정보가 내 마음에 스며듦을 느꼈다. 요즈음은 어떻게 먹는 것이 오래 살 수 있으며, 어떤 생활 태도를 갖고 어떤 운동을 해야 오래 살까 하는 건강 기사가 신문에서 빠지는 날이 거의 하루도 없지만 여태까지 살아온 습성을 바꾸기란 쉽지 않다.

그러나 이 책의 노년 연구, 특히 알츠하이머병에 관한 역학적인 연구는 그 연구 자체가 감동적이었다. 수녀님들을 대상으로 하여 연구할 수 있었다는 이유와 성과가 특히 그랬다. 자신의 역사와 내력을 공개해 자료로 내놓은 것은 물론이고, 엄격한 지능 검사와 신체 검사도 받고, 죽은 뒤에 뇌까지도 내놓아 연구 대상으로 쓸 수 있게 하여 인간이 좀 더 나은, 품위 있고 의미 있는 생활을 할 수 있는 연구에 온전히 자신을 기꺼이 내놓는 행위가 아름다웠고 종교적이었다. 학자의 연구 태도에서 인간에 대한 애정과 경이를 같이 느낄 수 있었던 것도 이 책을 읽은 소득이다.

그리고 왜 여자에게도 좋은 교육을 시켜야 하는지, 명랑하고 쾌활하게 지내야 하는지, 자신을 표현하는 데 자유로워야 하는지, 또 남을 위한 사랑과 다정함이 왜 중요한지를 역학적 연구로서 보여 준다. 습관적으로 화를 내거나 적대적인 감정을 가지는 것이 어떤 요인으로 작용하는지를 실증적으로 보여 준다. 즐거운 분위기에서 골고루 가리지 않고 신선한 일용할 양식을 먹는 것이 얼마나 좋은 것인지도 저절로 느끼게 해 준다.

내가 가장 흥미 있었던 것은 자서전에 관한 연구이다. 알츠하이머병에 걸린 수녀와 건강한 수녀의 22세 젊은 날의 자서전과 58년이 지난 80세의 인지 능력을 추적 비교해 보는 연구 과정은 놀라웠다. 그 모든 자료를 보관하고 있었다는 것도 놀랍고, 20대에 쓴 글을 가지고 노후의 생활과의 끈을 발견한다는 점도 그렇다. 건강하게 늙는 수녀님들은 풍부한 어휘력과 독해력을 갖고 개념 밀도가 높은 문장과 단어를 쓰고 있었다. 자서전은 거기에 그치지 않고 죽은 뒤의 뇌 검사에까지 이어지는 열쇠가 된다. 풍부한 어휘를 가졌다는 것은 사물을 보는 눈이 풍부하고 독서량이 많다는 것을 뜻한다. 결국은 잘 늙기 위해 쌓아야 하는 훈련이나 습관이 아이들에게 공부해라, 책 읽어라 하는 말과 다르지 않다는 것이 다시 마음에 다가왔다.

꽃 카드를 만드는 수녀님, 매일 벙어리장갑을 한 켤레씩 떠서 선물을 하는 수녀님 이야기에서 사랑의 봉사를 즐겁게 실천하는 것이야말로 아름답고 우아한 노년의 표양임을 보여 준다. 내가 아는 우리나라 노(老) 수녀님 중에도 꽃 카드를 만들어 나누어 주는 분이 계시다. 수녀원 주위에 지천으로 있지만 잘 눈에 띄지 않는 작은 풀꽃을 따 눌러서 만든 카드는 받을 때마다 아, 하는 감탄사가 저절로 나온다. 색이 바래지 않게 꽃을 눌러 만드는 것도 그 수녀님만의 특이한 기술이겠지만 풀 섶에서 그런 작고 예쁜 것들을 발견한 눈썰미는 자연에 대한 깊은 애정과 그걸 만드신 창조주에 대한 가슴 떨리는 찬탄 없이는 얻어질 수 없는 일이다. 거저 주시지만 너무 예뻐서 욕심을 자제하고 몇 장만 얻어다가 정말로 같이 기뻐하고 축하해 주고 싶은 일이 생겼을 때만 사용한다. 그 카드에다 몇 마디 적어 보내면 받은 사람 역시 나와 같은 경탄의 말을 전해 온다. 나는 마치 내가 행복의 메신저가 된 것처럼 우쭐해진다. 그 수녀님을 안 지 20년이 가까운데 그때나 이때나 들꽃처럼 부끄럼을 잘 타고 소녀처럼 해맑다. 내가 닮고 싶은 몇 안 되는 분 중의 한 분이다.

이 책을 읽다 보면 '우리들 가운데 단순히 생명의 연장만을 원하는 사람은 거의 없다는 사실을 더욱 절실히 인식하게 된다. 우리는 나이가 들어서도 생각하고 기억하며 자신의 생각을 표현하고 새 소설이나 신문을 읽을 수 있는 능력을 유지하기를 원한다. 가능하면 다른 사람에게 폐를 끼치지 않고 여기저기 다닐 수 있고 혼자서 옷을 갈아입고 식사도 자기 손으로 하며 화장실에도 혼자 다닐 수 있었으면 한다. 또한 만성 질환으로 고통받지 않기를 소망하며 내가 사랑하는 사람들, 그리고 나를 사랑하는 사람들과 더불어 살 수 있기를 원한다.’ 작은따옴표(‘ ’) 안은 본문에서 따왔다. 더할 것도 뺄 것도 없이 마지막으로 내가 하고 싶은 말이 고대로 들어 있기 때문이다.

2003년 1월

박완서(소설가)

# 또 다른 세상

　나의 고향인 캘리포니아 레드랜즈 외곽의 고속도로를 달리던 어느 화창한 토요일 오후가 생각난다. 내가 다섯 살 때였다. 어머니는 연두색의 포드 랜치 왜건을 몰아 샌디에이고를 향해 가고 있었다. 어머니는 우리 교구의 헨리 킨 신부님의 비서였는데 이날은 내가 내년에 입학할 성심 학교의 수녀님 다섯 분을 모시고 가는 중이었다.

　1957년에는 수녀님들 가운데 운전면허를 가지고 있는 수녀님은 한 분도 없었고 자동차도 훨씬 적었다. 검은색과 흰색의 모직물로 된 수녀복을 입으신 수녀님 두 분은 어머니와 함께 앞자리에 앉으셨고 세 분은 마치 울타리의 말뚝처럼 뒷자리에 앉아 계셨다. 그래서 까치머리의 어린 소년이었던 나는 폭스테리어 종인 우리 집 강아지 '얼룩이'가 차지하던 뒤쪽의 짐칸으로 밀려나 있었다. 산타아나에서 불어 오는 바람이 몰고 온 찌는 듯한 열기가 차 안을 뜨겁게 달구었지만 수녀복을 차려 입으신 다섯 분의 수녀님은 태연하게 앉아 계셨고 하얀 베일로 띠를 두른 창백한 얼굴은 완벽한 계란 모양이었다. 자동차 계기판 위에 세워져 있는 미색의 작은 세인트크리스토퍼 동상이 우리를 줄곧 감시하고 있는 것 같았다.

나는 뒤쪽 짐칸에서 지나가는 자동차에 탄 사람들을 바라본다. 대부분 검게 그을린 피부에 남캘리포니아의 알록달록한 색깔의 옷을 입고 있다. 지나가는 자동차 안에 있는 사람들은 깜짝 놀란 표정으로 뱃전에 수녀들을 가득 싣고 가는 낡은 녹색 보트를 바라본다. 바로 그 순간 나는 가난, 순결, 복종을 맹세한 이 주님의 신부들은 나뿐만 아니라 다른 사람들에게도 알 수 없는 수수께끼 같은 존재라는 것을 알게 되었다. 마치 다른 세상에 살고 있는 사람들처럼……

그로부터 거의 40년이 지나서 나는 내 평생의 업으로 수녀님들을 연구하는 일을 하게 되었다. 체조 선수와 농부가 되기를 꿈꾸던 소년이 의학계의 형사라고 할 수 있는 역학자(疫學者)가 되어 노화의 비밀에 대한 단서를 찾으려고 하는 것이다. 이제 나는 가장 복잡한 과학적 탐구 분야 중의 하나인 알츠하이머병에 관해 수녀님들로부터 어떤 비밀을 알게 될지 궁금해 하고 있다.

종교 단체는 그 구성원들의 생활이 주의 깊게 통제되고 그들에 관한 풍부한 기록을 가지고 있기 때문에 역학자에게는 아주 훌륭한 연구 대상이다. 수녀 연구에서는 다음과 같은 질문을 던진다. 왜 어떤 수녀님들은 우아하게 늙어서 80세 내지 90세 심지어는 100세를 넘기고도 기억력을 잃지 않은 채 가르치고 봉사하는 삶을 사는데, 어떤 분들은 비슷한 삶을 살고도 기억을 잃어서 가장 가까운 친지까지 알아보지 못하고 결국에는 바깥세상과 단절되는 지경에까지 이르게 될까?

거의 15년 동안 계속해 온 수녀 연구는 나를 노화와 알츠하이머병의 세계로 더욱더 깊이 빠져들게 만들었고 알고 싶은 것들은 더 많이 쌓여 가며 흥미를 자아냈다. 그리고 연구를 통해 얻은 답은 우리 모두에게 더욱 뜻 깊은 의미로 다가왔다. 우리는 지금까지 알게 된 사실들을 통해 85세 이상 미국인의 45퍼센트에 이르는 많은 사람들이 앓고 있는 알츠하이머병에 관해 알려진 일부 기초 과학적 학설들에 도전을 하게 되었다. 노화는 피할 수 없다. 하지만 우리의 연구에 의하면, 알츠하이머병은 피할 수 있으며 실제로 이 병에 걸리지 않을 수 있는 희망적인 단서가 밝혀지고 있다.

내가 노트르담 교육 수도회와 돈독한 친분을 쌓아 가는 동안 678명의 수녀님들이 이 연구에 당신들의 모든 것을 다 바쳐 참여해 주셨다. 특히 미국 내 일곱 군데의 노트르담 수녀원의 수녀님들과는 가족처럼 가까워졌다. 수녀님들은 나를 당신들과는 아무 상관없이 그저 데이터를 모으기 위해 오는 연구자 중 한 사람이 아니라, 마치 조카(좀 더 정확히 말하자면 장조카)처럼 여기셨다. 하지만 나는 수녀원을 방문할 때마다 얼마 전까지 친구였던 수녀님이 돌아가신 것을 알게 되는 상황을 감수해야 한다.

내가 위스콘신 주 밀워키 근교에 있는 100여 년 전에 세워진 수녀원 엘름그로브에서 마리아 수녀님을 만난 것은 1991년의 일이었다. 그 당시 마리아 수녀님은 78세였으며 그 수녀원의 재봉사로 일하시다가 은퇴하신 지 얼마 되지 않으셨다. 나는 금방 마리아 수녀님에게 끌렸다. 그분은 '현대적'인 수녀님이 아니어서 하루도 빠짐없이 전통적인 수녀복을 꼭 차려입는 분이셨다. 하지만 유머 감각이 뛰어나셨고 아주 멋진 미소를 타고나신 분이어서 그분과 함께 있는 것 자체가 아주 특별한 일이었다. 신부님인 그분의 조카는 언젠가 "마리아 수녀님은 이미 천국에서 살고 계신 것이나 마찬가지에요"라고 말한 적이 있었다.

마리아 수녀님은 나를 마음에 들어 하셔서 내가 수녀원에 머물 때마다 보살펴 주려고 하셨다. 내 생활에 관해 물으시거나 독일에서 보낸 당신의 어린 시절 이야기를 해 주시거나 내가 식사 시간과 미사 시간을 아는지 확인하시고 내가 묵고 있는 수녀원 방의 냉장고에 맥주를 가득 채워 주시곤 하셨다.

마리아 수녀님은 제일 먼저 수녀 연구에 참여한 밀워키 수녀님들 중의 한 분이셨다. 그분은 79세에 처음 지능 검사를 받으셨다. 여러 시간이 걸리는 이 심리 검사에서는 기억력, 집중력, 언어 능력, 시공간 지각 능력 등을 검사하게 되어 있었다. 매년 똑같은 내용의 지능 검사를 하게 되는데 이것은 한 수녀님에게서 일어나는 변화를 나타내는 특별한 조짐이나 유형을 알아낼 수 있기 때문이었다.

우리 연구 팀의 일원이셨던 다른 수녀님 한 분은 기억력에 관한 가장 자세한 검사인 '지연 단어 회상(Delayed Word Recall)' 검사를 맡아서 해 주셨다. 검사자인 마를린 맨니 수녀님은 마리아 수녀님께 다음과 같은 단어가 적혀 있는 카드 10장을 보여 주면서 카드를 넘길 때마다 단어를 소리 내어 세 번 반복해서 읽게 했다.

| | |
|---|---|
| 다리 | 우표 |
| 치즈 | 컵 |
| 천막 | 왕 |
| 모터 | 숲 |
| 꽃 | 메뉴 |

이러한 '학습 단계'를 거친 후에 마를린 수녀님은 마리아 수녀님의 마음을 분산시키기 위해서 5분 동안 다른 검사를 수행했다. 그런 다음 다시 마리아 수녀님이 좀 전의 단어 10개를 되도록 많이 기억해 내도록 하고 이 과정을 비디오테이프에 기록했다.

"조금 전에 카드에 적힌 단어 열 개를 읽으시며 기억하셨지요?" 마를린 수녀님이 말씀하셨다. "자, 이제 그 단어들을 가능한 한 많이 기억해 보세요."

"그건 모두 바람처럼 사라져 버렸는데……." 마리아 수녀님이 기억해 낼 가능성이 없다는 듯이 양손을 허공에 내저으며 부드럽게 대답하셨다. 말투는 여전히 어릴 적 독일식 억양이었다.

"다리." 마리아 수녀님이 단어 하나를 말씀하시고 한 5초쯤 가만히 계셨다.

"왕." 다시 20초쯤 아무 말이 없으셨다.

"모터." 그리고 한참 동안 수녀님은 머리를 앞뒤로 흔드시며 기억해 내려 애쓰시다가 마침내 "우표"라고 말씀하셨다.

마리아 수녀님은 10개의 단어 가운데 4개만을 기억하셨는데 이것은 정상적인 단기 기억 능력에는 미치지 못하는 것이었다.

마리아 수녀님은 1년 후 80세가 되셨을 때, 두 번째로 같은 검사를 받으셨다.

"열 개의 단어를 기억해서 제게 말씀해 주세요."

"생각이 나지 않을 것 같은데……." 마리아 수녀님은 검사를 수행하시는 수녀님을 진지하게 쳐다보시면서 말끝을 맺지 못하셨다.

"제가 카드를 넘길 때마다 단어를 읽으셨잖아요. 세 번도 넘게 읽으셨는데."

"내가 그랬어?"

"수녀님, 혹시 기억나는 단어가 있으세요?" 마를린 수녀님이 부드럽게 기억을 환기시켜 드렸다.

나는 화면의 질이 그다지 좋지 않은 비디오테이프를 통해서 마리아 수녀님이 희미하게 미소 짓는 모습을 알아볼 수 있었다.

"글쎄, 잘 기억이…… 다리."

"그래요, 수녀님. 맞았어요."

"우표." 마리아 수녀님은 하나를 더 말씀하시면서 천장을 쳐다보시고는 또 다른 단어를 기억하려고 애쓰셨다. "또 뭐가 있었더라? 또 뭐가 있었지?" 수녀님은 머리를 흔드시며 혼자 중얼거리셨다. "기억이 안 나."

이런 마리아 수녀님의 반응은 전형적인 알츠하이머병 초기 환자의 모습이었다.

그 후 마리아 수녀님은 82세에 마지막 검사를 받으셨는데 그때에는 엘름그로브 수녀원에서 근처의 마리아 가톨릭 양로원으로 옮기신 후였다.

16

"열 개의 단어들 중에서 기억나는 대로 제게 말씀해 주세요."

수녀님이 단어가 적혀 있는 카드들을 가리키며 "이걸 보면 안 될까?"라고 말씀하셨다. "그러면 잘할 수 있을 텐데." 마리아 수녀님과 마를린 수녀님이 함께 웃으셨다.

약간 심각해지신 마리아 수녀님은 앞으로 손을 모으시고는 테이블을 손가락으로 두드리시면서 반복해서 "단어 열 개라" 하고 말씀하셨다. 기억이 나지 않아 실망한 표정을 수녀님 얼굴에서 읽을 수 있었다.

"다리." 마리아 수녀님이 단어 하나를 말씀하시고는 머리를 흔드셨다. "그게 아니었나? 그게 맞는 것 같은데…… 생각이 안 나." 수녀님은 마술사처럼 카드 위에서 손을 흔들며 웃으셨다. 그러고는 "단어 열 개를 다 기억하는 수녀도 있어?" 하고 물으셨다. 마를린 수녀님이 어떤 수녀들은 다 기억한다고 대답하자 이해할 수 없다는 표정이셨다. 그리고 곧 수녀님의 얼굴에서 미소가 사라졌다.

"세상에는 기억할 필요가 없는 일들이 많지." 마리아 수녀님이 손을 뚫어지게 내려다보시며 말씀하셨다.

"그래도 기억이 나면 좋으련만."

그날 마리아 수녀님은 '간이 정신상태 검사(MMSE)'라는 기본 검사도 받으셨다.

"올해가 몇 년이지요?"

"천구백 몇 년인지도 생각이 나질 않네. 어떻게 되지? 이런 건 자면서도 알 수 있어야 하는데……."

"괜찮아요. 그럼 봄, 여름, 가을, 겨울 중 언제일까요?"

"그건 아마…… 잘 모르겠는데."

"그럼 몇 월이지요?" 마를린 수녀님이 5월이라고 기록했다.

"3월인가? 기억이 안 나니 창피해 죽겠네."

"괜찮아요, 수녀님. 지금 잘하고 계시는 거예요. 그럼 이번엔 시계를 보지 마시고 지금이 몇 시쯤인지 아시겠어요?"

"아침이잖아."

"몇 시지요?"

"아침 일찍인데…… 여덟 시쯤 되지 않았을까?"

마를린 수녀님은 오후 2시 28분이라고 적었다.

"우리가 사는 주는 어디에요?"

마리아 수녀님이 멈칫하셨다. "뭐더라. 잘 모르겠네."

"우리가 사는 도시는요?"

"메퀸? 메퀸이 맞지? 잘 모르겠다." 마리아 수녀님은 전에 위스콘신 주 메퀸에 있는 수녀원에서 지내셨다. 그러나 지난 12년 동안은 밀워키에 살고 계셨다. 검사가 다 끝나갈 무렵, 마를린 수녀님이 문장을 지어 보라고 하자 마리아 수녀님은 "여기 있는 것이 너무 좋아"라고 적으셨다. 그런데 '여기'가 어디인지를 모르셨던 것이다.

나는 마리아 수녀님이 마지막 검사를 받으신 직후인 1995년에 마리아 가톨릭 양로원으로 수녀님을 만나러 갔었다. 6층 복도를 걸어가는데 허공을 멍하니 바라보며 휠체어에 앉아 계시는 노인 몇 분이 보였다. 수녀님들과 같은 층에서 지내는 일반인들이었다. 80대로 보이는 한 노인이 구걸하듯이 폴란드 말로 나를 향해 큰 소리로 말했다. 나는 웃으며 곁을 지나면서 어깨를 어루만져 드렸다.

마리아 수녀님 방에 다다르니 수녀님은 검은색과 흰색으로 된 수녀복 정장을 입으시고 손을 배 위에 가지런히 모으신 채 꼼짝 않고 누워 계셨다. 수녀님은 하늘색 묵주를 손에 꼭 쥐고 계셨고 두꺼운 안경을 끼신 채 두 눈을 감고 계셨다. 제대로 알지 못했더라면 나는 수녀님의 그 모습을 보고 벌써 하느님께 가신 것이 아닌가 하고 생각할 뻔했다. 그러나 수녀님은 '죽은 척하시며' 주님께 이 세상에서 데려가 주십사 기도를 드리는 습관을 가지고 계셨다.

마리아 수녀님은 내가 지난번에 뵌 후로 몰라보게 약해지셨다. 나는 침대 위에 누워 계시는 수녀님의 모습이 너무나 평온해 보여서 차마 깨우기가 어려웠다. 그렇지만 나는 몇 시간 후면 밀워키를 떠나야 하고 그러면 적어도 여섯 달은 지나야 마리아 수녀님을 또 뵙게 될 것을 알고 있었다.

나는 수녀님의 연약한 어깨를 가볍게 눌렀다

그리고 "마리아 수녀님" 하고 속삭였다. "수녀님, 저 스노든입니다. 조금 있으면 곧 떠나게 되어 수녀님께 인사 드리러 왔어요."

수녀님이 눈을 뜨시고는 친근한 미소를 지으시고 아무 말씀 없이 고개를 끄덕이시며 인사하셨다.

어린 시절부터 나는 다소 수줍음을 타는 성격이었고 다른 사람들과 잘 어울리지 못했다. 그러나 마리아 수녀님 옆에서는 늘 편안했다. 나는 수녀님과 한마디도 하지 않고 완벽한 침묵 속에서 오랫동안 함께 앉아 있을 수 있었다. 이제 수녀님과의 우정을 내가 얼마나 감사해 하는지, 수녀님으로부터 얼마나 많은 것을 배웠는지 말씀드리고 싶었지만 수녀님을 당혹스럽게 하고 싶지는 않았다. 나는 잠깐 생각을 하다가 그런 말은 하지 않기로 했다.

"저, 마리아 수녀님. 저는 수녀님을 정말 좋아해요. 수녀님은 제가 제일 좋아하는 수녀님이세요." 내가 말했다.

마리아 수녀님은 안경을 고쳐 쓰시더니 몸을 바로 가눌 수 있는 순간을 알려 주시려는 듯 손에 든 묵주를 시계추처럼 앞뒤로 흔드시며 천천히 일어나 앉으셨다. 그리고 결국 다시 나를 향해 미소를 지으셨다.

"나도 너를 사랑한단다." 수녀님은 밝게 빛나는 얼굴로 내게 부드럽게 말씀하셨다.

그리고 수녀님은 불편한 몸을 움직이셔서 내 얼굴을 확인하시려고 내 쪽으로 몸을 구부리셨다. 그러나 곧 두 눈을 가늘게 뜨시고는 내가 누구인지 알 수 없다는 듯 미간을 찌푸리셨다.

"근데 누구지?"

자신이 알츠하이머병으로 정신적 황폐화를 겪게 될 것을 미리 각오하고 있는 사람은 아무도 없다. 나는 수녀님께 무엇인가 말하고 싶었고 또 말할 필요가 있었지만 내가 하는 말 때문에 상황이 나빠지는 것이 염려되었다. 나는 수녀님의 손을 부드럽게 꼭 잡아 드렸다. 수녀님은 내 손을 내려다보셨고 내가 누구인지 궁금해했던 것도 금세 잊어버리신 듯했다. 수녀님은 천천히 나를 올려다보시더니 또다시 평화로운 미소를 지으셨다.

나는 수녀님께 미소로 응답하는 것밖에 달리 할 수 있는 일이 없었다.

❦

그룹 더 후(The Who)의 「나의 세대(My Generation)」라는 노래에는 "늙기 전에 죽고 싶네"라는 가사가 있다. 나는 그들이 노래하는 그런 세대에 속하는데 그 노래를 들으며 자란 우리들은 나이를 먹으면서 그 생각이 얼마나 순진한가를 알게 되었다. 나는 노트르담 교육 수도회에 드나들면서 늙는다는 것은 두려워하거나 탓할 일이 아니라는 것을 알게 되었다. 노년은 새로운 약속과 시작의 시간이 될 수 있고 성숙한 눈으로 세상을 바라보며 삶이 가르쳐 준 인생의 교훈을 인정하고 가능하면 다음 세대에 그것을 전해 주는 시간이 될 수 있다. 정신적으로 건강하게 100세를 넘기고 사시는 많은 수녀님들로부터 내가 배운 것은 바로 위의 노래 가사를 완전히 거꾸로 해야 한다는 것이었다. "죽기 전에 늙고 싶네"라고…….

나는 또한 죽기 전까지 내 마음대로 몸을 움직이고 기쁨과 슬픔을 느끼며 태양이 떠오르는 황홀함과 새로 돋아나는 풀의 향기, 가을밤의 청량함, 그리고 가족과 친구들의 사랑을 느끼고 싶다. 나는 내 인생에서 내가 해야 할 바를 완수하고 이 세상에서 작으나마 무엇인가 했다는 것을 느끼고 싶다. 그리고 가능하면 오랫동안 모든 것을 기억하고 싶다.

마리아 수녀님은 돌아가실 무렵, 나에게 당신의 가장 큰 두려움을 털어놓으셨다. "난 갈 준비가 다 되었어. 또 가고 싶고……. 내내 그 걸 기다려 왔지. 그런데 이제는 하느님이 나를 잊어버리셨을까 봐 두 려워." 하느님은 마리아 수녀님을 결코 잊지 않으셨다. 수녀님은 우 리가 마지막으로 찾아뵌 지 9개월 후에 평온하게 돌아가셨고 그렇게 돌아가셔서 나는 마음이 놓인다. 단지 내가 화가 나고 슬픈 것은 마 리아 수녀님이 나이가 들면서 누리실 수 있었던 기쁨과 보상을 알츠 하이머병 때문에 빼앗기셨다는 것이다.

하지만 내가 희망을 갖는 것은 바로 우리가 마리아 수녀님을 비롯 한 수백 명의 다른 수녀님들로부터 노년의 약속을 이룰 수 있는 길을 배우고 있다는 점 때문이다. 이것은 "생명을 얻어 풍성하게"라는 수 녀 연구의 모토가 잘 표현해 주고 있다.

# 차례

## 일러두기

    수녀 연구에 참여하신 노트르담 교육 수도회의 수녀님들은 우리가 알츠하이머병을 탐구하는 과정에서 알게 되는 것을 현명하게 이용할 것으로 믿고 특별한 방법으로 우리에게 당신들의 삶과 개인사를 공개하셨다. 우리는 수녀님들께 진심으로 깊은 감사를 드리며 동시에 그분들의 프라이버시를 보호해야 할 책임도 통감하고 있다. 이 책에는 허락하신 수녀님에 한해서만 수녀님과 그 가족의 본명을 사용했다. 여러 가지 이유로 허락을 받지 못한 수녀님들의 경우에는 수녀님의 성이나 세례명만을 사용했다. 이름들은 모두 바꾸었고 어느 수녀님인지 알아볼 수 있는 생활 모습도 모두 바꾸어 기술했다. 그러나 이 연구에서 수녀님과 관련된 과학적인 내용들은 모두 사실이다.

# 1

## 굿카운슬힐로 가는 길

당신이 먼저 자신을 다 내준다면

그분들도 당신에게 모든 것을 다 보여 주실 겁니다.

―카르멘 버그 수녀

드디어 중서부 지방의 눈덩어리가 녹아내리기 시작하고 계절의
변화로 새로운 생각들이 움트던 1986년 어느 봄날 아침, 나는 미네
소타 주의 세인트폴에 있는 수녀원의 대합실에서 나만의 새로운 생
각에 잠긴 채 긴장된 상태로 앉아 있었다. 카르멘 버그 수녀님을 만
나러 간 것이었는데, 그 수녀님은 나의 계획이 뿌리를 내리도록 도와
주거나, 아니면 나에게 행운을 빌어 주며 내 갈 길을 가라고 돌려보
낼 수도 있는 분이었다. 나는 수녀님이 좋지 않은 소식을 전해 줄까
봐 두려워하고 있었다.

　미네소타 대학교의 역학과 조교수였던 나는 내게 맞는 분야를 찾
기 위해서 고군분투하고 있었다. 나는 경쟁이 심한 학술 연구기관,
특히 규모가 큰 기관에서 나의 가치를 과 안에서 부각시킬 수 있는
시간은 많지 않다는 것을 잘 알고 있었다.

　"독자적인 길을 간다는 것은 근사한 일이지만 그러려면 연구비가
있어야만 하지." 학과장이 자주 했던 말이 기억난다.

　카르멘 수녀님은 미네소타에서 가장 큰 가톨릭 수녀회인 노트르
담 교육 수도회의 원장이셨다. 세인트폴에서 30킬로미터 정도 떨어
져 있는 만카토에는 약 200명의 수녀님들이 살고 계시는 굿카운슬힐

수녀원이 있었다. 나는 수녀님들을 대상으로 진행할 연구 계획을 설명하려고 카르멘 수녀님에게 연락을 했던 것이었다. 나는 '내가 만카토에 가 보기도 전에 나를 되돌려 보내기에 어색하지 않도록 수녀님이 이곳에서 나를 만나겠다고 하신 것이 아닐까' 하는 걱정을 하고 있었다. 더욱이 성심 초등학교 시절의 내 기억 속에 남아 있는 수녀님들의 모습 때문에 더 염려가 되었다. 그때 기억으로 수녀님들은 대부분 엄했고 마치 죄수들을 훈련시키는 사람들 같았다.

노트르담 교육 수도회는 우리 과의 대학원생이었던 노라 키난을 통해서 알게 되었다. 노라는 역학을 공부하는 학생으로서 매우 특이한 경력의 소유자였다. 그녀는 전에 노트르담 교육 수도회에 있었고 만카토 수녀원에서 살기도 했었다. 노트르담 교육 수도회는 대규모의 정치적, 사회적 폭동이 일어났던 1833년에 바바리아 지방에서 처음 설립되었다고 하였다. 설립자는 교구 학교의 교사였던 카롤리네 게르하르딩거로 후에 '예수의 마리아 데레사'라는 수도명을 받았다. 마더 데레사는 가정을 통해서 사회는 변화될 수 있으며 자신의 소명은 시골의 가난한 여자 아이들을 교육하고 영적으로 성장하게 하는 것이라고 믿고 있었다. 수도회가 만들어지고 얼마 되지 않아 흉년과 혁명으로 수백만 명의 독일 사람들이 미국으로 이민을 오기 시작했으며 미국인 추기경이 마더 데레사에게 소명을 위해 앞장설 것을 권하게 되었다. 마더 데레사는 다른 수녀 네 사람과 함께 1847년에 펜실베이니아의 숲 정착지에 도착했고 거기에서부터 서부와 남부로 옮겨가면서 북미 전역에 걸쳐 학교와 수녀원을 세워 나갔다. 그리하여 1986년에 이 수도회(현재 로마에 본부를 두고 있는)에는 30여 개국에 걸쳐 7,000명이 넘는 수녀들이 속해 있었다. 미국 내에 있는 일곱 군데 수녀원 중의 하나인 만카토 수녀원은 1912년에 세워졌다.

노라의 이런 설명을 듣는 순간 귀가 솔깃해졌다. 언젠가 점심 식사를 하면서 그녀에게 말한 적이 있지만, 나는 그때까지 종교 단체라는 아주 독특한 집단을 대상으로 연구 경력을 쌓아 오고 있었다. 미네소타 대학교에서 박사 학위를 준비할 때에는 후에도 계속된 루터교 수도회의 연구에 참여해 암과 심장병이 알코올 섭취와 관련이 있는지를 조사했다. 그리고 나서 캘리포니아의 로마린다 의과 대학에서 제7일 안식일 예수재림교인들의 식생활 양상이 그들의 건강에 미치는 영향을 연구했다. 미네소타로 돌아와서는 노화와 건강에 대해 연구하고 싶었다. 그리고 수녀님이나 신부님에게 특별한 호감을 가지고 있지는 않았지만 그분들이 노화와 건강에 관한 특별한 단서를 줄 것이라고 생각했다. 바로 그런 생각을 하고 있을 때 노라가 카르멘 수녀님을 소개해 주겠다고 한 것이었다.

마침내 자그마한 키에 미소를 띤 한 여자 분이 대합실에 들어서면서 잔뜩 긴장해 있는 내게 손을 내밀었다. 카르멘 수녀님은 단출한 흰색 블라우스에 회갈색 스웨터를 걸치시고 바둑무늬의 긴 치마를 입고 계셨다. 가슴에 꽂고 계신 작은 배지만이 그분이 노트르담 교육 수도회의 수녀라는 것을 말해 주었다. 나는 내가 성심 학교를 다니던 시절은 오래전에 지나갔고 제2차 바티칸 공의회에서 검은 수녀복을 입는 것을 자율화하도록 했다는 사실을 잊고 있었다. 60대 초반인 카르멘 수녀님은 커다란 안경을 쓰고 계셨는데 수천 명의 아이들을 가르치신 분답게 지적이고 인내심 많은 모습이었다. 잠시 인사를 나누고 곧바로 본론으로 들어갔다.

"저, 스노든 박사님." 카르멘 수녀님은 중서부 지방의 분명한 억양으로 말씀하셨다. "나는 내가 수녀라는 것이 정말 좋아요. 수녀들도 모두 사람이기는 마찬가지입니다. 그러니까 내가 알고 싶은 것은…… 왜 하필이면 수녀들을 연구하고 싶으신 것이지요?"

내가 이전에 수행한 루터교와 안식교 신도들에 관한 연구에 대해 설명하는 동안 수녀님은 주의 깊게 듣고 계셨다. 나는 이러한 종교 단체는 소속된 회원의 수가 엄청나게 많고 역사적 기록도 풍부하기 때문에 역학 연구에 더없이 이상적인 대상이라고 설명했다. 더욱이 그런 단체 내의 사람들은 생활양식이 서로 비슷하기 때문에 질병이나 건강과 관련이 있는 요인을 비교하기에 아주 좋은 대상이다. 그들은 담배를 피우지 않고 독신이며 하는 일이나 수입도 비슷하다. 또 평생 동안 비슷한 의료 혜택을 받는다. 따라서 가난 또는 진료를 받지 못하는 것과 같이 데이터의 의미를 희석시킬 수 있는 중요한 변수들이 줄어든다.

나는 계속해서 설명했다. 그리고 사실 수녀님들이 여성들에게 치명적인 질병인 유방암과 자궁암에 관한 이해의 폭을 넓히는 데 이미 결정적인 역할을 했다는 것을 말씀드렸다. 1950년대에 수녀들의 유방암 발병률이 특히 높다는 사실이 알려지면서 그로 인해 전반적인 유방암 발병률이 조사되었다. 특히 미혼 여성과 기혼 여성의 유방암 발병률이 면밀히 비교되었다. 그 결과 수녀와 마찬가지로 미혼 여성도 유방암에 걸릴 위험이 크다는 것이 밝혀졌다. 여기에는 임신과 임신으로 인한 호르몬 변화가 관련이 있다는 것이 알려지게 되었다. 오늘날 유방 질환에 미치는 호르몬의 영향에 대해 알려진 사실들은 바로 이러한 연구로부터 시작된 것이었다.

나는 계속해서, 이와는 반대로 자궁암은 수녀들에게는 드물지만 창녀들에게는 매우 흔히 발병한다는 유명한 연구 보고에 대해서도 말을 꺼내게 되었는데 금방 이 말이 카르멘 수녀님께는 얼마나 이상하게 들릴까 하는 생각이 들었다. 그래서 이 경우 자궁암의 발생과 관련이 있는 것은 결국 성교에 의해 감염되는 바이러스였다는 부연 설명을 해 드렸다. "잘 이해가 되시지요?"

"예, 잘 알겠어요." 수녀님이 대답하셨다.

나는 마음이 편해져서 즐거운 마음으로 노화에 대한 이야기와 나의 방문 목적으로 화제를 돌렸다. "저는 노트르담 교육 수도회 연구로 노화와 질병에 관한 중요한 사실을 알게 되었으면 합니다. 그렇게 해서 결국 우리의 지식이 쌓이고 사람들이 더 오랫동안 더 나은 삶을 살 수 있도록 돕고 싶습니다."

카르멘 수녀님은 이 말을 들으시더니 얼굴이 환해지셨다. 만약 내 설명이 불분명했거나 방대했다면 수녀님은 내가 계속 말을 하도록 내버려 두지 않으셨을 것이다. 수녀님은 잠시 아무 말씀도 없이 조용히 앉아 계셨다. 그러고 나서 다음과 같이 말씀하시기 시작했다.

"스노든 박사. 우리 수녀들은 언제나 지식과 생각의 힘을 믿고 있어요. 우리가 맡은 임무의 상당 부분은 언제나 가르치는 것이었답니다. 수녀님들의 90퍼센트 이상이 선생님이었어요. 선배 수녀님들 가운데에는 학교라고는 하나도 없는 곳에서 가르치신 분들도 계시지요. 우리 수녀들은 전 생애를 공동체 안의 다른 사람들을 도우면서 살아갑니다. 은퇴를 한 후에도 역시 다른 사람들을 도우려는 깊은 열정과 의욕을 가지고 있답니다. 저는 수녀님들이 박사님의 연구가 다른 사람들을 돕고 가르치는 평생의 임무를 계속하는 길로 여기실 것이라고 생각해요."

"네, 저도 그랬으면 합니다." 내가 대답했다.

카르멘 수녀님은 잠시 말을 멈추시더니 크게 만족스러운 숨을 내쉬고는 미네소타 사람들 특유의 억양으로 말씀하셨다. "그럼, 좋아요. 그렇게 합시다."

"네? 그럼 정말로……." 나는 혼란스러웠다.

수녀님은 "잠깐" 하고 손을 들어올리시며 말씀하셨다. "박사님의 제안을 받아들이겠지만 내가 지금부터 하는 말을 주의 깊게 들으셔야 해요. 박사님이 무슨 일을 하든지 이 수녀님들이 어떤 분들인지를 꼭 기억했으면 합니다. 그분들은 살아 계신 분들이에요. 우리에게는 매우 소중한 분들입니다. 거룩한 분들이시고요. 저는 박사님이 그분들을 연구 대상으로 여기는 것은 원치 않습니다. 그분들을 진정으로 알려고 해 주세요. 나이 든 많은 수녀님들은 젊은 수녀님들의 선생님이자 지도자이셨고, 우리는 그분들이 마땅히 받으셔야 할 보살핌과 존경으로 그분들을 대하고 있어요. 박사님도 그렇게 해 주시기를 기대하겠어요."

나는 카르멘 수녀님의 말씀에 다소 어리둥절했다. 내가 전에 수행한 연구에는 수만 명이 참여했는데 나는 단지 그들의 의무 기록과 설문지를 통해서나 그들을 알 수 있을 뿐이었다. 또한 나는 지금까지 연구자는 연구 대상과 일정한 거리를 두어야 과학적 객관성을 유지할 수 있다고 알고 있었다. 때문에 수녀님의 그러한 요구를 어떻게 받아들여야 할지 알 수 없었다. 그래서 그저 머리를 끄덕이며 대답했다. "저의 최선을 다하겠습니다."

내가 그곳을 떠날 때 카르멘 수녀님은 이런 충고의 말씀을 해 주셨다. "박사님이 먼저 자신을 다 내준다면 그분들도 박사님께 모든 것을 다 보여 주실 겁니다."

⁂

만약 카르멘 수녀님이 나에게 내가 어떻게 해서 역학자가 되었는지 물으셨다면 '닭' 때문이라고 대답했을 것이다.

사춘기 무렵 나는 나의 유연한 몸매가 변함에 따라 장차 체조 선수가 되려던 꿈을 버렸다. 그래서 방과 후에 할 일을 만들어야 했다. 두 형들과 달리 나는 축구나 농구에는 관심이 없었다. 십대로 접어들면서 나는 형들은 물론 그 어느 누구하고도 다른 사람이 되고 싶은 마음이 굴뚝같았다. 그래서 일단 아버지의 어린 시절 취미인 닭을 기르고 달걀을 파는 일을 시작했다. 아버지의 도움을 받아 교외에 있는 우리 집 뒤뜰에 닭장을 몇 개 짓고 시골 농장에서 알록달록한 밴텀닭을 몇 마리 사 왔다.

밴텀닭은 가금류 가운데 가장 작은 종으로 어쩌다 알을 낳는데 알도 아주 작다. 나는 이 작은 닭으로 적게나마 돈을 벌 수 있다는 것을 알게 되었고 바로 공부를 시작했다. 닭에 관해 공부하는 학생이 된 것이다.

도서관에서 닭에 관한 책이라는 책은 모두 빌려 읽었고, 미국 농림부로부터 닭의 사육에 관한 소책자도 모두 구해서 보았다. 또한 캘리포니아 주에 있는 모든 양계장에 편지를 보내 키우고 있는 닭에 관한 정보를 입수했다. 결국 나는 그때 당시 아버지도 키우고 계셨던 로드아일랜드 레드 종을 키우기로 결정했는데, 이 종은 알도 많이 낳고 고기 양도 꽤 많기 때문이었다. 그래서 일리노이 주에 있는 어느 유명한 사육사로부터 암탉 두 마리와 수탉 한 마리를 구입했다.

닭을 키우는 일은 취미로 시작해서 내 열정을 바치는 일이 되었다. 달걀을 파는 사업도 번창하여 나는 신문을 돌려 용돈을 벌던 친구들보다 훨씬 더 많은 돈을 벌었다. 비틀스 노래의 후렴구를 흉내낸 '달걀맨 데이비드'라는 별명도 갖게 되었는데, 나는 이것이 자랑스럽기까지 했다.

닭이 거의 백여 마리에 이르게 되자 나는 그 닭들을 면밀하게 관찰하기 시작했다. 매주 모든 닭의 무게와 낳은 달걀의 수를 꼼꼼히 기록했으며, 내가 직접 빠짐없이 예방 접종도 해 주었다. 병든 닭이 생기면 다른 닭들이 감염되지 않도록 격리해서 키웠다. 최선을 다해서 가장 좋은 급수 장치를 설치했고 질 좋은 사료를 먹였으며, 사육장 환경을 늘 청결하게 유지하면서 때맞춰 항생제도 주었다. 이것은 닭이 건강하게 살아서 알을 잘 낳아 주면 돈을 더 많이 벌 수 있으리라는 단순히 경제적인 이유에서였다. 나는 닭의 건강 상태를 유지하는 방법을 체계적으로 공부하기 시작했다. 그렇게 해서 샌버나디노 주 축제에 푸른 리본을 단 닭을 여러 차례 선보일 수 있었다.

그 당시에는 몰랐으나 내가 역학의 기초를 배우게 된 것은 바로 닭을 통해서였다. 어떤 집단에서 발생한 질병의 원인을 이해하게 되면 그 병의 예방을 위한 전략을 짤 수 있다. 질병이 발생한 후에 그것을 치료하는 것보다는 미리 예방하는 것이 더 효율적이다. 질병을 유발하는 요인을 연구하기 위해서는 심하게 아픈 사람에서부터 지극히 건강한 사람까지, 또한 그 사이에 있는 사람들을 서로 비교할 필요가 있다. 질병이란 하나의 연속적인 과정으로 자의건 타의건 간에 생활 여건에 따라 발생할 수도 있고 예방할 수도 있다.

결국 나는 기르던 닭을 통해 노화의 핵심을 알게 되었다. 즉 기능 유지와 생산성이 높은 상태에서부터 완전히 무기력한 상태에 이르는 연속적인 과정에서 일어나는 중요한 문제들을 이해하는 것이 얼마나 중요한지를 알게 된 것이다. 닭의 경우에는 문제가 간단했다. 닭은 얼마나 자주, 그리고 얼마나 오랫동안 알을 낳을 수 있을까? 그러나 사람에게 있어서 성공적인 노화란 훨씬 복잡하다. 왜냐하면 사람은 수많은 요인들의 상호 작용을 통해서 신체적, 정신적 기능을 유지할 수 있기 때문이다. 하지만 기본 원리는 우리 집 뒤뜰에서 닭을 키우면서 배운 것과 비슷하다.

나는 미니애폴리스에서 만카토까지 169번 국도를 따라 두 시간 남짓 차를 몰고 가는 것을 좋아했다. 카르멘 수녀님을 만나 뵙고 2주 후에 처음으로 만카토에 갔다. 길은 대부분 미네소타 강을 따라 나 있었고 굽이굽이 콩밭과 옥수수밭을 따라서도 달리게 되어 있었다.

느릅나무 그늘은 하얀색 농가에 그늘을 드리우고 붉은색 헛간 옆에는 곡식 창고가 높이 서 있었다. 그 모습은 아이들 그림책에 나오는 전형적인 중서부 지방의 평화로운 풍경이었다. 수 족(Sioux, 북미 토인의 한 종족) 사람들 말을 따서 그곳을 '푸른빛 흙' 이라는 뜻의 만카토라는 이름으로 부르게 된 것은 1852년의 일이었다. 그 당시라면 이곳으로 가는 길은 달구지를 타고 엿새는 걸릴 거리였다. 지금도 만카토 근처의 길가에서는 푸른빛을 띠는 진흙 땅을 볼 수 있다. 프랑스 탐험가 피에르 르쉬는 그 흙에 분명히 구리가 있을 것으로 믿고 (비록 나중에 아무 쓸모도 없는 흙이라는 실망스러운 소식을 듣기는 했지만) 2톤이나 되는 흙을 싣고 1701년에 프랑스로 돌아갔다.

이제 이 책을 통해 알게 되겠지만, 굿카운슬힐, 또는 간단히 힐이라고도 부르는 이곳은 만카토의 북쪽에 위치하고 있다. 고등학교의 육상 트랙과 축구 경기장을 지나 위로 꼬불꼬불 난 길을 올라가면 수녀원 성당의 첨탑이 보인다. 바다색의 급수탑이 나타나면 제대로 찾아온 것이다. 그리고 여기에는 까맣고 굵은 글씨로 '굿카운슬힐' 이라고 쓰여 있다.

진달래, 장미, 그리고 야생화를 심어 놓은 정원을 지나면 수녀원의 정문이 있는데 대리석으로 조각된 두 천사가 손님을 맞이하는 모습으로 자리 잡고 있다. 내가 처음 그곳을 방문했을 때 비공식적인 불침번을 서고 계시던 티모나 수녀님의 모습이 지금도 그립다. 수녀님은 까만 수녀복을 입으신 채 가끔은 현관 옆에 두는 휠체어에 앉아 쉬시면서 보초 자리를 지키셨다. 그것은 단지 89세의 나이에 누릴 수 있는 특권일 뿐이었다. 수녀님은 자리를 바꾸어야 할 때는 낭랑한 목소리로 간호사를 불렀고, 나에게는 따뜻하게 인사를 해 주셨다.

수녀원에는 장식이 전혀 없는 붉은 벽돌 건물 네 채가 있었고 복도는 마치 미로 같았다. 그러나 그곳에 들어가는 순간 모든 것이 질서 정연하고 차분하다는 것을 피부로 느낄 수 있다. 현관에서 왼편으로는 높은 창문으로부터 햇빛이 들어오고 편안한 소파와 흔들의자가 있는 교제실이 있다. 벽에 붙여 놓은 사이드테이블 위에는 구리 램프와 초록색 식물, 《가톨릭 다이제스트》와 《타임》을 복사한 것, 페퍼민트가 담긴 유리병들이 나란히 놓여 있다.

그 방의 한쪽에는 커다란 식탁이 있고, 그 옆에 있는 작은 탁자에서는 '밤 올빼미' 수녀님 몇 분이 금요일을 제외한 평일에는 저녁 늦은 시간, 즉 여덟 시 반이나 아홉 시까지 카드놀이를 즐기신다. 그리고 금요일에는 팝콘을 드시며 팝 뮤직을 들으시면서 좀 더 늦게까지 계시곤 한다. 수녀님들은 게임을 엄청 좋아하신다. 도미노 게임, 트리플 야치, 브리지, 스크래블, 보글, 크리비지, 그리고 필이나 버스터라고 불리는 주사위 놀이 등 어느 것을 하든지 경쟁이 치열하다. 나는 게임을 배우고 점수를 따서 쫓아가려면 신경을 곤두세워 집중해야만 한다는 것을 금방 알게 되었다.

처음 그곳을 방문했을 때 나는 내가 하려는 연구에 관해 짧게 발표할 계획이었다. 수녀원을 관리하시는 분들 가운데 한 분이셨던 리타 슈발베 수녀님이 내 이야기를 들으려고 모인 백여 분의 수녀님들에게 나를 소개하셨다. "이 분이 우리를 관찰하려고 여기에 왔습니다. 앞으로 여러 차례 이곳에 오게 될 거예요."

처음에 나의 목적은 단순했고 확실히 정해져 있지도 않았다. 나는 알아내고 싶은 것에 대해 개략적인 생각밖에 가지고 있지 않았지만 노화의 과정을 관찰하고 싶었다. 몇몇 수녀님들은 두 눈을 반짝이며 한마디의 말도 놓치지 않으려는 듯 내 이야기를 듣고 계셨다. 그런가 하면 어떤 수녀님은 휠체어에 앉아 주무시고 계셨다. 나는 여전히 수녀님에 대한 학창 시절의 두려움이 남아 있었던 탓인지 마음의 평정을 찾을 수 없었다.

강연을 마치자 많은 수녀님들이 내 주위로 오시더니 차례를 기다리셨다가 한 분씩 내게 환영의 말씀을 해 주셨다. "나는 사십팔 년 동안 대학교에서 교편을 잡았다오. 이틀만이라도 다시 가르칠 수 있다면 좋으련만……"이라고 말씀하시는 수녀님도 계셨고, "나는 일흔 다섯이지만 아주 건강해요"라고 말씀하시는 분도 계셨다.

나는 160킬로미터나 떨어진 레드윙에서 버스를 타고 오신 수녀님이 있었다는 사실을 알고는 깜짝 놀랐다. 게다가 그분은 79세이셨고 여전히 정식으로 성 요셉 성당의 교구 심방을 맡아서 하고 계셨다. 그분은 언덕이 많은 동네를 구석구석 걸어 다니시며 노약자와 병자를 방문하시고 집안에 틀어박혀 있는 사람들에게 성찬을 가져다주는 일을 하고 계셨다. 그분은 내가 하는 일에 관해서 질문을 퍼부으셨고 나는 그분의 이름(니콜렛 웰터 수녀님)을 조심스럽게 기억하게 되었다. 나에게 보람된 노후에 관해서 많은 것을 가르쳐 주신 수녀님도 계셨다. 그분의 경우 육체는 문제가 되지 않았고, 오히려 마음이 강렬하게 살아 있어서 새로운 생각과 가능성들을 향해 열려 있었다.

나는 수행 가능한 연구 주제를 찾기 위해 내 생각의 범위를 좁혀야만 한다는 것을 알게 되었다. 그래서 가장 중요한 연구 주제를 찾기를 간절히 바라며 정기적으로 만카토를 방문하기 시작했다. 나는 카르멘 수녀님과의 약속을 지키고 싶었고 또 수녀님들을 알고 싶기도 했다. 내 또래가 다 그렇듯이 나의 친 조부모님은 내가 아주 어렸을 때 돌아가셔서 나는 자라는 동안 노인 분들과 알고 지낼 기회가 전혀 없었다. 간단히 말하자면 노인들이 어떤 것을 생각할 수 있는지조차 모르고 있었다.

교제실은 중앙에 있고 성당과 가깝기 때문에 나는 미사 시간이 가까워지면 수녀님들을 만나기가 쉬울 거라는 생각에 그곳에 서 있었다. 내 방은 홀을 지나 오른편에 미국 노트르담 교육 수도회의 초대 원장이셨던 마더 캐롤라인 프리스 수녀님의 상이 놓여 있는 작은 방 바로 옆이었다. 나는 마더 캐롤라인이 마더 데레사와 함께 바바리아를 떠나 1848년에 미국으로 오게 되었으며, 그 후 50년 동안 200개가 넘는 학교를 세웠다는 사실을 곧 알게 되었다.

수녀님들은 하루에도 여러 번 내가 있는 곳을 지나가셨다. 오전 7시 45분에는 아침 기도를 드리고, 11시에는 미사를 드리며, 오후 4시에는 다시 기도를 드리신다. 기도실 문 옆 게시판에는 알리는 글이나 주의 사항이 적힌 자그마한 쪽지들이 붙어 있었다.

성 베드로 성당에 계시는 요셉 버클리 씨가 목요일에 수술을 받으십니다. 그분과 가족을 위해 기도해 주세요.

지진으로 인한 난민을 돕고 있는 중미의 우리 자매 수녀님들을 위해 기도합시다.

디 모리스 부인이 어린 두 아이들과 사랑하는 남편을 두고 얼마 전에 돌아가셨습니다. 모리스 부인과 가족들을 위한 기도를 부탁합니다.

기도와 미사 시간에 성당은 수녀님들로 꽉 차는데 어떤 분들은 걸어서 오시지만 다른 분들은 보행기의 도움을 받고, 많은 수녀님들은 휠체어를 타고 오셨다. 맨 앞줄은 휠체어를 타고 오시는 분들을 위한 자리였다. 어떤 분은 커다란 글씨의 미사 전례서를 읽으셨고 또 어떤 분들은 돋보기를 쓰고 보셨다. 잘 들리지 않는 분들은 헤드폰을 끼고 미사에 참여하셨다.

나는 부끄러움을 많이 타는 사람이었기 때문에 대개는 수녀님들이 먼저 어떤 행동을 취하셨다. 나를 가장 먼저 도와주신 분 가운데 한 분은 클라리사 고어 수녀님이었다. 그분의 친 자매인 리구오리 수녀님과 아말리아 수녀님도 노트르담 교육 수도회의 수녀님이었다. 나는 '체비'라고 불리던 전동차를 타고 복도를 지나가는 고어 수녀님을 자주 마주치곤 했으며, 아말리아 수녀님을 비롯하여 몇몇 스포츠광인 수녀님들과 함께 텔레비전을 통해 미네소타 트윈스의 경기를 구경하곤 했다. 그분들은 운동선수들의 이름을 모두 알고 계셨고, 야구에 관한 것이라면 언제나 나보다 훨씬 더 앞질러서 말씀하셨다.

수녀님들 가운데에 친 자매 수녀님들이 많이 있다는 사실도 놀라웠다. 어렸을 때 '고어의 딸들'이라 불리던 고어 수녀님 자매는 일찍이 어머니를 여의고 헤어져 살다가 은퇴 후에 다시 함께 모여서 즐겁게 지내고 계셨다. 리구오리 수녀님은 보조원의 도움을 받으며 생활하는 구역에 계신데 클라리사 수녀님이 하루에 서너 차례 전동차를 타고 찾아다니셨다.

식사 때에는 보르지아 루터 수녀님이 나를 옆 자리로 불러 주시곤 했다. 1895년생이신 보르지아 수녀님은 50년 동안이나 교편을 잡으셨다. 이제는 은퇴해서 흰 카드 위에 리본과 말린 꽃을 손으로 붙여 여러 종류의 카드를 만드는 일을 하고 계셨다. 나의 어머니는 보르지아 수녀님이 만드신 카드를 아주 좋아하셔서 나는 종종 수녀회의 선물 가게에서 그 카드를 사곤 했다.

나중에 내가 보르지아 수녀님과 더 가까워졌을 때는 수녀님이 나를 방으로 불러서 최근에 디자인한 카드를 보여 주셨다. 수녀님의 방에는 침대, 옷장, 작은 책상과 의자, 그리고 천을 씌운 손님용 의자가 하나씩 있을 뿐이었고 바닥에는 단출하게 타일이 깔려 있었다. 그러나 모든 벽은 온통 종교화, 가족사진, 책, 기념품들로 가득 덮여 있었다. 마치 욕실에서부터 홀까지 완벽하게 정리되어 있는, 유별나게 깔끔한 대학생의 기숙사 방 같았다.

수녀원의 일상생활에 점점 익숙해지자, 나는 내 자신이 마치 열대림 속에서 수천 종의 아름다운 꽃들을 보면서 어디에서부터 연구를 시작해야 할지 결정하지 못하고 방황하는 식물학자처럼 느껴졌다. 나는 독일어를 영어로 번역하는 80대의 수녀님, 지역구 국회의원에게 편지를 쓰는 수녀님, 도서관에서 회고록을 쓰는 수녀님 들을 만나면서 정신적 활동이 어떻게 기억력 감퇴를 막을 수 있는지를 알아보고 싶기도 했다. 나는 또 물리 치료실에서 열심히 운동을 하시던 일고여덟 분의 수녀님들도 만났다. 한 분은 러닝머신 위에서 뛰고 계셨고 두 분은 1.5킬로그램짜리 아령을 들어올리고 계셨으며 다른 분은 무릎을 드러내지 않으려고 수건으로 덮은 채 운동용 자전거의 페달을 밟고 계셨다. 아마 나는 그때 분명히 운동이 장수에 미치는 영향을 연구해야겠다는 생각을 했을 것이다. 혹은 정성이 담긴 점심 식사로 닭고기 수프, 연한 커피, 녹색 콩요리, 독일식 초콜릿 케이크를 먹으며 내가 역학자로서 처음 연구했던 식이 연구를 계속해야 하지 않을까 하는 생각도 해 보았다.

나는 또한 수녀님들 사이에서도 엄청난 차이가 있다는 것을 알고 매우 놀랐다. 성당에서 100미터쯤 떨어진 곳에는 다른 사람의 보조를 받으며 지내는 수녀님들이 미사를 드리는 방이 있었다. 그곳에 미사를 드리러 오는 수녀님들 가운데 몇 분은 따로 떨어져 있는 성 요셉 요양원에 계시는 분들이었다. 그분들은 뇌졸중이나 알츠하이머병으로 거동이 아주 불편한 분들이었다. 그중에는 한 단어도 제대로 발음하지 못하는 분들도 있었지만 대부분이 나름대로의 방법으로 사제에게 대답하려고 애를 썼다. 묵주를 돌리기만 하는 분도 있었다. 어쨌든 건강하고 거동이 자유로운 분들과 아프고 불편한 분들이 나란히 앉아 계셨다.

성 요셉 요양원의 방에는 문마다 수녀님의 이름과 사진이 걸려 있어서 새로 온 봉사자들이 수녀님의 이름을 부를 수 있도록 했다. 어떤 문에는 손잡이에 색깔이 화려한 천 조각을 묶어 놓아 수녀님들이 길을 잃지 않도록 표시를 해 두었다.

수녀원의 이 구역에 계시는 분들은 미니애폴리스의 《스타트리뷴》을 읽을 수도 없었고 스크래블과 같은 속된 게임도 하지 못했다. 휠체어에 앉아 주무시는 분도 있었고 멍하니 허공만 쳐다보는 분들도 있었다. 나는 가끔 아무 수녀님에게나 다가가서 앞뒤 문맥이 통하지 않는 단어를 나열하면서 몇 분 동안 대화를 나누어 보려고 한 적이 있었다. 최소한 그 수녀님은 내가 수녀님의 건강을 기원하고 있다고 느꼈을지도 모른다.

어느 날인가는 거동이 어느 정도 가능한 수녀님 여섯 분이 휴게실에서 텔레비전을 통해 옛날 영화를 보고 계셨다. 나는 가까이 다가가서 물었다. "무엇을 보고 계세요?"

"응, 그냥……." 명랑한 목소리로 어느 수녀님이 대답하셨다.

나는 잠깐 동안 수녀님들과 함께 그 영화를 보면서 말했다. "루실 볼이 헨리 폰다와 결혼하나 봐요."

그러자 몇 분이 중얼거리셨다. "응, 저이가 루실이야?" "저 남자가 헨리 폰다래."

"성당에서 하는 결혼식이네요." 내가 말했다. 하지만 나는 금세 이 말이 얼마나 우스꽝스러운지 깨닫고 갑자기 당황하고 말았다. 이 분들은 수십 년을 수녀로 지내셨고 당연히 그것이 혼인 미사라는 것을 알고 계셨을 것이기 때문이다.

그런데 수녀님 한 분이 "고마워요. 말해 줘서……"라고 하셔서 우리는 모두 웃고 말았다. 그러나 그 말을 한 수녀님 얼굴에는 장난기가 전혀 없었고 진정으로 고마워하는 표정이어서 나는 나도 모르게 그 수녀님께 물었다. "지금 농담하시는 거지요?"

그러나 그 수녀님은 고개를 가로저으며 무표정하게 말씀하셨다. "아니야, 난 정말 몰랐어."

미니애폴리스로 돌아온 후 나는 그때까지 생각하고 있던 연구 계획에 대해 곰곰이 생각해 보다가도 다시 한편으로 밀어 놓곤 했다. 학과로부터 받는 압력은 점점 더 분명해졌다. 교수 회의에서 동료 교수 한 사람이 짓궂게도 내가 하고 있는 일을 '가설을 좇는 연구'라고 하였다. 가설을 세우고 연구를 시작해서 해답을 찾는 것은 누구나 다 아는 사실이었다.

바로 그때 나는 큰 행운을 만나게 되었다. 마치 세계를 두루 여행하다가 뜻밖의 행운을 발견한 세렌딥의 세 왕자들처럼, 만카토 수녀원의 복도를 거닐다가 반쯤 열린 어떤 문을 발견한 순간 행운의 여신이 나에게 찾아왔던 것이다.

전에 왔을 때에는 닫혀 있던 그 문은 유물 보관실로 연결되어 있었고 나는 그 안을 살짝 들여다볼 수 있었다. 벽에는 책꽂이가 즐비했으며 유리로 된 책장에는 여러 종파의 서로 다른 복장을 입혀 놓은 수녀 인형들이 지난 200년 동안 변해 온 수녀회의 복장을 한눈에 보여 주었다. 작은 동굴 크기의 그 유물 보관실은 노트르담 교육 수도회의 역사를 담은 일종의 미니 박물관이었다. 그런데 내가 진짜 관심을 가진 것은 그 유물 보관실 너머에 있는 사무실이었다.

그 사무실의 책임자는 만카토 수녀회의 기록 보관원인 마조리 마이어 수녀님이셨다. 나는 수녀님과 인사를 나누고, 밖에서 보기에 은행 금고처럼 생긴 바로 옆에 붙은 방이 무엇을 하는 곳이냐고 물어보았다. 수녀님은 그 금고 안에는 수녀회의 역사적 기록들이 보관되어 있다고 하시면서 구경을 시켜 주셨다.

금고 안에는 오래된 문서 보관함들이 높다랗게 여러 줄로 정렬되어 있었다. 서랍 안에는 서약을 한 수녀님들의 명단, 고등학교 기록, 사진, 자서전, 사망자 명단, 그리고 어린 시절부터 노년에 이르기까지 수녀님들의 생활을 자세히 기록한 자료들이 깨끗이 정돈되어 있었다. 이런 것을 나 같은 역학자가 찾아냈다는 것은, 마치 고고학자가 아무도 손대지 않은 무덤을 발견한 것이나 인류학자가 완벽하게 보존된 미라를 발굴한 것과 마찬가지다.

그것은 거의 백여 년 전에 시작해서 오랫동안 계속해서 한 집단을 주의 깊게 추적하고 앞으로의 분석을 위해 정기적으로 자료를 모아 놓은 과학적 연구를 발견한 것이나 마찬가지였다. 대부분의 역학자들은 장기간의 연구에서 그 연구의 대상을 더 이상 추적할 수 없게 되는 경우를 가장 염려하는데, 여기 수녀원의 수녀님들은 평생 동안 이 수녀회에 속해 있었던 것이다. 게다가 문서 보관함의 기록 가운데 많은 부분이 아직도 그곳에 살고 계시는 수녀님들의 것이라는 점은 더욱 놀라웠다. 즉, 돌아가신 수녀님들의 과거 기록이 앞으로 살아 있는 수녀님들로부터 얻게 될 훨씬 더 중요한 정보로 보완될 수 있는 연구를 계획할 수도 있다는 것이다. 다시 말해 이것은 한 사람의 전 생애에 걸쳐 과거와 미래를 동시에 연구할 수 있음을 의미한다.

나는 만카토에서 구리를 찾지는 못했지만 황금을 발견한 셈이다.

## 2

# 마지막까지 서 계시는 수녀님

내가 어렸을 때 아버지는 상점을 운영하셨어.

우리는 수녀님들에게 필요한 물건을 구해다 놓곤 했지.

수녀님들은 언제나 행복해 보였어.

그래서 나도 수녀가 되고 싶다는 생각을 했지.

—니콜렛 웰터 수녀

암이나 골다공증처럼 지금은 우리가 병이라고 알고 있는 상태를 옛날에는 노화의 결과라고 생각했다. 예를 들어, 50년 전만 해도 사람들은 살다 보면 자연히 심장병을 앓게 된다고 믿었다. 즉, 하버드 대학교의 역학자인 랄프 파펜바거와 영국의 과학자 제레미 모리스에 의해 심장병의 발병률은 직업에 따라 다르다는 것이 밝혀지기 전까지 사람들은 그렇게 믿고 있었다. 파펜바거는 샌프란시스코의 부두 인부들의 생활을 조사했는데, 그 결과 하루 종일 사무를 보는 사람들에 비해 배에서 수하물을 부리는 인부들은 심장병의 발병 위험이 낮다는 것을 알게 되었다. 모리스도 이와 비슷한 사실을 발견했다. 그는 런던의 이층 버스에서 위아래로 표를 받으러 다니는 버스 차장이 하루 종일 앉아서 일하는 버스 운전사보다 심장병의 발병률이 현저히 낮다는 사실을 알게 되었던 것이다.

　지금도 역학자들은 노화와 질병의 풀리지 않는 수수께끼를 풀어보려고 노력하고 있다. 그러나 우리는 아직도 우리 몸의 내부 시계를 움직이게 하는 것이 무엇인지 모르고 있으며 노화로 인해 각 장기가 어떤 영향을 받는지도 알아내지 못했다. 만카토에 드나들기 시작할 무렵에도 계속 진행 중이었던 제7일 안식일 예수 재림교(안식교) 신도들을 대상으로 한 나의 마지막 연구는 바로 이런 문제에 관한 것이었다.

그 연구는 1976년에 19,587명의 안식교 여자 신도들이 작성한 생활 습관과 식이에 관한 설문지, 그리고 그 후 연구 대상자들의 6년간의 사망 기록을 토대로 이루어진 것이었다. 이 연구 결과 자연적인 폐경(비수술적)이 늦어질수록 오래 산다는 것이 밝혀졌다. 폐경이 1년 늦어지면 수명이 6개월씩 연장되었다.

다른 어느 장기보다도 난소의 기능이 노화와 밀접한 관련이 있어서, 초경으로 인체 시계가 작동하기 시작하고 폐경으로 그 시계가 멈춘다고 할 수 있다. 따라서 폐경이 시작되는 시기는 생물학적 시계가 얼마나 빨리 작동하는지를 나타내고 이것은 다른 장기의 노화에 대한 표지가 되기도 한다. 암을 포함한 질병과 흡연 등의 위험 인자도 조기 폐경을 유발할 수 있다. 따라서 우리가 발견한 사실에 대해서 또 다른 해석이 가능하다. 즉 난소는 파수꾼의 역할을 하는 장기로서, 적절하고 건강한 생식 기능이란 단지 전반적인 건강 상태의 척도일 뿐이라고 설명하기도 한다. 게다가 난소의 시계가 작동을 시작하고 멈추는 것은 상부 기관인 뇌에서 분비되는 호르몬에 의해서 조절되기 때문에 문제는 더욱 복잡해진다. 그 기능이 노화에 의해 지대한 영향을 받는 난소의 경우에도 노화와 질병을 구분하는 것은 어려운 일이다. 더욱이 노화가 뇌에 미치는 영향을 이해한다는 것은 더더욱 어렵다.

국립 노화 연구소의 설립자이자 현재 소장이며 퓰리처 상을 수상했던 『오래 사는 것의 의미(Why Survive)』의 저자 로버트 버틀러는 미국 보건학회지에 우리의 연구 보고서가 실렸을 때 다음과 같이 논평했다.

영국의 시인이자 인류학자였던 알렉산더 포프는 인류를 연구하는 데 가장 적절한 방법은 인간을 대상으로 하는 것인데, 미국을 비롯하여 많은 나라에서는 인간에게서 일어나는 현상, 특히 노화 현상에 관한 자연적인 변천을 연구하는 데 필요한 자료를 확보하기가 아주 어렵다고 말했다.

그는 우리 연구에 대해서 대체로 긍정적인 평가를 내렸지만 마지막 부분에서 다음과 같이 말했다.

한 가지 아쉬운 것은 스노든 등의 연구가 한순간의 현상을 포착한 것이 아니라 일생 동안에 일어나는 변화를 연속적으로 기록한 것이었으면 더 좋았을 것이라는 점이다.

나는 버틀러의 지적을 잊지 않고 있었고 그것은 내가 만카토 수녀원의 옛 기록을 발견하고 그렇게 흥분했던 이유 중의 하나이기도 했다. 그 기록들을 분석하면 버틀러가 권했던 연구, 즉 연속적인 노화 현상을 살펴보는 연구가 가능하다는 것을 나는 알고 있었기 때문이었다. 내가 어렸을 때 본 영화 중 하나인 월트 디즈니의 「살아 있는 사막」에서는 보통의 관찰력으로는 알아챌 수 없는 변화를 시간차 촬영을 통해 볼 수 있었다. 그 영화 속에서 한 송이 꽃이 사막 위에 피어나는 과정을 보여 주었던 것처럼, 우리 연구에서도 수많은 스냅 사진들을 잘 맞추어 보면 수녀님들의 일생을 생생하게 펼쳐 보일 수 있을지도 모르는 일이었다.

　만카토 수녀원의 기록원인 마조리 마이어 수녀의 도움을 받아, 나는 곧 수백 개의 역사적인 기록들을 열심히 훑어보기 시작했다. 나는 만카토에 있는 수녀님들과의 첫 회의에 참석하기 위해 160킬로미터도 넘는 길을 달려온 니콜렛 웰터 수녀님의 기록을 찾아냈다. 니콜렛 수녀님의 활력에 매료되어 나는 수녀님의 배경을 좀 더 알고 싶었다. 니콜렛 수녀님의 삶에서 어떤 특별한 점을 찾아내서 다른 수녀님들의 삶과 비교해 봄으로써 육체적으로나 정신적으로나 건강하게 늙어갈 수 있는 비결을 알아내고 싶었다. 니콜렛 수녀님은 당신의 삶을 아주 자세하게 기억하고 계셨다. 또한 노트르담 교육 수도회의 수녀가 된다는 것이 어떤 의미가 있는지를 나에게 가르쳐 주셨다.

　1907년에 태어난 니콜렛 수녀님의 어렸을 적 이름은 마르타 웰터였다. 그녀는 독일에서 이민 온 피터 웰터와 독일계 미국인이었던 조세핀 발테스 사이의 열 명의 자녀 가운데 다섯째였다. 웰터 가는 미네소타의 작은 도읍인 뉴마켓의 명문가였다. 아버지 피터는 가게와 창고를 운영하고 있었고 나중에는 그곳의 우체국장과 장의사를 지냈다. 그는 믿음이 깊은 가톨릭 신자로 도량이 넓었고 뉴마켓에서는 처음으로 집 안에 수도와 전기를 설치하기도 했다. 니콜렛 수녀님은 머리맡의 불을 껐다 켰다 하면서 옆집 애들을 즐겁게 해 주었다고 회상하셨다. (어떤 아이들은 수세식 변기를 무서워했다고 한다.) 노트르담 교육 수도회의 수녀원은 시내의 동쪽에 위치하고 있었다. 어린 마르타는 가끔 수녀원으로 우편물을 배달했는데 대개는 여러 동생들 중에 한 명을 데리고 가곤 했다. 우편물을 주고 올 때면, 수녀님들이 아버지의 가게에서 사려는 물건들의 목록을 마르타에게 건네주면서 말을 붙이기도 했다. 마르타는 시내에 있는 성 니콜라스 교구 학교에 입학했고, 그 장중한 검은색과 흰색의 수녀복에서부터 마을 사람들에게 보여 주는 친절함까지 수녀님들의 모든 것을 존경했다.

4학년이 되자 마르타는 자신이 노트르담 교육 수도회에 들어가고 싶어한다는 것을 깨달았다. 그리고 14세 때에 수녀 지원자로 만카토 교구 수녀원 옆에 새로 지은 여학교에 들어갈 수 있었다. 그러나 만카토는 거리가 멀어서 기숙사에 들어가야만 했기 때문에 부모님께 물어볼 엄두를 내지 못했다. 또한 동생들이 많았기 때문에 어머니를 도와 집안일을 하고 동생들을 돌보아야 할 거라고 생각했다. 게다가 그때는 여자 아이가 8학년 이상 공부하는 것은 사치로 여겨지던 시절이었다. 대부분의 여자 아이들은 그 나이가 되면 농장에서 일하거나, 비서나 사무원이 되거나, 결혼해서 가족들을 돌보았다.

결국 마르타는 한 수녀님에게 자기 대신 부모님께 말해 달라고 부탁했다. 결국 가족들은 자랑스러운 마음으로 그 결정을 축복해 주었다. 그러나 마르타의 가족은 정이 아주 돈독했고, 그 당시에는 수녀가 되면 영원히 가족을 떠나야 했기 때문에 서로 헤어지는 것만큼은 무척이나 섭섭해했다.

집을 다시 찾아오는 것은 부모님의 은혼식과 금혼식 때, 남동생이 사제로 첫 미사를 집전할 때, 부모님이 위독할 때에만 가능했다. 마르타가 마지막으로 가족들과 함께 저녁 식사를 하던 날 모두가 눈물을 흘렸다.

하느님의 부름을 받아 노트르담 교육 수도회의 수녀가 되기로 한 젊은 여성들은 엄격한 신앙생활을 견디기 위해서 여러 해 동안 훈련을 받으면서 준비한다. 그녀들은 지원자로 시작해서 청원자(혹은 후보자)가 되기 위한 길을 가고, 첫 서원을 하기 전에 수련 수녀로 있게 된다. 이 과정은 고등학교와 대학교 과정을 거치면서 수녀회의 전통을 배우고, 봉사와 참회와 기도로 수많은 시간을 보내면서 진행된다. 이 시기는 그녀들이 자신의 결정을 시험하고 주 예수 그리스도의 동반자로서 새롭게 태어나는 긴 변화의 시간이다.

굿카운슬 여자 아카데미에 온 지 2년이 지나 16세가 되었을 때, 마르타는 청원자 자격으로 만카토 수녀회에 들어왔다. 그리고 일주일 후 원장 수녀님으로부터 충순을 받았다. 그 내용은 워싱턴 주에 있는 초등학교로 가서 아이들을 가르치라는 것이었다. (이런 내용이 적힌 편지가 파란색 봉투에 담겨서 충순을 받을 수녀가 앉아 있는 식당 자리로 배달이 되기 때문에 이것은 '파랑새' 라고 불린다.) 마르타에게 이 문제는 달리 선택의 여지가 없었다. 청원의 핵심은 후보자 자신의 교육이지만 많은 노트르담 학교에는 선생님이 절대적으로 부족했다. 마르타는 아주 우수한 성적으로 10학년을 마쳐서 학생들을 가르칠 자격이 충분하다고 생각되었다. 총명하고 에너지가 넘치는 십대였던 마르타는 태평양 연안 북서부로 가게 된 것을 흥분되는 모험과 도전이 넘치는 '즐거운 여행' 이라고 생각했다.

다음날 마르타는 북부 평원을 가로질러 서부로 가는 기차를 타기 위해 세인트폴을 향해 출발하였다. 만 이틀이나 걸려 스포캔에 도착한 후 다시 여덟 시간 동안 버스를 타고 작은 항구인 클락스톤에 도착했다. 그리고 하루도 쉬지 못하고 바로 다음 날부터 1, 2, 3학년 학생들을 가르치기 시작했다. 그녀는 아이들을 가르친 경험이라고는 전혀 없었고 오로지 선배 수녀님들로부터 축복의 기도만을 받았을 뿐이었다. 마르타 수녀님이 60년이 지난 후에 나에게 들려주신 바로는 아이들을 가르칠 때의 전략은 아주 간단하다. 그것은 "내가 모르는 것은 꾸며 댄다"는 것이다.

마르타는 1년 동안 클락스톤에서 아이들을 가르치고 다시 세인트폴에 돌아와서 초등학교 아이들을 가르쳤다. 매해 여름에는 자신의 공부를 계속해서 결국 1928년에는 고등학교 졸업장을 받았다. 그리고 그 사이에 원장 수녀님의 허락을 받아 부모님의 25주년 결혼기념식에 참석하기도 했다. 구도에 대한 탁월한 안목을 가지고 있었던 전문 사진작가가 이 기념식 때의 모습을 사진으로 남겨 놓았다. 사진 속에서 마르타는 챙 없는 흰색 보닛이 마치 날개처럼 어깨 위로 흘러내리는 검은색 청원자 망토를 입고 소매 안에 손을 집어넣은 채 가족들 한가운데에 근엄하게 서 있었다.

1925년 8월 13일은 마르타가 수련 수녀가 되어 상징적으로나 문자 그대로 이전의 삶을 접고 새 삶을 시작하는 날이었다. 이날부터 마르타는 고향의 교구 이름인 성 니콜라스를 본떠 메리 니콜렛이라는 수도명으로 불리게 되었다. 그리고 보닛과 망토 대신에 얼굴을 완전히 둘러싸고 허리까지 내려오는 흰색 베일을 하게 되었다. 수련 수녀의 베일은 이마에 두르는 띠에 핀으로 고정하게 되어 있었다.

식이 끝나갈 때쯤 식을 주관하시는 주교님이 이 종교적인 의상에 축성을 내리시고 청원자들을 새로운 세계로 인도하셨다. "그대가 세속을 떠나는 것을 축복하며, 하느님의 나라에 들어온 것을 더욱 특별히 축복합니다." 성당 문에서 청원자들은 원장 수녀님과 만났다.

"사랑하는 자매님들. 여러분이 이 수녀원으로 들어가려는 뜻은 언제나 자기를 버리고 제 십자가를 지고 주 예수 그리스도를 따르는 것이어야만 합니다."

"존경하는 수녀님. 그것이 저희의 뜻이오니 그대로 이루어질 수 있도록 주님의 은총을 바라나이다."

"주님께서 여러분에게 필요한 은총을 내리시기를……." 원장 수녀님이 응답해 주셨다. 그리고는 모든 청원자들에게 십자 성호를 그어 보이셨다. 각자가 옷과 흰색 베일, 일과 기도서, 묵주, 그리고 불켜진 초를 받았고, 순결과 사랑의 표시인 장미와 백합으로 된 화환을 머리에 썼다.

그리고 나서 수련 수녀들은 1년 동안 집중적으로 영적인 준비를 하게 되는데, 그 기간 동안에는 거의 아무 말도 하지 않고 지내야만 했다. 그리고 기도와 묵상, 그리고 수녀회의 수도 회칙에 대한 가르침으로 하루하루를 보냈다. 니콜렛 수녀님의 경우에는, 1927년에 첫 서원을 하기 전에 1년 동안 학생들을 가르치느라 실제 수련 기간이 2년이 걸렸다.

많은 수녀님들에게 첫 서원식은 자신의 일생에 단 한 번뿐인 가장 강렬한 경험이었다. 이날 그들은 예수님의 부르심에 자신의 삶을 모두 내드렸다. 그리고 흰색 베일 대신 검은색 베일에 가시 화환을 씀으로써 그리스도의 길을 따르겠다는 뜻을 표시했다.

서원식은 새로 들어온 수녀들이 복종과 흠숭을 나타내는 행위로서 제단 앞에 엎드리는 것으로 극적인 막이 내려진다. 이전의 자신은 죽었다는 표시로 크고 검은 수의와 관이 전체 수녀들 위로 서서히 내려왔다. 관이 다시 사라지면 수녀들은 가난과 순결, 복종을 서약하고 예수 그리스도의 동반자가 되어 식을 마치고 나왔다.

니콜렛 수녀님은 15명의 다른 수련 수녀들과 함께 첫 서원을 했는데 그날은 그들 모두에게 일생의 중요한 기념일이 되었다. 그 후 어떤 사람은 공부를 더 하러 가고 또 어떤 사람은 맡겨진 일을 하러 떠나는 등 저마다 길이 달랐지만 가끔씩 다시 돌아와서 서로의 관계를 새롭게 하곤 했다. 세월이 흘러 마침내 그분들은 은퇴를 하게 되었고 다시 한자리에 모이게 되었다. 니콜렛 수녀님도 레드윙의 교구 우체국에서 일하다가 만카토로 돌아와 1927년에 함께 첫 서원식을 가졌던 수녀님들을 다시 만났다.

오래된 기록을 발견함으로써 수녀님들의 생활을 좀 더 알게 된 것이 결국은 내 연구의 주제를 찾는 데 도움이 되었다. 나는 그 후 몇 년 동안 수녀님들의 교육 수준와 노년기의 정신적, 육체적 능력 사이의 관계를 조사하게 되었다. 보관되어 있는 기록에 의하면 수녀님의 약 85퍼센트가 학사 학위를 받았으며 45퍼센트는 석사 학위를 가지고 있었다. 이것은 20세기 초에 태어난 여성은 물론이고 다른 어떤 연령 그룹에서도 놀라운 통계 수치가 아닐 수 없었다.

19세기 초에 영국 과학자들이 교육과 건강 사이의 밀접한 상관 관계를 발견했고 이는 후에 통계학적으로도 증명이 되었다. 교육을 잘 받은 사람일수록 결핵에서부터 심장병에 이르기까지 여러 질병에 걸릴 위험이 낮았다. 심지어는 알츠하이머병에 걸릴 위험도 낮은 것으로 보였다.

그러나 실제로 교육에 의한 차이는 어느 정도나 될까? 또 아주 최근까지도 더 나은 교육을 받을 수 있는 사람은 (다른 유리한 점들도 많은) 상류층 사람이었는데 실제로 그 차이는 어느 정도일까? 어쩌면 진짜 결정적인 요인은 지적 수준보다는 생활 환경, 식생활, 의료 혜택과 같은 사회·경제적인 지위와 더 깊은 관련이 있을지도 모른다.

수녀님들을 대상으로 이러한 연관성을 연구하는 것은 역학자들을 성가시게 하는 복잡한 변수 가운데 상당 부분을 없앨 수 있었다. 우선 수녀님들은 소득이 문제가 되지 않았고 담배를 피우지 않았으며 의료 혜택의 정도나 주거, 식생활도 서로 비슷했다.

나는 예비 연구를 위한 소규모의 연구비로, 미네소타 대학교에서 박사 과정을 시작한 만카토 수녀회의 젊은 수녀 델 마리 리사비 수녀를 채용했다. 그리고 그 당시로는 어마어마한 용량인 60메가바이트 하드 드라이브를 장착한 IBM-XT 기종의 컴퓨터 3대를 구입했다 (지금은 이 용량의 1,000배도 넘는 컴퓨터가 필요하다). 역학은 모든 가능한 변수에 대해서 샅샅이 분석하고 조합한 산더미 같은 데이터를 다룬다. 나의 박사 학위 논문도 거의 1만 8,000명이나 되는 루터교 신도들이 작성한 설문지를 토대로 이루어진 연구였다. 박사 학위를 받고 수행한 안식교 신도를 대상으로 한 연구는 2만 5,000개 이상의 설문지 내용을 분석한 것이었다. 이제 우리 팀은 수녀회의 교육 기록과 사망 기록을 컴퓨터에 입력하기 시작했다.

그리고 우리는 수녀 연구를 확고하게 만들어 줄 검사 양식을 개발하기 시작했다. 명망 높은 노학자이자 미네소타 대학교 보건대학원의 학장인 로버트 케인 박사는 실제로 행동 중심 검사에 관한 책『노인 진단법(*Assessing the Elderly*)』을 낸 바 있었다. 케인 박사는 그 책에서 수녀님들에게 혼자서 스웨터를 입을 수 있는지 물어만 볼 것이 아니라 실제로 입을 수 있는지 시켜 보라고 권했다. 사람들은 지나치게 수줍어하거나 또는 자만해서 어려운 일을 하지 않으려고 할 때도 있으며, 자신의 능력을 과장하는 경우도 종종 있다고 했다. 또 그 반대로 간호사들의 기록도 믿을 수 없는 경우가 있는데 이는 간호사가 노인들의 능력을 과소평가하는 경향이 있기 때문이라고 했다.

나는 노인 전문 간호사인 샤론 오스트발트와 함께 신체 기능과 정신 기능을 모두 검사할 수 있는 다른 방법들을 개발했다. 우선 가까운 거리에서의 시력과 먼 거리에서의 시력을 검사했다. 그리고 악력을 측정하기 위해서 스프링이 장착된 기구를 사용했다. 또 서로 다른 빗장에 맞는 작은 나무문을 열고 닫는 데 걸리는 시간을 측정했다. (옷의 단추를 채울 수 없거나, 벽장 문을 열 수 없거나 부엌살림을 다룰 수 없다면 혼자서 살아가기가 어려울 것이다.) 또 수녀님들이 지팡이나 보행기와 같은 도구의 도움을 받는지, 그리고 의자에서 혼자 힘으로 일어날 수 있는지도 기록했다. 마지막으로 수녀님이 2미터 정도를 걷는 데 걸리는 시간을 측정하는 검사도 있었다. 나는 몇 달에 걸쳐 검사 결과를 표로 만들어 보고는 2미터를 걷는 데 90초나 걸리는 분이 있다는 사실에 깜짝 놀랐다. 2미터를 걷는 데 걸리는 시간이 90초라니! 그리고 노인들이 할 수 있는 것에 관해서 내가 그동안 얼마나 안이하게 생각하고 있었는지 알게 되었다. 또 한편으로는 이 수녀님들이 얼마나 결단력이 있는 분들인지도 알게 되었다.

언젠가 샤론 오스트발트와 내가 수녀원을 방문했을 때, 수녀님 몇 분이 바쁘게 동물 인형을 만들고 있는 방으로 들어가게 되었다. 80대 후반으로 보이는 한 수녀님이 휠체어에 앉아서 천으로 만든 기린 인형 안에 솜뭉치를 집어넣고 있었다. 그 수녀님은 골다공증으로 척추골이 내려앉아 무릎 바로 위에 얼굴이 닿을 정도로 등이 구부러져 있었다. 나는 '이런 분이 도대체 무슨 일을 할 수 있을까?' 라는 생각이 들면서 얼어붙을 정도로 놀라고 말았다.

샤론은 그 수녀님에게 다가가서 무릎을 꿇고는 수녀님 얼굴 가까이에 자기 얼굴을 맞대고 큰 소리로 인사를 했다. "안녕하세요, 수녀님?"

"응, 좋아." 그 수녀님은 놀랄 만큼 분명한 목소리로 대답하셨다. "부활절 세일 때문에 나더러 여기에서 뼈 빠지게 일하라는구먼. 그 강제 노동이라는 것 말이야."

그 방에 있던 수녀님들 모두가 크게 웃었다. 그러자 내 근심도 사라졌다. 아무 일도 할 수 없을 거라고 염려할 필요가 없었다. 있는 그대로의 모습으로 수녀님들을 만나고 대하면 되는 것이었다.

그 당시에 우리가 만들었던 지능 검사는 후에 개발한 것과 비교해 보면 다소 조잡했다. 거기에는 시간, 장소에 대한 지각 능력 그리고 기본적인 기억력을 알아보기 위한 표준화된 질문이 포함되어 있었다. 예를 들면 미국 대통령의 이름이나 오늘의 날짜 또는 어머니의 성을 묻는 질문들이었다. 또 간단한 계산 문제도 포함되어 있었다.

니콜렛 수녀님은 이 모든 검사를 완벽한 점수로 통과했다.

12년이 지난 어느 날 아침, 나는 91세가 되신 니콜렛 수녀님과 함께 만카토 수녀원에서 아침 식사를 하게 되었다. 수녀님을 따라 수녀가 된 두 명의 친 여동생 가운데 한 사람인 여든네 살의 클라베린 수녀님도 함께 계셨다. 두 수녀님 모두 아주 건강하셔서 파스텔 색상의 환한 방을 아무 어려움 없이 돌아다니셨고 카페테리아식 식당에서 음식을 직접 가져오셨다. 식사를 끝낸 후, 나는 컴퓨터를 켜고 그때 이미 '수녀 연구'라는 이름으로 알려진 우리의 연구 내용이 담긴 슬라이드에서 '자매 수녀님'에 관한 것을 보여 드렸다.

여러 차례 학회에서 발표했던 내 슬라이드의 일부에는 니콜렛 수녀님을 비롯해서 함께 서원식을 가졌던 15명의 다른 수녀님에 관한 내용이 포함되어 있었다. 슬라이드는 18세쯤 되어 보이는 16명의 수녀님들이 1925년에 가진 환영식 직전에 찍은 사진으로 시작되었다. 니콜렛 수녀님은 부모님의 은혼식 때의 사진에서와 마찬가지로 뒷줄 한가운데에 우뚝 서 있었다. 모두 똑같은 옷을 입고 어깨까지 늘어뜨린 하얀 보닛을 쓰고 턱 밑으로 단정하게 끈을 묶은 수녀님들이 니콜렛 수녀님을 가운데 두고 정확히 대칭을 이루며 서 있었다.

나는 70대에 접어든 열세 분의 수녀님들이 두 줄로 서 있는 흑백 사진이 컴퓨터 화면에 나타나자 니콜렛 수녀님께 말씀드렸다. "여기 서원 50주년 기념 사진이 있어요." 그때는 1977년이었는데 다섯 분만이 수녀복 정장을 입으셨고 다른 여덟 분은 현대식 수녀복을 깨끗하게 잘 차려입고 계셔서 수녀회와 가톨릭계 모두가 얼마나 많이 변했는지를 확실하게 보여 주고 있었다. 니콜렛 수녀님은 머리에 핀으로 고정한 검은 베일을 쓰고는 있었지만 뾰족한 코와 튀어나온 뺨을 보면 대번에 알아볼 수 있었다. 이때 수녀님은 교육학 석사 학위를 받고 아홉 개 초등학교와 중학교에서 아이들을 가르치고 계셨다.

　마우스를 클릭해서 수녀님들이 80대에 접어든 서원 60주년 기념 사진을 보여 드렸다. 이 사진 속에는 모두 열 분의 수녀님이 계셨는데 세 분은 휠체어를 타고 앞줄에 앉아 계셨다. 니콜렛 수녀님은 이 사진에서도 뒷줄 가운데에 똑바로 서 계셨다. 나는 니콜렛 수녀님과 함께 사진을 보면서, 그 사진을 찍기 전에 돌아가신 여섯 분의 수녀님에 관해 얘기를 나누었다. 또 수녀 연구를 하는 동안 돌아가신 수녀님들과 아직도 살아 계신 수녀님들을 비교해서 어떤 식으로 결론을 끌어내고 있는지에 관해서도 말씀드렸다. 그 후로도 10년 이상이 지나 이제는 모두 90세를 넘기셨고 살아 계시는 수녀님들께도 분명히 아주 많은 변화가 일어났기 때문에 그러한 우리의 분석은 더욱 큰 의미를 가지게 되었다.

　"스노든 박사에게 70주년 기념 사진을 보여 주면 어때요?" 클라베린 수녀님이 제안했다. 니콜렛 수녀님이 알겠다는 듯이 빙긋이 웃으며 방에 다녀오러 나가셨다. 그리고 몇 분 후 20×25센티미터 크기의 사진을 탁자 위에 놓으며 말씀하셨다. "여기 있다오."

그 사진에서 니콜렛 수녀님은 혼자서 똑바로 서서 웃고 계셨는데 상의에 달린 작은 꽃 장식과 홍조를 띤 얼굴 모습이 건강과 행복 그 자체였다. 그 당시 다른 수녀님 한 분이 더 살아계셨지만 그분은 알 츠하이머병을 앓고 계셨고 몸이 너무 많이 흔들렸기 때문에 사진을 찍기 위해 앉아 계실 수가 없었다. 그분은 그 후 1년이 채 되지 않아 서 돌아가셨고, 결국 니콜렛 수녀님만이 함께 수녀가 되었던 열여섯 분 가운데 유일한 생존자가 되셨다.

"니콜렛 수녀님은 어느 사진에서나 서 계시네. 마지막까지 서 계 시는 수녀님!" 클라베린 수녀님이 말씀하셨다.

니콜렛 수녀님의 길고도 건강한 삶의 매 순간순간은 바로 로버트 버틀러가 주창한 '극적인 변화의 기록'이라고 할 수 있다. 우리는 수 녀원의 문서 보관소에 있는 자료들을 통해 수녀님의 과거를 추적할 수 있고, 현재 진행 중인 지능검사와 신체검사를 계속하면서 현재와 미래를 기록할 수 있다. 즉, 유전적 유산, 어린 시절, 교육, 식생활 등 을 분석할 수 있다. 이렇게 해서 우리는 니콜렛 수녀님이 어떻게 마 지막까지 서 계시는 수녀님이 될 수 있는지를 더 잘 이해할 수 있게 될 것으로 믿는다.

커피를 다 마시기 전에 니콜렛 수녀님에게 다음과 같은 질문을 드 렸다. "수녀님은 어째서 같은 해에 수녀가 된 다른 수녀님들보다 더 건강할 수 있었다고 생각하세요?"

"내 나름대로 운동을 했지요." 수녀님이 답하셨다.

"어떤 운동인데요?"

"하루에도 몇 킬로미터씩 걷는답니다."

"언제부터 그렇게 하셨는데요?"

"일흔 살 때부터."

니콜렛 수녀님도 다른 분의 경우와 마찬가지로 위험한 나이였다. 다른 수녀님들은 가장 흔하게는 뇌졸중과 심장병으로 돌아가시는 일이 많았지만 수녀님은 이 두 병을 잘 피하셨다. 운동은 심혈관의 건강을 유지하는 가장 믿을 만한 방법이고 어느 나이에나 운동을 하면 도움을 받는다. 레드 윙에서 교구 심방을 다니느라 걸어다니셨던 것도 수녀님이 오랫동안 몸을 움직여 골다공증이 천천히 나타나게 하는 데 도움이 되었다.

게다가 운동은 니콜렛 수녀님의 뇌에도 좋았을 것이다. 운동을 하면 혈액 순환이 좋아져서 뇌 기능에 필요한 산소와 영양분을 공급하는 것이 쉬워지기 때문이다. 또한 운동을 하면 스트레스 호르몬이 줄어들고 뇌세포에 영양분이 되는 화학물질이 증가하여 우울증과 뇌조직의 손상을 막는 데 도움이 된다.

내가 상연을 히는 곳에서는 어디에서나 청중 가운데 누군가는 반드시 "건강하게 노년을 보내려면 우선 해야 할 일이 무엇인가요?"라는 질문을 한다. 나는 "걷는 것입니다. 걷는 것은 누구에게나 아주 좋은 운동입니다"라고 대답한다. 그러나 내가 말하고자 하는 요점은 누구나 자신이 진정으로 즐길 수 있는 운동이나 활동을 찾아서 남은 평생 동안 일주일에 최소한 사흘은 규칙적으로 하는 것이 좋다는 것이다. 그렇게 하면 심장과 뼈뿐만 아니라 뇌까지도 보호할 수 있기 때문이다.

그리고 니콜렛 수녀님이 보여 주신 것처럼 언제 시작해도 늦은 것은 아니다.

# 3

# 수녀를 연구하다

우리 수녀회는 가난하고 힘없는

사람들과 함께하기 위해서 세워졌습니다.

과연 알츠하이머병에 걸린 사람보다

더 힘없는 사람이 있을까요?

― 리타 슈발베 수녀

1987년 어느 겨울날, 나는 미니애폴리스와 만카토의 중간쯤 되는 곳에 있는 엠마크룸비라는 식당에 앉아 여러 장의 표와 차트를 펼쳐 놓고 마지막으로 한 가지를 점검하고 있었다. 노트르담 교육 수도회의 수녀 연구에서 충분한 데이터가 축적되어 처음으로 그 결과와 잠정적인 결론을 학회에서 발표하게 되었던 것이다. 식당 뒤에 펼쳐진 눈 덮인 과수원에서 딴 사과로 만든 파이를 먹으면서 순간적으로 나는 모든 것이 제대로 되었다는 것을 직감했다. 새롭고 굉장한 데이터와 최고의 대학 교수 자리, 끝없이 계속할 수 있는 연구가 모두 가능했다. 게다가 몇 시간 후면 착실한 학자들 앞에서가 아니라 바로 노트르담 교육 수도회의 수녀님들 앞에서 처음으로 내가 발견한 사실을 발표하게 되어 있는 것도 나를 흥분시켰다.

　내가 오후 늦게 굿카운슬힐에 도착하고 얼마 되지 않아, 예비 연구에 참여하기로 한 백여 명의 수녀님들이 내 발표를 들으려고 회의실로 모여들었다. 동료들에게 새로운 데이터를 발표하는 일은 언제나 내 신경을 건드리는 일이지만 오늘은 수녀님들의 반응에 가장 신경이 쓰였다. 수십 년 동안 가르치는 일을 해 왔던 분들이라 비판력이 예리했기 때문에 문법에 맞지 않거나 일관성이 없거나 또는 횡설

수설하는 결론을 금방 알아채실 것 같아 걱정이 되었다. 그러나 수녀님들의 감정이라는 더 근본적인 문제는 충분히 염려하지 않았다.

만카토에서 우리가 제일 먼저 한 일은 수녀님들의 교육 수준과, 노화의 두 가지 척도 사이의 관련성을 조사하는 것이었다. 이 두 척도는 수명과, 성공적인 노화라고 볼 수 있는 활동적 기대 수명이다. (우리들 대부분은 일상적인 활동을 혼자서 해낼 수만 있다면 오래 살고 싶다고 말한다). 나는 수녀님들 사이에서 아주 극적인 차이를 목격했다. 어떤 분은 혼자서 식사를 할 수 없는데 같은 나이인 다른 수녀님은 여전히 하루 종일 일을 하고 계셨다. 그래서 나는 그러한 차이가 왜 생기는지를 알고 싶었다.

우리는 만카토의 문서 보관소에 있는 1900년대 초부터의 기록을 토대로, 만약 생존해 있다면 1986년에 75세가 넘는 수녀님 306명을 분석했다. 이 가운데 가장 오래 사신 분은 우리가 연구를 시작하기 직전에 96세로 돌아가신 수녀님이었다. 살아 계시는 수녀님들 중 가장 나이가 많은 분은 94세였다. 나는 이분들의 학업 기록을 모으면서 살아 계시는 수녀님들의 지능 상태를 측정했고, 매일 간호사의 도움을 받았는지, 또는 식사하고 옷을 입고 목욕하는 것과 같은 기본적인 활동을 하는 데 도움을 받았는지도 조사했다.

나는 드디어 수녀님들 앞에 서서 우리가 발견한 것에 관해 말하기 시작했다. 결론적으로 말하자면, 그것은 대학을 나온 수녀님들은 더 오래 살 가능성이 높다는 것이었다. 또 양로 시설이나 일상생활을 하는 데 도움을 받지 않고 독립적으로 생활할 수 있는 가능성도 더 높다는 것이었다. 그리고 학력이 낮은 수녀님들은 사망률이 높을 뿐만 아니라 정신적, 육체적 능력도 나이가 들수록 훨씬 더 제한된다는 내용이었다.

나는 이러한 결론이 그 자체로는 그리 놀랄 만한 것은 아니라고 말씀드렸다. 그리고 일찍이 19세기에 수행되었던 교육과 수명에 관한 몇몇 연구를 언급했다. 노트르담 교육 수도회의 설립자인 데레사 수녀님은 교육의 혁신적인 힘을 어느 과학자보다도 먼저 인식하고 계셨다는 점도 지적했다. 나는 계속해서 우리가 수행한 이 실험적인 연구가 중요한 이유는 이전의 연구 결과에 혼선을 빚게 만들었던 변수가 없어서 너무나도 '분명' 하기 때문이라고 말했다.

한 예로 프래밍햄의 유명한 데이터를 기초로 하여 이루어진 최근의 연구를 인용했다. 프래밍햄 심장병 연구는 1948년부터 매사추세츠의 한 작은 마을에 사는 5,000명이 넘는 사람들을 추적하여 조사한 것이었다. 관상동맥심질환과 고혈압 및 고콜레스테롤증의 관계에 대해서 지금 우리가 알고 있는 사실들이 바로 이 이정표와 같은 연구에서 처음 기술되었다. 일찍이 1987년에는 한 개인의 교육 수준과 소위 '적절한 기능을 유지하며 생존하는 것' 이 서로 강한 연관성이 있다는 보고가 있었다. 그러나 이 데이터에는 매우 심각한 변수가 작용했을 가능성이 있었다. 예를 들어 초등학교만을 다닌 사람은 담배를 더 많이 피우고 돈은 잘 벌지 못하며 정상적인 수준 이하의 의료 혜택을 받고 허름한 주거 환경에서 살 가능성이 더 높을 수도 있을 것이다.

바로 이 점에서 노트르담 교육 수도회의 수녀님들을 대상으로 한 실험적인 연구에서 과거의 연구 결과와 같은 결과를 얻은 것은 매우 중요하다. 수녀님들은 대학을 다닌 것과는 상관없이 생활양식이 비슷하고 수입이 영향을 미치지 못하며 모두가 담배를 피우지 않고 의료 혜택, 주거, 식생활도 결국은 같았다. 그뿐만 아니라 수녀회에 보관된 풍부한 기록에 의하면 교육을 더 많이 받은 수녀님들이 어느 연령에서나 사망률이 더 낮다는 결론을 얻었다. 다시 말하자면 교육은 일찍부터 보호 효과를 나타낼 뿐만 아니라 평생 동안 그 효과가 지속되는 것으로 생각되었다. 이것은 우아하게 노년을 맞는다는 것이 단순히 건강과 관련된 행위, 수입, 의료 혜택의 차이 때문만은 아니라는 것을 더 확실하게 증명하고 있었다.

강연을 마치고 나는 잠시 동안 수녀님들과 시간을 보냈다. 회의실에 한 사람도 남지 않고 다 떠난 후, 리타 슈발베 수녀님이 나에게 다가왔다. 내가 처음 만카토 수녀원을 방문했을 때 슈발베 수녀님이 다른 수녀님들에게 나를 소개시켜 준 후로 우리는 좋은 친구가 되었다. 수녀님이 말씀하셨다. "강연에서 하고자 했던 이야기가 무엇인지는 잘 알겠어요. 그렇지만 수녀님들 중 몇 분은 강연 내용에 당황스러워했다는 것을 말해 두어야겠어요."

"당황하셨다고요?" 내가 물었다.

"가정 봉사 수녀님들이었어요. 대학에 가지 못했던……." 수녀님이 말씀하셨다. 나는 가정 봉사 수녀님들은 수녀원 살림을 맡아 많은 일을 하신다고 알고 있었다. 나이 드신 가정 봉사 수녀님들에게는 초등학교 교육, 대개는 교실이 하나뿐인 시골 학교 이상의 교육을 받을 기회가 없었다는 점을 리타 수녀님은 지적했다. 그러한 수녀님들 가운데 두 분이 내 강연 중에 나오는 통계 수치를 듣고 두려운 생각이

들었다고 수녀회 간부에게 말했다는 것이었다. 자신들이 오래 살지도 못하고 만년에 다른 사람들보다 더 많은 도움을 받아야 할지도 몰라서 걱정을 했던 것이다.

여러 달 전에 카르멘 수녀님이 나에게 수녀님들을 연구 대상으로 취급하지 말고 사람으로 대우해 주어야 한다고 말씀하셨던 것이 생각났다. 그동안 그 점에 대해 신경을 쓰고 있다고 생각했는데 결국 리타 수녀님이 내가 실수했다는 것을 일깨워 준 것이었다. 수녀님 말씀이 옳았고 또 따끔한 지적이었다. 결코 다시 해서는 안 될 실수였다.

후에 알게 된 일이지만, 이 결과에 대해서 아연실색한 분은 그 수녀님들뿐만이 아니었다. 특히 교육과 성공적인 노화 사이의 밀접한 상관관계에 대해서는 아직도 충분히 밝혀지지 않았기 때문에, 이 연구 내용을 발표할 때마다 청중들은 이의를 제기했다. "저의 어머니는 고등학교도 졸업하지 못하셨는데 여든다섯이시고 스스로 무엇이든지 하실 수 있고 교회에서도 활동적이세요"라든가, 더욱 슬프게도 "제 아버지는 대학교수이셨는데 지금은 알츠하이머병에 걸리셨어요"라는 등 다양한 경우에 관한 이야기를 듣게 된다.

나는 이런 경우에 역학에서는 집단 전체에서 나타나는 사실을 연구할 뿐 개개인의 운명을 예견할 수는 없다고 설명할 수밖에 없다. 그리고 교육과 같은 요인은 백신과는 달리 그 보호 효과가 상대적이다. 나는 가끔 볼보 자동차의 예를 들어 설명한다. 볼보 자동차는 사고가 났을 때 구조적으로 부상이나 사망을 당하게 될 위험이 적다는 안전성 때문에 명성이 높다. 하지만 전반적인 통계 수치가 좋다 할지라도 볼보 자동차를 타고 다니다가 다치거나 사망하는 사람은 있게 마련이라고 설명한다. 과거를 바꿀 수는 없지만 식사를 개선하고 담배를 끊는 등 현재의 위험을 줄이는 데 확실하게 초점을 맞출 수는 있다.

살다 보면 알츠하이머병에 걸리지 말라는 법도 없는 것이다.

연구자라면 누구나 학술 회의에서 단상에 올라 최신 연구 결과를 발표하려고 경쟁한다. 더 규모가 큰 학술 대회에서는 조직 위원들이 연구 내용과 결과를 기술한 1,000개 이상의 초록 가운데에서 발표할 연구를 추려낸다. 반 정도는 첫 심사를 통과하지 못한다. 통과한 나머지 반 가운데 약 20퍼센트 정도만이 10분 또는 15분 동안의 발표가 허락된다. 나머지 80퍼센트는 천으로 덮은 코르크판에 연구 결과를 포스터로 만들어 발표하게 된다. 이 연구자들은 자신의 포스터 앞에 서서 지나가는 사람들과 연구에 관해서 토의를 한다.

1988년 미국 노인학회 연례 학술 대회에 제출된 만카토의 연구 결과는 포스터 발표를 하도록 결정되었다. 대부분의 젊은 연구자들과 마찬가지로 나는 포스터 발표라도 할 수 있게 된 것을 감사하게 생각했다. 그리고 내 포스터 앞에 서서 전세계에서 온 유명한 노인학자와 연구자들과 이야기하기 위해 학회가 열리는 샌프란시스코로 기꺼이 떠났다. 그러나 포스터에 대한 반응과 포스터 전시 자체는 내 기대에 크게 미치지 못했다.

주의를 끌려고 포스터 앞에 서 있는 나와 같은 젊은 연구자들을 제외하면 회의장은 텅 비어 있는 듯했다. 나이 드신 분들은 잘 참여하지 않는 학술 대회처럼 보였다. 가끔 심사 위원들이 떼를 지어 길게 늘어선 포스터 앞을 지나가곤 했다. 나는 곧 심사 위원들이 하는 방식을 알게 되었다. 그들은 각각의 포스터 옆으로 천천히 걸어와서 옆에서 슬쩍 본 후에 고개를 끄덕이고는 그대로 걸어가 버리는 것이다. 그것은 마치 관광 시즌에 관광객이 도심에서 잠시 멈추지도 않고 누구하고 말하는 법도 없이 한 무리의 행상을 단호하게 뚫고 지나가는 것과 흡사했다. 나는 어릴 적 샌버나디노 주 경연 대회에 닭을 가지고 나갔던 4-H 프로젝트의 관람객이 지금보다는 더 많았다는 생각을 하지 않을 수 없었다. 미네소타로 돌아오면서 누군가가 한 말이 머릿속에서 메아리처럼 울렸다. "수녀를 연구한다고? 도대체 무슨 생각을 하고 있는 거야?"

점심시간이 가까워 올 때쯤 큰 키에 멋진 회색 양복 차림의 권위 있어 보이는 한 신사가 내 포스터 앞에 멈추어 서서 데이터를 유심히 들여다보았다. "짐 모티머요." 그는 악수를 청하며 정치가 같은 낮은 목소리로 자신을 소개했다.

모티머는 미니애폴리스 재향군인회 의료원의 노인 연구소장으로 내가 있는 곳에서 미시시피 강을 따라 불과 몇 킬로미터 아래쪽에서 연구하고 있었다. 그런 우리 두 사람이 샌프란시스코에서 만나게 되다니 운명의 장난이라고나 할까. 나는 모티머가 파킨슨병과 알츠하이머병에 관해 대단히 유명한 연구를 했다는 사실을 알고 있었다. 그래서 우리 두 사람은 수녀를 대상으로 할 수 있는 장기간의 연구에 관해서 몇 분 동안 이야기를 나누었다. 그는 내 포스터 앞에서 축하해 주었고 다시 악수를 나누고 헤어졌다.

놀랍게도 한 시간쯤 지나서 모티머가 내 결과에 관해 토의하기 위해 다시 돌아왔다. 나는 손을 흔들어 대며 열렬하게 내 아이디어를 설명했다. 그리고 또 한 시간 후에 모티머가 세 번째로 나를 찾아왔다. "정말 좋은 연구를 한 거라고 생각해요. 무엇인가 얻게 될 거요." 그는 내 포스터를 유심히 보면서 혼자 고개를 끄덕였다. "알츠하이머병을 연구해 볼 생각은 없소?" 모티머가 물었다.

미네소타로 돌아온 후 모티머와 나는 꾸준히 대화를 나누며 수녀 연구에 알츠하이머병 연구를 어떤 방식으로 포함시킬 것인지에 관해 의견을 나누었다. 특히 모티머는 '뇌의 예비능'이라는 가설에 관심이 있었는데 이것은 수녀를 대상으로 하는 내 연구와 직접적으로 연결된 것이었다. 뇌의 예비능이라는 개념은 알츠하이머병을 앓고 있는 환자들의 장애 정도가 단순히 알츠하이머병으로 뇌가 얼마나 심하게 손상을 받았느냐를 반영하는 것이 아니라는 점을 제시하고 있다. 오히려 임신 기간과 성장 과정에서 뇌의 발달이 뇌 구조의 강약에 영향을 미칠 수 있다. 그 이론에 의하면 뇌가 강하면 강할수록 예비능이 높아 알츠하이머병으로 인해 조직에 심각한 구조적 손상이 발생해도 증상은 나타나지 않을 수 있다는 것이다. 모티머는 이렇게 더 강한 뇌를 처리 능력이 더 뛰어난 효율적인 뇌라고 묘사했다. 연구자들이 표현하는 대로 말하자면 이러한 뇌는 '유연성' 또는 '적응성'이 뛰어나다고 할 수 있을 것이다. 따라서 효율적인 뇌에서는 신경 세포 사이에 새로운 연결이 형성되어 어느 정도까지는 알츠하이머병으로 손상을 입은 부위의 주변을 메워 보충할 수 있을 것이다.

모티머는 이전의 연구에서 가족들이 부검에 동의한 소수의 사람들의 뇌를 연구할 수 있었다. 그는 노트르담 교육 수도회의 나이 많은 수녀님들의 뇌를 부검할 수 있다면 알츠하이머병에 관한 많은 수수께끼를 밝혀 낼 수 있을 것이라고 했다. 어쩌면 나이 많은 수녀님의 교육 정도와 정신 기능의 상관관계에 따라, 교육을 더 많이 받은 수녀님들은 별도의 뇌 예비능을 가지고 있어서 알츠하이머병의 증세를 보이지 않는지도 모를 일이었다.

처음에는 함께 뇌 부검을 해보자는 모티머의 생각이 엉뚱하다고 생각했으며 불쾌하기까지 했다. 그러나 그의 제안을 곰곰이 생각해 보니 호기심이 생겼다. 교육이나 다른 요인이 수명에 미치는 영향에 관해서 좀 더 깊은 통찰을 얻고자 한다면 알츠하이머병이 가지고 있는 위험을 파악해야 한다. 너무나 많은 노인들에게 알츠하이머병은 성공적인 노화를 막는 가장 절대적인 방해물이기 때문이었다.

1901년 독일 프랑크푸르트의 정신병자와 간질환자를 위한 병원에 아우구스테라는 51세의 여자 환자가 입원했다. 그 병원의 의사였던 알로이스 알츠하이머는 특히 이 환자에게 주목했다. 아우구스테는 남편을 심하게 의심하더니 점점 더 기괴한 행동을 하기 시작했다. 물건을 숨기기도 하고 자기 집을 찾아가지 못하는 경우도 있었다. 어떤 때에는 사람들이 자기를 죽이려 한다고 고집을 피우며 큰 소리로 비명을 지르기도 했다.

알츠하이머 박사가 아누구스테를 관찰해 보니 그녀의 병은 지금까지 알려진 어느 병에도 속하지 않았다. 1907년 이 증례에 관한 논문에서 박사는 "그녀의 행동은 절대로 예측할 수 없는 양상을 띠고 있었다"고 하였다. 그녀는 어떤 때에는 알츠하이머 박사를 방문객으로 생각하고 인사를 하기도 했으며 그러면서 자기 일을 끝내지 못해서 죄송하다고 말하기도 했다. 또 어떤 때에는 박사가 자신의 몸을 칼로 열려고 해서 무섭다면서 미친 듯이 소리를 지르기도 했다. 또 박사가 여성으로서의 명예를 더럽히려 한다면서 분개해서 박사를 쫓아내기도 했다. 알츠하이머 박사는 그녀가 남편이나 딸을 부르며 종종 이부자리를 끌고 이리저리 다니는 것을 목격했다. 그리고 "가끔 무시무시한 목소리로 몇 시간 동안 악을 쓴다"고 기술했다.

알츠하이머 박사는 여러 차례 아우구스테를 만난 후에야 간신히 일정한 임상 검사를 마칠 수 있었다. 박사는 아우구스테가 책을 읽을 때 줄을 헷갈리고 글을 쓸 때에는 한 음절을 여러 번 반복하면서 말할 때 종종 이상한 문구를 사용한다는 것을 발견했다. (예를 들어 '컵'이라는 단어 대신에 '우유 따르개'라는 단어를 사용하였다.) "그 환자는 어떤 질문에 대해서는 그 뜻을 이해하지 못하는 것이 분명했고 어떤 물건은 그 사용법을 더 이상 모르는 것처럼 보였다"고 알츠하이머 박사는 기술했다. 아우구스테의 상태는 점점 나빠져서 1906년에는 몸이 완전히 마비되어 대소변도 가리지 못한 채 침대에 누워서 지내다가 그곳에서 사망했다.

그 환자에 당황한 알츠하이머 박사는 아우구스테의 뇌를 부검했다. 그는 특히 뇌의 바깥층이자 우리의 지능과 가장 관련이 깊은 뇌의 회색질이 위치한 곳에 관심을 가졌다. 그는 「대뇌피질에 발생한 특이한 질병에 관하여」라는 제목의 유명한 논문에서, 뇌의 부검 결과 손상된 세포의 파괴에 의해 조직이 줄어들게 된 상태인 '전반적인 뇌의 위축'을 발견했다고 보고하였다. 더 나아가 신경 세포 안에는 '가는 섬유 다발로 이루어진 섬유농축체(tangle)'가 관찰된다고도 하였다. 박사는 신경 세포 주변에 병적인 대사산물들이 모여 손에 손을 잡고 함께 걸어가는 것 같다고 표현하였다. 후에 학자들은 이 병변을 '플라크(plaque)'라고 명명했다. 현재 섬유농축체와 플라크는 알츠하이머병의 가장 중요한 병리학적 소견으로 알려져 있다.

알츠하이머 박사는 아우구스테의 부검을 통해 섬유농축체와 플라크를 발견했을 뿐만 아니라 동맥경화증 또는 뇌로 가는 동맥이 단단해져 있는 것도 관찰했다. 이런 병변이 있으면 뇌졸중이 발생하게 되는데 나중에 알려진 것이지만 뇌졸중은 알츠하이머병 발생에 중요한 역할을 한다.

알로이스 알츠하이머 박사의 이 엄청난 연구는 이후 많은 연구의 토대가 되었다. 그러나 1980년대 말, 내가 처음으로 짐 모티머와 깊이 있게 알츠하이머병에 관해 논의하기 시작했을 때까지도 학자들이 알고 있는 것은 플라크와 섬유농축체, 뇌졸중이 알츠하이머병 발생에 기여한다는 정도로 보잘것없는 것이었다. 섬유농축체와 플라크가 발견되는 사람은 누구나 알츠하이머병의 증상을 보이는가? 섬유농축체와 플라크가 생기는 원인은 무엇인가? 유전자 때문인가, 아니면 한 개인의 교육과 환경 요인인가? 노화가 일차적인 요인인가, 아니면 다른 요인이 작용하여 알츠하이머병이 생기는 것인가? 우리는 알츠하이머병에 관해서 알고 있는 것보다는 모르는 것이 훨씬 많았다.

짐 모티머가 열의를 보였지만, 1980대를 마감하면서 수녀 연구의 미래는 앞이 보이지 않았다. 여러 차례 연구비를 신청했지만 실패했고 미네소타 대학교의 역학과 학과장은 학교 측에서 나에게 종신 교수직을 주지 않을 것 같다는 사실을 가능한 한 우회적으로 알려 주었다. 그런데 1990년 초에 국립 노화 연구소로부터 소식을 받게 되었다. 미국 내 일곱 군데에 퍼져 있는 전체 노트르담 교육 수도회 교구의 수녀님들을 대상으로 수명과 성공적인 노화를 연구하겠다는 가장 최근에 제출한 연구 계획이 96퍼센트 안에 들게 되었다는 내용이었다. 확실히 연구비를 따게 된 것이다.

나는 높은 점수를 받았을 뿐만 아니라 연구비가 보장되었고 동시에 다른 대학교로 갈 수 있는 전망도 밝아진 것이다. 곧 여러 군데에서 제안이 들어왔는데 다른 어느 곳보다도 렉싱턴에 있는 켄터키 대학교 의료원의 샌더스-브라운 노화 연구소로부터도 제안을 받았다. 이 센터는 노화 과정을 연구하는 기관으로는 미국에서 두 번째로 설립되었으며, 이미 알츠하이머병에 관한 연구로 국제적 명성을 얻고 있었다. 이곳은 내 연구에 대해 최대한의 자유를 보장해 주었고 다행히 분위기도 우호적이었다.

내가 켄터키로 가기로 결정하게 된 데에는 의료원장이었던 윌리엄 마커스베리의 명성이 결정적이었다. 신경과 의사로서 마커스베리는 수천 명의 알츠하이머병 환자를 보았으며 대표적인 임상가로 알려져 있었다. 신경병리학자이기도 한 마커스베리는 알츠하이머병 환자 수천 명의 뇌를 부검하기도 했다. 나는 그에게 그 당시 짐 모티머와 함께 알츠하이머병 연구와 뇌 기증 문제를 포함한 수녀 연구의 확장에 관한 논의를 진행 중이라는 설명을 했다. 마커스베리는 모티머의 연구를 알고 있었고 존중했으며 처음부터 우리의 생각을 지지했다.

노화 연구소 소장인 데이비드 웨크스타인은 100세가 넘은 사람들을 대상으로 미국에서 최초로 임상 연구를 수행한 생리학자였다. 마커스베리와 함께 일하면서 웨크스타인도 뇌와 사체 기증에 관한 많은 경험을 할 수 있었다. 켄터키 주에서 1,000명이 넘는 사람들이 뇌를 기증했는데 노화 연구소에 기증된 뇌는 대부분이 이미 알츠하이머병으로 진단을 받은 사람들의 것이었다. 마커스베리와 웨크스타인도 자신들이 하고 있는 연구가 마치 자동차 사고에 의한 사망 원인을 밝히기 위해서 자동차 사고로 사망한 사람들만을 조사하는 것과 같다는 것을 알고 있었다. 자동차 사고를 정말 막으려면 사고를 당하지 않고 안전하게 걸어 다니는 사람들을 연구해야만 한다. 수녀 연구의 강점은 우선 정상적인 뇌를 많이 조사할 수 있고 어쩌면 알츠하이머병에 걸리지 않는 이유를 찾아낼 수 있게 될지도 모른다는 것이었다.

내가 켄터키 대학교로 옮겨온 직후인 1990년 8월에는, 알츠하이머병 연구로 가지를 뻗어 나갈 방법들이 진지하게 논의되기 시작했다. 나는 그 당시에는 플라크와 섬유농축체도 구별하지 못했다. 그래서 마커스베리는 나를 데리고 현미경 앞에 앉아 뇌 조직 절편을 보여 주었다. 그러는 동안 웨크스타인은 뇌를 기증받기 위해 무슨 말을 어떻게 해야 하는지에서부터 뇌를 기증하려는 사람들의 온갖 염려와 두려움까지 내가 알아 두어야 할 것을 가르쳐 주었다.

어느 날 오후, 나는 책꽂이에 책이 가득 꽂혀 있고 그 위에는 슬라이드를 담아두는 판들이 쌓여 있으며 책상 위에는 논문들이 잔뜩 널려 있어 일할 만한 자리라고는 조금도 없는 웨크스타인의 연구실에서 그를 만났다. 연구실의 벽에는 가족 사진들이 가득했다. 그리고 그 사이에 전 켄터키 주지사인 존 브라운의 아버지와, 켄터키 프라이드 치킨(KFC)이라는 패스트푸드 체인 사업을 시작한 염소 수염에 보우 타이를 맨 신사인 커넬 할랜드 샌더스, 그리고 그 옆에 웨크스타인이 서 있는 사진들이 있었다. 커넬 샌더스는 그 유명한 체인점 사업을 65세에 시작해서 74세에 팔았다. 실로 성공적인 노화의 전형적인 예가 아닐 수 없다.

내가 일곱 군데 노트르담 교육 수도회의 수녀원에 계시는 나이 든 수녀님들 가운데 많은 분들이 사후에 뇌를 기증할 거라고 생각한다고 말하자 웨크스타인은 눈썹을 치켜 올리며 의아해했다. 나는 계속해서 말을 이었다. "그분들은 다른 사람들을 도우려고 자신의 삶을 헌신한 분들이고 보통 사람들보다 훨씬 이타적이지요."

"그렇지만 당신이 말하고 있는 수녀님 대부분이 당신이 하는 연구에 동의한다는 사인을 하지 않았지 않소." 웨크스타인은 정확하게 내가 그때까지 만카토 수녀원 이외의 수녀원에서는 거의 아무것도 하지 않았다는 것을 지적했다. "알츠하이머병 연구에 참여하겠다는 사람이 있어도 그 가운데 기껏해야 20퍼센트 정도만이 뇌를 기증히는 데 동의하지요. 게다가 동의를 받기 위해서는 많은 사람들을 만나 악수를 하는 등 할 일이 많아요."

"아, 그러나 수녀님들은 다릅니다." 나는 단호하게 말했다.

"그럴지도 모르죠. 수녀들은 보통 사람들보다 훨씬 더 많이 다른 사람들을 생각할 겁니다. 그래도 뇌를 기증하는 것은 원하지 않을지도 모릅니다. 뇌는 다른 장기와 좀 다르기 때문이죠. 사람들은 뇌를 자기 자신과 동일시합니다. 즉 자신의 정체성이 담겨 있다고 생각하지요. 뇌에는 개인의 사적인 기록, 정서적인 면, 영혼과 관련된 것이 가득 차 있다고 생각합니다."

짐 모티머는 이 새로운 연구에 참여했다. 나는 그와 자주 전화로 의견을 나누던 중, 한번은 웨크스타인이 이미 제안한 사항을 바꾸기로 했다. 수녀 연구에 참여하는 모든 수녀님들에게 뇌 기증을 필수 조건으로 하자는 대담한 해결책을 생각해 낸 것이다. 그 생각을 말하자 마커스베리와 웨크스타인 두 사람은 실망하는 눈치였다.

"만약 이 방법이 실패한다면, 그런 조건이 없을 때 연구에 참여할 수 있는 수녀의 80퍼센트 이상을 잃게 될 겁니다. 게다가 당신의 새 연구비를 가지고 해야 할 노화와 무능력에 관한 연구에도 지장이 생길 것이오." 웨크스타인이 경고했다.

그러나 웨크스타인과 마커스베리는 곧 모티머와 내가 왜 그런 생각을 하게 되었는지를 이해하게 되었다. 만약 수녀님들 대부분이 우리에게 자신들의 기록을 공개하기로 하고 정기적인 지능검사와 신체검사를 받고 뇌 부검까지도 하기로 한다면 전 세계적으로 가장 영향력 있는 알츠하이머병 연구를 할 수 있기 때문이었다.

# 4

# 가장 위대한 선물

우리는 수녀가 되면서 자식을 갖지 않겠다는 어려운 선택을 했습니다.

우리는 우리의 뇌를 기증함으로써

알츠하이머병의 수수께끼를 밝히는 데 도움을 줄 수 있고

새로운 방식으로 다음 세대에 생명의 선물을 줄 수 있습니다.

—리타 슈발베 수녀

1990년 12월 어느 날 저녁, 만카토 수녀회의 큰 회의실 밖으로 난 복도를 걸어가는데 미켈란젤로가 바티칸의 시스티나 성당 벽에 그린 그림 「최후의 심판」의 이미지가 떠올랐다. 그 그림의 왼편 아래에는 저 멀리 중앙에 서서 오른손으로 심판하는 예수 그리스도 앞으로 가기 위해 회색빛 주검들이 죽은 자들이 있는 무덤으로부터 올라온다. 그러고 나서 육체와 영혼이 다시 합해지고 부활한 자는 기뻐하며 천사의 인도로 천상으로 가거나 다시 죽음을 당하여 괴로움에 몸부림치며 찌푸린 얼굴로 불타는 지옥으로 돌아간다. 이 그림은 성심 학교를 다니던 시절 내 의식 속에 새겨진 사후의 모습이었다. 어린아이의 마음에 나는 심판의 날에는 우리 모두가 신이 주신 육체를 그대로 가지고 있어야 한다고 생각했다. 기다리고 있는 동안에 나는 이런 이미지를 다시 떠올리며 수녀님들이 내 계획에 대해 어떻게 생각할지 궁금한 마음을 떨칠 수 없었다.

눈이 오던 그날, 나는 짐 모티머와 데이브 웨크스타인을 포함한 측근들과 만카토로 향했다. 우리는 수녀님들과 저녁 식사를 하였고, 그 후 굿카운슬힐에서 가장 나이가 많으신 수녀님 약 150분이 걸어서 또는 휠체어를 타거나 발을 끌며 회의실에 모여들었다. 커다란 십자가가 한쪽 벽에 걸려 있었고 그 옆에는 점잖게 장식된 크리스마스 트리가 서 있었다. 소리를 내며 온풍기가 도는 방 안은 따뜻했고 앞쪽 천장의 갓이 없는 형광등은 수녀님들의 절반을 밝게 비추고 있었다. 수녀님들은 대부분이 단순한 검은 베일을 쓰고 수수한 현대식 수녀복을 입고 큰 안경을 끼고 계셨다. 그분들이 자리를 잡자, 나는 그동안 잘 알게 된 수녀님들에게 미소를 지으며 고개를 끄덕여 인사를 하면서 긴장한 채 그분들 앞에 섰다. 리타 슈발베 수녀님과 만카토 수녀원의 책임자 몇 분들과는 내 계획에 대해 이야기를 나눈 적이 있지만 우리 연구에 참여하실 수녀님들은 모두 내가 새로운 연구 프로젝트를 의논하기 위해서 왔다는 정도로만 알고 있었다. 나는 그동안 열심히 노력해서 여러 수녀님들과 맺어 놓은 신뢰 관계가 엉망진창이 될까봐 정말 걱정이 되었다. 니콜렛 수녀님이 친동생과 함께 앉아 계시는 것도 눈에 띄었다. 그분은 가볍게 고개를 끄덕여 주시고 내가 온 것을 고마워하며 미소를 지으셨다. '오늘 내 이야기를 마친 후에도 저분과 함께 담소를 나눌 수 있을까?'

나는 수녀님들이 와주셔서 고맙다는 인사말로 이야기를 시작했다. "오늘 제가 여기에 온 것은 알츠하이머병에 대해 이야기를 하기 위해서입니다. 알츠하이머병은 우리가 알기로 우리의 인간다움을 가장 심하게 빼앗아 가는 질병 가운데 하나입니다. 많은 학자들이 수십 년 동안 연구를 해 왔음에도 불구하고 아직 그 정체를 알아내지 못한 병입니다. 알츠하이머병은 가족 질환입니다. 이 말은 단순히 유전적 요인만을 뜻하는 것이 아닙니다. 환자는 물론 주변의 많은 사람들이 이 병의 희생자라고 할 수 있습니다. 환자의 가족, 친구, 간병인들은 모두 어떻게 해 볼 방도가 없는 이 병을 체험하고 헤쳐 나가는 과정에서 깊은 상처를 입게 됩니다. 아마 여러분들도 수녀님들 가운데 이 병을 앓고 계시는 분들을 아실 것입니다. 그런데 많은 가정에서는 이 병을 제대로 알리지도 못한 채 고통을 받고 있습니다."

많은 수녀님들이 같은 생각이라는 듯 고개를 끄덕끄덕하셨다. 이것은 누가 봐도 이론적으로 설명할 수 있는 문제가 아니었다.

나는 계속해서 말했다. "가족 중에 알츠하이머병에 걸린 사람이 없다고 해서 그 병에 걸리지 않는다고 볼 수는 없습니다. 노화는 알츠하이머병의 가장 커다란 위험 요인이며, 90세가 되면 약 반수가 결국 이 병에 걸립니다. 그리고 다행히 이 병에 걸리지 않았다고 해도 언젠가는 이 병에 걸린 수녀님을 돌보아야 할 때가 올 것입니다." 그런 다음 나는 수녀님들이 노화에 대한 통념을 바꾸어 노화란 좌절의 시간이 아니라 희망의 시간이라고 생각하실 분들이라고 말했다. 그렇게 하기 위해서는 알츠하이머병이 생기는 여러 과정에 대해 더 많이 알아야 할 필요가 있고 수녀님들의 삶을 조사함으로써 알츠하이머병의 원인을 알 수 있을지도 모르며 장차 알츠하이머병을 예방할 수 있는 길을 찾게 될지도 모른다고 말했다. 나는 이 연구를 한 단계 끌어올리기 위해서는 뇌를 조사하는 것이 필요하다고 과감하게 말했다.

그러고 나서 나는 한 번 깊게 숨을 들이쉬고는 우리의 새로운 연구 계획을 설명하기 시작했다. 이 연구에 참여하게 되면 매년 지능검사와 신체검사를 받게 되며 사후에 뇌 조직을 기증하는 데 동의해야 한다고 설명했다. (나는 조심스럽게 뇌 자체가 아니라 '뇌 조직'이라고하는 것이 다소나마 덜 심해 보이기를 바라며 더듬거리며 말했다.) 마지막으로 나는, 수녀님들이 각자 의사에 따라 관을 개방할 수 있으며 뇌조직을 기증한 것에 대해 친구나 가족이 말할 수는 없다고 설명했다.

"충분한 시간 동안 천천히 생각해 주세요." 나는 이렇게 말하고 이야기를 끝냈다.

죽음과도 같은 침묵……. 얼마간 침묵이 계속되더니 조금씩 말소리가 들리기 시작했다. 방 뒤쪽에서 속삭이는 소리도 들렸다. 이윽고 저쪽 한편에 계시던 몇몇 수녀님들이 서로 말하기 시작했다. 점점 목소리의 크기와 강도가 커지면서 내 이야기가 끝나자마자 있었을 법한 폭탄성 충격 대신에 방 안은 수녀님들의 말소리로 가득 찼다.

"그럼, 물론 내 뇌를 기증할 수 있지." 클라리사 수녀님의 또렷한 목소리가 들렸다.

95세로 수녀원에서 가장 나이가 많으신 분인 보르자 로이터 수녀님도 말씀하셨다. "박사가 우리에게 도와 달라는데 어떻게 안 된다고 해."

다른 수녀님들도 찬성의 뜻으로 고개를 끄덕이셨다. 방 뒤에 서 있던 짐 모티머도 미소를 띠고 있었다. 나는 그의 미소에 답하고는 안도의 숨을 내쉬었다. 마침내 최초의 큰 걸음을 내디딘 것이었다. 이 수녀님들은 의학의 역사에 의미 있는 기여를 하시게 되었다.

만카토 수녀회에서 설명회를 마친 후 몇 주 지나지 않아 수녀님들로부터 동의서가 도착하기 시작했다. 모든 동의서에는 중요한 윤리적 안전을 점검하는 수녀원의 책임자가 공동 서명했다. 수녀회의 지도부도 수녀님들의 위임을 받았다. 나는 많은 수녀님들이 이러한 결정을 내릴 때까지 심사숙고하시며 기도하신 내용의 극히 일부분만을 알 수 있을 뿐이었다. 1950년 이후의 공식적인 가톨릭 교리에 의하면 자발적인 장기 기증이 가능했지만, 내가 알기로 모든 가톨릭 신자들은 자신의 육체를 성령이 깃드는 사원이라고 배웠다. 후에 수녀님들이 당신들의 감정을 어떻게 정리했는지 다음과 같이 설명해 주셨다. "죽은 다음에 중요한 것은 정신이지 뇌가 아니야."

"부활할 때 우리의 몸은 영광을 받고 완전해질 거라고 믿어." 다른 수녀님이 말씀하셨다.

"그때 우리에게는 병도 없고 몸에 결함도 없을 거야. 부활은 무덤 속에 있는 우리 몸의 상태에 따라 달라지는 것이 아니지."

많은 수녀님들이 다른 사람을 돕고 싶다는 열망을 가지고 있었기 때문에 당신들이 품고 있던 의심을 극복할 수 있었다고 했다. 또 어느 수녀님은 자신의 어린 시절 친동생이 죽었을 때, 앞으로 다른 가족들이 도움을 받을 수 있도록 어머니가 동생의 부검을 허락하셨던 일을 회상하기도 했다.

1991년 75세를 넘기신 수녀님들만을 대상으로 처음 조사를 시작했을 때에는 글을 읽고 쓸 수 있는 169명의 만카토 수녀님들 중 90퍼센트가 이 연구에 참여하기로 했다. 이제 우리는 다른 수녀원과 접촉하기 위한 가장 좋은 방법을 결정해야 할 때가 되었다.

그 방법을 정하기 위해서 나는 학자가 아니라 수녀님들에게 눈을 돌리게 되었고, 결국 리타 수녀님과 다른 많은 수녀님들을 연구원의 일원으로 만들었다. 나는 이미 굿카운슬힐에서 4년 동안 이 수녀님들과 함께 일하면서 신뢰를 쌓아 왔다. 나는 노트르담 교육 수도회의 다른 수녀원에서도 우리의 프로젝트를 의논하기 전에 이와 비슷한 개인적인 친분을 쌓고 싶었다. 우리가 갑자기 나타나면 우리의 목적이나 하는 일을 충분히 이해하지 못한 수녀님들은 기분이 상하실지도 몰랐다. 위스콘신 주 밀워키 교구의 지도자 중 한 사람이었던 가브리엘 메리 스패스 수녀는 곧 우리 팀의 중요한 일원이 되었다. 수녀님은 교구 대표로 만카토 회의에 참석하셨고 이제는 밀워키 외곽에 있는 큰 수녀원 엘름그로브의 수녀님들에게 우리를 소개하는 중요한 과정을 도와주겠다고 하셨다. 만카토에서 온 마를린 맨니 수녀님도 엘름그로브에서 우리의 연구를 설명하는 것을 도와주겠다고 자청하셨다. 가브리엘 메리, 마를린, 리타 수녀님은 그 이후 같은 목적으로 우리 팀과 함께 나머지 다섯 군데의 수녀원에 동행해 주셨다.

이 세 분의 수녀님들은 처음부터 노트르담 교육 수도회가 특별한 은총이라는 영적 개념을 대단히 중요하게 생각한다고 강조했다. 그리고 이것은 '공동 이익을 위해서 각 사람에게 주어진 성령의 선물'이라고 말씀하셨다.

가브리엘 메리 수녀님이 더 설명해 주셨다. "세례를 통해서 우리는 예수님의 사업에 참여합니다. 노트르담 교육 수도회의 수녀로서 우리는 마더 데레사와 마더 캐롤라인의 정신 안에서 그 임무를 실천합니다. 모든 수녀들은 다른 사람들을 위해서 자기 자신을 헌신하는 특별한 능력을 실천하고 계시지요."

리타 수녀님은 그 능력에는 가난하고 힘없는 사람들과 함께 일하는 것도 포함된다고 덧붙였다. 그리고 다음과 같이 물으셨다. "알츠하이머병을 앓고 있는 환자보다 더 힘없는 사람이 있을까요?"

엘름그로브는 수녀회로서는 특별한 의미가 있는 곳이었다. 1885년에 마더 캐롤라인 프리스는 수녀원을 지을 장소를 물색하기 위해 여행을 하고 있었다. 그런데 수녀님이 탄 말이 엘름그로브라는 작은 마을에서 떠나려고 하지를 않았다고 한다. 수녀님은 이것을 하느님의 뜻으로 받아들이고 한 농부로부터 땅 40에이커를 사 들여 첫 건물 짓는 일을 감독했다. 엘름그로브의 수녀원을 성처럼 설계한 것은 기부금을 보내준 바바리아의 루트비히 왕의 스타일을 반영한 것이었다. 마더 캐롤라인은 1892년에 돌아가셨고 엘름그로브 수녀원에 묻히셨다.

가브리엘 메리 수녀님이 엘름그로브의 여러 방을 안내해 주셨을 때 나는 깜짝 놀라고 말았다. 수녀님은 수백 명의 수녀님의 이름을 알고 있었을 뿐만 아니라 그분들 각자에 대해서 개인적으로 알고 있는 이야기나 알려진 사실들을 모두 기억하고 계셨다. 그 교구의 지도자 중 한 사람으로서 수녀님은 지난 4년 동안 은퇴한 수녀님들과 함께 일해 왔다. 은퇴한 수녀님들이 메리 수녀님에게 인사하는 모습을 보니 그분들이 얼마나 수녀님을 사랑하고 존경하는지를 알 수 있었다. 수녀님은 내 마음속에 수많은 이름과 얼굴을 그려볼 수 있게 해 주셨다. 그리고 만카토 수녀원에서처럼 나는 며칠이고 엘름그로브 수녀원에서 지내기 시작했다. 지금은 데이브 웨크스타인이나 다른 스태프들이 가끔 그렇게 지내기도 한다.

나는 언제나 수녀님들과 함께 아침 식사 전의 미사에 참여했다.

그리고 오후에는 웨크스타인과 함께 식당에서 대화를 나누거나 응접실에서 「행운의 수레바퀴」나 「위험」 등의 영화를 보기도 하고 수녀님들과 게임을 하기도 했다. 또는 수녀원의 묘지 주위를 산책하며 수녀님의 옛 이야기를 듣기도 했다. 그리고 뜨개질을 하시거나 도자기를 만드시는 수녀님들과 한담을 나누기도 했다. 마리아 수녀님을 비롯하여 어떤 수녀님들은 나를 보면 좋아하시면서 방으로 데려가 깊이 간직하고 계셨던 기념품이나 직접 만드신 물건들을 보여 주셨다.

밸런타인데이가 되자, 나는 모든 수녀님들에게 카드를 써서 직접 전해 드려야겠다고 생각했다. 그런 생각은 데이브 웨크스타인이 켄터키에서 알츠하이머병 연구에 참여했던 사람들에게 매년 생일카드를 보냈다는 말을 했을 때 떠올랐다. 렉싱턴에서 밀워키로 가는 비행기 안에서 나는 웨크스타인에게 한 뭉치의 카드를 주며 그 카드에 사인을 해 달라고 했다. 그런데 언제나 재치가 넘치고 모든 일에 항상 의견을 말했던 웨크스타인이 그런 나의 청에 그답지 않게 조용했다. 그날 밤 웨크스타인은 나에게 모든 수녀님들에게 보내는 밸런타인 카드는 자기 평생 가장 바보 같은 생각인 것 같다고 고백하는 것이었다. 그러나 매년 제자들로부터 밸런타인 카드를 받아 왔던 수녀님들이 우리의 이런 애교스러운 행동을 얼마나 좋아하시는지를 목격하자, 웨크스타인도 어쩔 줄을 몰라했다.

밸런타인 카드는 수녀님들과 우리를 연결해 주는 좋은 기회가 되었을 뿐만 아니라 알츠하이머병에 대해 나에게 중요한 교훈을 가르쳐 주었다. 나는 수녀원의 양로원 한쪽에 전통적인 검은색과 흰색의 수녀복 정장을 입으시고 휠체어에 약간 구부린 채 앉아 계신 85세의 한 수녀님에게 카드를 드렸다. 그 수녀님은 전혀 거동하실 수 없어 보였고, 말씀을 하셔도 서로 관련이 없는 단어 몇 개만을 간신히 알아들을 수 있을 뿐이었다. 나는 "예, 예" 또는 "아, 그래요?"라고 대답을 한 후 봉투 뒷면에 적힌 내 주소를 보여 드리며 말했다. "수녀님, 이게 제가 있는 노화 연구소 주소예요."

수녀님은 잠시 생각을 하시더니 나를 올려다보시며 또렷하게 말씀하셨다. "아니야, 여기가 노화 연구소지." 그러고 나서 웃으시더니 갑자기 이전의 상태로 되돌아가서 혼잣말을 중얼거리셨다.

이와 같은 상호 작용을 보면 알츠하이머병에 걸린 사람들이 이해할 수 있는 것과 이해하지 못하는 것이 무엇인지, 또 그들의 머릿속에서 어떤 일이 벌어지는지에 관해서 우리는 거의 알고 있는 것이 없다는 것이 확실했다. 마취된 환자들이 어떤 때에는 외과의사가 하는 말을 들을 수 있다는 것이 밝혀졌듯이 알츠하이머병을 앓고 있는 사람들과 함께 연구하는 우리 같은 사람들은 언제나 그들이 우리 말을 이해할 수 있다는 전제 하에 의사소통을 해야 한다.

엘름그로브에서는 수녀님들로부터 뇌 기증에 관한 동의를 받기 위해서 지난번처럼 바로 공식적인 설명회를 갖는 대신 그 전에 수녀님들 몇 분으로 구성된 소그룹에서 먼저 이 문제를 다루었다. 그러고 나서 물론 설명회도 열었다. 이제 이 연구는 한 팀 전체의 노력이 있어야만 가능하게 되었다. 내가 먼저 설명을 하고 차례로 다른 스태프들이 지능검사와 신체검사를 설명한 후, 웨크스타인이 알츠하이머병을 이해하기 위해 뇌기증이 왜 그토록 중요한지를 설명했다.

그리고 리타 슈발베 수녀님이 마지막으로 말씀하셨다. 그분은 최근에 대학에서 다시 공부를 시작하셨고 노인을 대상으로 하는 연구의 윤리적인 문제에 대한 기말 보고서를 쓰셨다. 슈발베 수녀님은 만카토 수녀원의 수녀님들이 예비 연구에 참여하신 것을 자신이 얼마나 즐거워 했고 또 자랑스러워 했는지를 말씀하시면서 많은 수녀님들 앞에서 우리에게 아주 높은 점수를 주셨다. 그리고 이 연구가 다른 사람을 가르치고 돕는다는 수녀회의 전통에 어떻게 부합하는지도 잘 말씀해 주셨다. 그러나 수녀님의 마지막 말씀이야말로 내가 단어하나도 빠뜨리지 않고 기억하고 있는 말이다.

"우리는 수녀가 되면서 자식을 갖지 않겠다는 어려운 선택을 했습니다. 우리는 우리의 뇌를 기증함으로써 알츠하이머병의 수수께끼를 밝히는 데 도움을 줄 수 있고, 새로운 방식으로 다음 세대에 생명의 선물을 줄 수 있습니다."

이후 몇 년 동안 우리 팀은 메릴랜드 주 볼티모어, 미주리 주 세인트루이스, 미시시피 주 차타와, 코네티컷 주 윌턴, 텍사스 주 댈러스, 일리노이 주 시카고에 있는 노트르담 교육 수도회의 수녀원을 다니며 수녀님들을 만났다. 마를린 맨니 수녀님과 가브리엘 메리 스패스 수녀님은 우리에 대한 수녀님들의 신뢰를 논독하게 하는 역할을 하시며, 전문 노인학자로서 전적으로 수녀 연구에 참여하셨다. 어느 수녀원이나 뇌 기증 문제에 대한 수녀님들의 반응은 만카토 수녀원이나 엘름그로브 수녀원에서와 꼭 같았다. 모두들 처음에는 한동안 아무 말씀도 없이 조용하다가 결국 우리의 연구를 지원하자는 찬성의 목소리가 들리기 시작하는 것이었다.

연구의 규모가 커지면서 언론 매체도 관심을 가지게 되었다. 《타임》은 '사랑의 선물'이라는 제목의 기사를 실었다. 잡지 《라이프》에 실린 신경과학과 뇌에 관한 표지 기사는 만카토 수녀원 수녀님들의 뇌 기증에 관한 이야기로 시작되었다. 그 밖의 기사에도 수녀님들이 죽은 뒤에도 다른 사람들을 돕기 위해 뇌를 기증하기로 동의했다는 이야기가 실렸다. 하지만 종종 이 일이 농담거리로 실리기도 했다. 세인트루이스의 《포스트디스패치》는 로란 로슈 수녀님이 하신 다음과 같은 말을 싣기도 했다. "수녀들끼리 '노트르담 교육 수도회 수녀들은 천당에서 머리 없이 이리저리 뛰어다닐 거야'라고 농담을 한답니다."

또 《워싱턴포스트》에는 마리 자비에르 루이만 수녀님의 다음과 같은 말이 실렸다. "나는 하늘나라로 올라가 뇌 부검하는 것을 내려다볼 거라오. 내가 직접 느껴 보지는 않을 생각이에요."

수녀님들과 함께 직접 일을 하는 우리로서는 이렇게 비교적 가벼운 말보다는 신문이나 잡지에 실을 수 없을 만큼 심각하고 어떤 경우에는 고통스럽기까지 한 수녀님들의 반응들을 더 많이 경험했다. 좋은 뜻을 가지고 있었으나 연구에는 직접 참여할 수 없었던 수녀님들에게 우리의 요구는 분명히 혼란을 초래했던 것이다. 어떤 수녀님들은 처음에는 동의서를 보내 왔다가 가족들이 뇌 기증에 반대한다면서 포기하기도 했다. 한 수녀님이 가브리엘 메리 수녀님에게 말씀하셨다. "말년에는 가족들과 평온하게 지내고 싶어요. 가족들이 모일 때마다 '아직도 그 연구에 참여하고 계세요?'라고 묻는답니다." 특히 만카토 수녀원에서는 집단적으로 우호적인 반응을 보였기 때문에 많은 수녀님들이 처음에는 동의했다가 뒤늦게 후회하고는 첫 지능검사 때 빠지기도 했다. 또 태어났던 모습 그대로 주님께 돌아가야 한다고 믿기 때문에 참가할 수 없다고 하는 수녀님도 계셨다.

우리는 애써 수녀님들을 연구에 참여하게 하거나 계속 참여하도록 압력을 가하지 않았다. 나는 결코 수녀님들이 자신이 내린 결정을 항변해야 한다는 느낌을 갖게 되는 것을 원치 않았으며, 다른 사람들에게 일생을 헌신한 수녀님들이 이 연구에서 빠짐으로써 자신에게 실망을 느끼는 일도 있어서는 안 된다고 생각했다. 한 수녀님이 연구에 참여하지 못해서 미안하다는 마음을 털어놓으셨을 때, 나는 그 수녀님의 마음을 격려해 드리고 싶어서 말씀을 드렸다. "수녀님, 우리를 위해 늘 기도해 주세요. 그러면 우리 연구에 동참하신 것이나 마찬가지예요."

우리의 연구에 적합한 1,027명의 수녀님 가운에 모두 678명이 뇌 기증 프로그램에 등록하셨다. 이것은 참여율이 66퍼센트나 되는 것이었고 이로써 우리가 소망했던 대로 수녀 연구가 알츠하이머병과 노화에 관한 지식을 넓힐 수 있는 힘을 갖게 되었음이 확실해졌다.

1991년 6월 26일 밤 9시 40분, 굿카운슬힐의 안젤루스 실링 수녀님이 심장마비로 돌아가셨다. 이 수녀님은 89세이셨고 정신 건강도 양호하셨는데 갑자기 돌아가시게 되어 처음으로 뇌를 기증하게 되셨다.

우연히도 안젤루스 수녀님이 돌아가신 그날 나는 만카토 수녀원에 있었다. 그 소식을 접하고 느낀 당혹감과 두려움은 지금도 생생하다. 다행히 수녀님의 뇌를 기증받는 절차가 정해져 있었고 나는 참여하지 않아도 되었다. 리타 수녀님이 만카토의 랜드카머 장의사의 야간 당직과 연락했고, 돌아가신 지 한 시간도 되지 않아 안젤루스 수녀님은 수녀원에서 임마누엘-성요셉 병원으로 옮겨졌다. 다음 날 아침 8시에 병리의사가 안젤루스 수녀님의 두개골을 절개하고 뇌를 꺼낸 후 무게를 재고는 포르말린 용액이 담긴 1갤런짜리 통에 담았다. 몇 주 동안 뇌 조직은 그 포르말린 용액 속에서 고정되어 안정된 상태가 될 것이다. 병리의사는 두피를 다시 꿰매고 나서 안젤루스 수녀님의 시신을 장의사에게 보냈다.

그때쯤 굿카운슬힐에서 영안실로 수녀님들이 오셔서 장례식을 위해 안젤루스 수녀님에게 수녀복과 베일을 입히셨다. 나중에 리타 수녀님이 말씀하시기를 많은 수녀님들이 호기심 때문에 열려 있는 관을 유심히 들여다보았다고 한다. 그분들은 분명 수녀님의 뇌를 꺼내느라 생긴 상처나 흔적을 찾고 계셨을 것이다. 그러나 알아볼 수 있는 상처라고는 전혀 발견되지 않았다. "어머나, 참 좋아 보여요. 너무 자연스러워요." 리타 수녀님에게 조심스럽게 말씀하신 수녀님도 있었다.

2주 후, 병원에서는 안젤루스 수녀님의 뇌를 노화 연구소로 보내주었다. 개인적으로 안젤루스 수녀님을 알 수 있는 기회는 없었지만 그 상자가 도착했을 때 나는 이상한 떨림을 느끼지 않을 수 없었다.

지난 여러 해 동안의 어려운 일들과 앞으로의 연구에 대한 기대로 만감이 교차하는 순간이었다. 수백 개의 장기를 기증 받은 경험이 있는 데이브 웨크스타인은 나의 반응을 유심히 살피더니 말했다. "너무 그렇게 흥분하지 말게나. 누구나 한 번은 죽는다네."

# 5

# 두 수녀 이야기

새로운 땅에서 모든 것을 다시 시작한다는 생각을 하니

갑자기 공포에 질릴 정도로 믿기질 않았어.

연약한 내 자신에 대한 연민에 울음을 터뜨리고 말았지.

—돌로레스 라우흐 수녀

1930년대에 나치스는 위협, 체포, 고문, 그리고 살인을 일삼으며 독일 사회의 정권을 장악했다. 나치스가 타도의 대상으로 생각하던 목표물 가운데 하나가 바로 종교 교육이었다. 많은 가톨릭 학교가 문을 닫았다. 나치스는 종교 과목을 없앴고, 장차 계속해서 학생을 가르치려는 사람은 종교 단체에서 탈퇴하고 나치스에 가입해야만 했다. 게다가 나치스가 계획한 교과 과정은 인종 차별, 국가주의, 군국주의를 강요하고 있었다.

　나치스의 위협에 직면하자, 노트르담 교육 수도회의 미국 교구에서는 이민을 원하는 독일 수녀들은 누구나 받아들이겠다고 하였다. 이런 제안이 뮌헨의 수녀회에 알려지자 막 수녀가 된 16명의 수녀들이 미국으로 떠날 의사가 있다고 알려 왔다. 그런데 한 사람씩 그 결심이 약해지기 시작했다. 대부분 영어를 할 줄 몰랐고, 다시는 식구들을 볼 수 없게 될지 모른다는 염려가 컸기 때문이었다. 그래서 결국 1937년 8월 26일 선배 수녀와 함께 함부르크발 뉴욕행 배를 탄 새내기 수녀는 단 두 사람뿐이었다.

　이 두 수녀는 여드레 동안의 여행에서 서로 친구가 되었다. 이들은 배를 타기 직전에 받은 수녀복을 입고 베일을 쓰는 것이 아직 어색했고 수녀로서의 역할도 서툴렀다. 게다가 여행객 중에는 나치스의 스파이가 있을지도 모른다는 소문 때문에 독일의 정치에 대해서는 누구하고도 말할 수 없었다. 수련 수녀에게 주어진 엄격한 시간 제한을 지키며 두 수녀는 이렇게 중요한 새 출발에 대한 개인적인 생각을 서로 나누지도 못한 채 조심스럽게 거리를 두고 지냈다. 시간을 보내기 위해 두 수녀는 독일 노래들을 불렀다. 나중에 한 분이 기억해 낸 바에 의하면, 그중에 가장 즐겨 불렀던 노래는 바로 「안녕, 사랑하는 조국이여」였다.

그들은 안개 낀 9월의 어느 날 아침에 엘리스 섬에 도착했고 배터리파크에서 맨해튼을 가로질러 95번가의 수녀원에 오게 되었다. 다른 배를 타고 많은 수녀들이 도착했는데 그날 중으로 두 수녀는 다른 세 명의 젊은 수녀, 그리고 감독 수녀님과 함께 왜건을 타고 쉬지 않고 26시간을 달려 위스콘신 주 밀워키에 닿았다.

거의 60년이 지났지만 그분들에게는 그 여행에서 느꼈던 경이로움이 그대로 남아 있었다. 전혀 이해할 수 없는 인디언식 이름의 넓은 강, 긴 고속도로, 공장들이 빽빽한 도시, 사람 하나 없이 끝도 없이 펼쳐진 초원, 그리고 점잖게 굽이치는 언덕과 농토를 보면서 수녀들은 고향을 떠올렸다. 자동차에는 라디오가 없었기 때문에 그들은 다시 독일 노래를 불렀다. 9월 5일 마침내 그들은 목적지에 도착했다.

젊은 수녀들은 두터운 깃털 침대 위에서 자는 것에 익숙해져 있었지만 얇은 간이침대가 가득 깔려 있는 수녀원 방을 보자 너무나 기뻐했다. 열흘 만에 처음으로 흔들리지 않는 침대에서 잘 수 있게 되었기 때문이었다. 피곤하기는 했지만 다른 수녀들이 모두 잠든 후에도 오랫동안 이 두 수녀는 잠을 이루지 못하고 상념에 사로잡혀 있었다. 수녀원이 밤의 적막에 둘러싸이자 창 밖에서는 처음 들어 보는 미국의 낯선 소리들이 들려왔고 흥분해 있던 두 수녀도 마침내 곤한 잠에 빠져 들었다.

✤

미국인 수녀들이 '독일 새내기 수녀'라고 불렀던 그 두 수녀 가운데 한 사람이 바로 마리아 수녀였다. 내가 처음 엘름그로브를 방문했을 때 나는 마리아 수녀님과 금방 친해졌다. 나는 수녀님이 나에게 해 주신 이야기를 듣고는, 그 수녀원의 문서 보관소에 잘 보관되어 있던 기록을 토대로 수녀님의 이야기를 재구성했다. 이것은 내가 만카토 수녀원에서 장차 수녀 연구에 큰 영향을 미친 발견을 했기에 가능했다.

즉, 거의 모든 수녀님들의 자료에는 하나 또는 그 이상의 자서전들이 포함되어 있었는데, 그것은 수녀님들이 수녀회에 들어온 후 기록했던 것이었다.

노트르담 교육 수도회에서 수녀님 각자가 자신의 자서전을 쓰는 전통은 미국 수녀회의 첫 원장이었던 캐롤라인 프리스 수녀님으로부터 시작되었다. 프리스 수녀님은 미국을 50년 동안 돌아다니시며 수많은 잡지에 기행문을 기고했으며 수백 통의 편지도 남기셨다. 수녀님의 글은 감정이 풍부하고 이야기도 구체적이어서 생생했다. 노예 제도의 해악을 고발한 글이나 미시시피 강 중류에서 폭발해 버린 증기선에서 간신히 탈출한 이야기에서는 이야기꾼으로서의 탁월한 역량을 보여 주었다.

그러나 이것만으로는 북미 수녀회 의장이었던 마더 메리 스타니슬라우스 코스트카 수녀님이 1930년 9월 22일에 모든 수녀원에 편지를 보내, 수련 수녀들은 모두 서원식을 갖기 전에 자서전을 적어 내도록 하라고 한 이유를 알 수 없다. 그 편지에는 또한 수녀들이 어떻게 자서전을 써야 하는지도 적혀 있었다.

자서전은 이백 자 내지 삼백 자 내외로 적고 종이 한 장을 넘지 않도록 한다. 출생지, 가문, 유년 시절에 관해 재미있었고 교훈적이었던 이야기, 다녔던 학교, 수녀원에 들어오는 데 영향을 주었던 일, 종교 생활 그리고 특별히 기억에 남는 사건들을 포함시킬 것.

수녀님들의 기록에는 더 이른 시기의 자서전도 있는 것으로 봐서, 마더 메리 스타니슬라우스 수녀님은 그것이 일종의 수녀들의 유산이라고 생각했던 것 같다. 또한 그녀는 수련 수녀들이 쓴 자서전을 통해 어린 수녀들 각각의 배경을 어느 누구보다도 먼저 알 수 있었다. 어느 세미나에서 내가 이 자서전에 대해 설명을 마치자, 정신과 의사 한 사람이 내게 다가와서 말했다. "그 자서전은 어린 수녀들의 지능과 재능을 알아보기 위한 시도였음에 틀림없다고 봅니다. 나는 그 원장 수녀님이 실제로 정신심리학자처럼 행동하셨다고 생각해요."

1930년에는 표준화된 지능검사나 인성검사가 없었던 시절이었으며 지금도 역시 많은 고등학교 상급반에서는 대학 입학 지원시 개인적인 에세이를 쓰느라 고군분투하고 있다.

밀워키에만 수백 편의 자서전이 있었는데 대부분이 여러 세대에 걸쳐 수녀 선생님들이 가르쳐 온 우아한 필체로 직접 쓴 것이었다. 나는 수녀원에서 보관하고 있는 자료들을 통해 수녀님들이 받은 교육과 의무 기록을 재구성할 수 있었을 뿐만 아니라, 수녀님들의 유년 시절을 비롯하여 일찍이 성품과 인격의 형성에 영향을 미친 요인들을 엿볼 수 있었다. 나는 1938년에 마리아 수녀님이 쓴 자서전을 읽고 마치 사진으로 보듯이 그분의 어린 시절을 선명하게 떠올릴 수 있었다.

1913년 1월 30일에 바바리아 지방의 한 마을에 살던 재단사의 아내가 두 딸을 낳았다. 아이들은 너무 약해서 태어난 날 밤에 교구 성당에서 따로 세례를 받았다. 아기 조안나는 후에 어른이 되어 마리아 수녀가 되었다. 여동생 막달렌은 다음 날 해가 뜨기도 전에 죽었다. 조안나의 부모님은 나중에 조안나의 생기발랄함이 쌍둥이 동생의 명을 재촉했다고 하셨다.

어린 조안나는 심한 장난기 때문에 '돌개바람' 이라는 별명을 얻었다. 그녀가 저지른 엉뚱한 일 가운데 하나는 아버지를 대신해서 사촌 하인츠와 함께 마차를 타고 심부름을 다녀오던 중, 마차를 너무 심하게 몰아서 하인츠가 손을 놓치는 바람에 풀밭으로 떨어져 다리가 부러진 일이었다. 그녀는 여섯 살에 노트르담 교육 수도회에서 운영하는 초등학교에 입학했으며 곧 수녀가 되겠다고 선언했다. 자서전에서 마리아 수녀님은 "아무도 내 말을 믿으려 하지 않았다"고 회상했으며, 언젠가는 선생님이 "너는 남자 애 둘과 맞먹는구나"라고 할 정도였다고 한다.

두 언니와 두 남동생과 함께 보낸 어린 시절은 아주 행복했으며 자신의 인생에서 성당의 존재는 10세 때에 첫 영성체를 하고 난 후에 더욱 확실해졌다. 13세가 되었을 때는 프랑스의 가르멜 수녀회의 수녀로서 '소화(小花)'라고 불렸던 '리지외의 성녀 데레사'의 자서전을 읽었다. "다른 사람들처럼 나도 어른이 되면 아프리카로 가서 그곳의 아이들을 가르치겠다는 소망을 품고 있었다"고 마리아 수녀님은 자서전에 기록했다.

그해 말, 조안나는 뮌헨 근처의 바이흐라는 도시로 옮겨 노트르담 교육 수도회에서 운영하는 교사 양성 학교에 다녔다. 그러나 조안나의 인생은 곧 극적인 변화를 맞아 나쁜 상황에 처하게 되었다. 제1차 세계대전 참전 용사였던 아버지가 심한 병에 걸려 조안나의 어머니가 혼자서 생계를 꾸려나가며 어린 동생들을 키워야만 했다. 아버지는 4년 동안 앓아 누우셨으며 그로 인해 조안나의 어머니도 건강을 잃어 1930년에 아버지가 돌아가셨을 때 병이 들었다. 그리고 병세가 점차 악화된 끝에 4년 후에는 어머니마저 돌아가셨다.

조안나는 교사와 수녀가 되기 위한 수업을 계속했고, 자신이 다니던 학교의 2학년과 3학년 학생들을 2년 이상 가르쳤다. 하지만 이 어려운 시기를 지내면서 조안나도 지쳤다. "우리 가족에게 일어난 이 슬픈 사건들 때문에 나에게서 이전의 발랄함은 사라지고 훨씬 더 신중해졌다.” 자서전에는 이렇게 적혀 있었다. 도이칠란트 호를 타고 미지의 땅을 향했을 때 마리아 수녀님은 고아였다.

“어떻게 떠날 용기를 내셨어요?” 나는 언젠가 수녀님에게 여쭈어 본 적이 있었다.

“하느님이 미국에서 나에게 필요한 것을 모두 마련해 주실 거라고 생각했지.” 수녀님이 대답하셨다.

마리아 수녀님이 돌아가신 후 전국의 여러 학회와 대학교, 지역 센터에서 알츠하이머병을 앓고 있는 사랑하는 사람을 돌보아야 하는 사람들에게 수녀 연구에 관한 강연을 할 때, 나는 마리아 수녀님의 지능검사 모습을 찍은 비디오테이프를 사용하기 시작했다. 마리아 수녀님의 모습은 청중들 모두에게 알츠하이머병을 앓고 있는 한 인간의 진정한 얼굴을 보여 주었다. 비디오테이프를 보면 마리아 수녀님이 시간과 장소에 관한 단기적인 기억력은 점차 잃어가고 있지만, 머리와 마음 속에는 여전히 아름다운 모습을 간직하고 있다는 것을 알 수 있다. 그분은 정신적으로나 육체적으로는 불완전했지만 인간다움은 그대로 간직하고 계셨다.

1997년 가을, 나는 노트르담 교육 수도회에 속한 밀워키 대학교의 마운트메리 대학에서도 그런 강의를 하고 있었다. 돌로레스 라우흐 수녀는 수녀 연구에 참여하고 있었을 뿐만 아니라, 그 대학의 교수였기 때문에 강연에 앞서 나는 수녀님과 인사를 나누었다. 수녀님들이 대개 그렇듯이 그분도 매우 점잖고 상냥한 분이셨는데 내가 깊은 인상을 받은 것은 그분의 지성이 뿜어내는 에너지 때문이었다. 그분은 말씀을 나누는 동안 내 눈을 똑바로 쳐다보셨고 나의 질문에 대해서 아주 정확하게 생각하고 대답하시는 것 같았다.

내 강연이 끝나자 돌로레스 수녀님이 흥분한 얼굴로 나에게 다가오셨다. "스노든 박사, 내가 바로 또 한 사람의 수녀예요."

"뭐라고요, 수녀님?"

"박사가 마리아 수녀에 대해 이야기하고 있는 동안, '맙소사, 내가 바로 독일에서 마리아와 함께 미국에 온 바로 그 수녀인데……' 라는 생각을 하고 있었어요."

나는 수녀님이 무슨 말씀을 하시는지 곧 알아들었다. 마리아 수녀님과 이야기를 나누는 동안 나는 함께 미국에 온 다른 수녀의 이름을 들은 적이 한 번도 없었다. 이제 수녀 연구에 동참한 수녀님들 가운데 바로 내 앞에 계시는 수녀님이 바로 그분이라니. 나는 이 대단한 발견에 매우 놀랐다. 역학자로서 대규모 집단을 조사하는 것이 나의 관심사이지만 마리아 수녀님과 돌로레스 수녀님의 개인적인 삶을 나란히 추적해 보고 싶은 생각을 억누를 수 없었다. 그것은 마치 자동차 추돌 사고에서 한 사람은 살 수 있었지만 함께 타고 있었던 다른 사람은 죽게 된 까닭을 말해 줄 수 있는 생존자를 오랜 시간이 지난 후에 찾게 된 것과 비슷했다.

마리아 수녀님과 마찬가지로 돌로레스 수녀님도 바바리아에서 태어났고 어린 시절은 제1차 세계대전으로 얼룩져 있었다. 아버지 역시 군인이었고 돌로레스(세례명 바바라)가 1916년에 출생한 후에도 현역에 있었고 어머니는 돌로레스가 아버지의 호전적인 기질을 타고 났다고 하시면서 돌로레스를 놀리곤 했다.

전쟁 중이나 전쟁이 끝나고 나서도 형편은 어려웠지만, 바바라의 기억 속에 어린 시절은 낭만이 가득했다. 아버지가 불가리아에서 싸우고 계시는 동안에 어머니는 몇 명의 하인들과 전쟁 포로 한 명을 데리고 집안의 농장을 꾸려 나갔다. 라우흐 가족은 돌로 지은 오래된 농가에서 살았는데 때때로 굶주린 불청객이 문간에서 구걸을 하곤 했다. 어머니는 언제나 그런 사람들에게 음식을 나누어 주었다. 바바라는 처음으로 구경을 간 강아지 쇼의 입장권 값이 계란 하나였다는 것을 그때까지도 기억하고 있었다.

여덟 명의 자식들 중에 여섯째였던 바바라는 형제자매와 가까운 사촌들 사이에서 조금도 꿀리지 않았다. 그리고 자신이 말괄량이라는 것을 자랑스럽게 생각했다. "남자 애들이 썰매 타러 가자고 부른 여자 애는 나밖에 없었다오." 언젠가 수녀님이 말씀하신 적이 있었는데 분명히 기분이 좋으셨다. 어머니도 바바라를 둘째 아들이라고 부르셨다.

마리아 수녀님처럼 바바라도 학교에 간 첫날 자신이 앞으로 무엇을 할 것인지를 결정했다. 그리고 "나는 선생님이 될 거야"라고 선언했다. 그해가 다 지나갈 무렵, 바바라는 학교를 방문한 한 선교사에게 매료되었다. 그 선교사는 학교도 없고 옷도 없고 아이들이 흔히 굶는 아프리카라는 먼 대륙에 관한 이야기로 일곱 살 먹은 바바라를 사로잡았다. 이야기를 마치고 그 선교사는 녹색으로 칠한 상자 위에 무릎을 꿇고 두 손을 꼭 쥐고 기도를 하는 소년의 조각상을 가방에서 꺼내 보여 주며 말했다. "이 아프리카 소년이 도와달라고 기도하고 있어요." 하느님이 이 소년의 기도를 들어주실 수 있도록 너희들이 도와주지 않겠니?" 바바라는 30명의 반 아이들과 함께 그렇게 하겠다고 고개를 끄덕였다.

아이들은 선생님이 선교의 날에 가져오라고 말씀하셨던 동전을 손에 쥐고 모금함 앞에 줄을 섰다. 바바라는 소년 조각상의 무릎에 나 있는 모금함 구멍으로 동전이 떨어질 때마다 소년의 고개가 고맙다는 표시로 까딱거리는 모습을 유심히 보다가 그만 넋을 잃고 말았다. 그 순간부터 바바라는 선교사가 되어 언젠가 아프리카에 가겠다는 꿈을 꾸기 시작했다.

바바라는 학교 성적도 우수해서 3학년 선생님은 저학년 학생들을 가르칠 때 바바라를 보조 교사라고 부르면서 도움을 청하는 경우도 있었다. 어느 겨울 날 저녁 바바라가 속한 교구의 보좌 신부님이 우연히 농장에 들르셨다. 바바라네 집 아이들은 커다란 탁자에서 숙제를 하고 있었다. 어머니는 흔들의자에 앉아 있었고 갓 태어난 동생은 엄마 품에 안겨 있었다.

"라우흐 부인, 따님이 일곱이나 되는군요. 한 명쯤 수녀원에 보내실 생각은 없으세요?"

"그건 제가 결정할 일이 아니지요. 아이들이 결정해야지요." 어머니가 대답하셨다.

"저는 수녀가 되지 않을 거예요." 큰 딸이 이렇게 말하며 방을 나가 버렸다.

둘째도 셋째도 모두 수녀가 되지 않겠다며 방을 나갔다.

아홉 살밖에 안 된 바바라는 궁금한 듯 쳐다보고 있었다. 신부님이 바바라에게로 돌아서서 물었다. "너는 어떠냐?"

"저는 선생님이 될 거예요." 바바라는 단호하게 대답했다.

"그래? 그렇다면 수녀 선생님은 어떠니?" 신부님이 넌지시 말을 던졌다.

"어떻게 수녀 선생님이 될 수 있죠? 수녀는 본 적도 없는데……." 바바라가 대답했다.

바바라는 4학년이 되기 직전에 노트르담 교육 수도회의 학교로 전학할 수 있다는 편지를 받기 전까지 수녀원에 대해 까맣게 잊고 있었다. 바바라의 어머니는 아이의 독립심을 충분히 존중했던 것 같다. 그리고 바바라에게 꼭 학교를 바꾸어야 할 필요는 없다는 점을 강조했다. 그리고 말씀하셨다. "그렇지만 그곳이 더 좋은 학교란다. 네가 더 많은 것을 배울 수 있을 거야."

"그렇다면 가겠어요." 바바라는 그 자리에서 대답했다.

바바라는 새벽 5시 반에 일어나야 했고 숲을 지나 새 학교에 가서 새벽 미사에 참석하려면 거의 한 시간을 걸어야 했다. 하지만 그녀는 숲의 아름다움과 평화를 사랑했고, 그러면서 종교적 신념도 점점 키워 나갔다. 다음해 어느 날 집에 돌아온 바바라는 부모님께 말했다.

"학교랑 공부가 정말 좋아요. 하느님을 사랑해요. 사제가 되고 싶어요."

그런데 바바라는 다른 사제가 아니라 평생 자유롭게 학문과 영적 삶을 모두 추구할 수 있는 예수교 사제가 되겠다는 것이었다.

바바라는 7학년 말에 신부님의 도움을 받아 아프리카에서 선교 활동을 하는 단체인 성령 수녀회가 운영하는 학교에서 공부하기 위해 입학 신청서를 작성했다. 그러나 아버지가 단호하게 반대하셔서 바바라는 크게 낙담했다. 아버지가 말씀하셨다. "애야, 너는 아직 그런 결정을 내리기에는 너무 어리단다. 게다가 우리는 너를 너무나 사랑하기 때문에 그렇게 먼 곳까지 보낼 수 없단다. 네가 수녀가 꼭 되어야겠다면 여기 독일에서도 할 일이 아주 많단다."

다시 신부님의 제안에 따라 바바라는 노트르담 교육 수도회에 속해 있는, 고등학교와 대학교 과정을 합친 6년제 학교에 등록했다. 하지만 그때까지도 수녀회에는 들어가지 않았다. 교사 자격증을 따는 것이 목표였기 때문이었다. 그러나 곧 수녀님들의 신앙심과 교육에 대한 헌신에 깊은 존경심을 갖게 되었다. 이제 바바라는 고통스러운 딜레마에 직면하게 되었다. 수녀회에 들어가기로 하면 아프리카에 가겠다는 자신의 꿈을 접어야 했다. 왜냐하면 노트르담 교육 수도회는 아프리카에서 활동하지 않기 때문이었다.

바바라는 고백 성사를 받으면서 신부님의 조언을 구했다. "내가 보기에는 하느님이 노트르담 교육 수도회로 너를 인도하시려는 것 같구나. 주님께서 네가 아프리카에서 봉사하기를 원하신다면 언제라도 너에게 분명한 답을 주실 거야."

그래서 1936년 바바라 라우흐는 노트르담 교육 수도회의 수녀가 되기로 결심했다.

처음 하게 된 일은 수녀회에서 운영하는 공립 초등학교에서 교장 선생님을 돕는 일이었다. 그리고 보수 교육의 일환으로 한 달에 한 번 정부가 주관하는 워크숍에 참석해야만 했다. 그런데 1937년 말쯤 이 워크숍에서 교사 지망생은 종교 단체를 탈퇴하고 나치스에 가입하라는 공문을 교육 행정관이 낭독했다.

"그 공문은 순전히 나치스의 선전물이었고, 악의가 가득한 말들로 종교 전체, 특히 수녀들을 겨냥하고 있었다." 돌로레스 수녀님은 길고도 자세하게 그때의 기억을 기록으로 남겨 놓으셨다. "분노, 좌절 그리고 두려움이 내 존재를 뒤흔들었다. 나는 한참 동안 걸어다니다가 수녀원으로 돌아왔다. 조용한 공원을 걸으면서 내 마음은 다시 맑아졌고 '결과가 어떻게 되든 나치의 말을 들을 수는 없어'라고 굳게 결심했다."

바바라는 독일 수녀의 이민을 받아들이기로 한 미국 교구의 제안을 수락해도 되는지 아버지와 의논했다. 아버지는 단호하게 안 된다고 하셨다. 아버지도 나치 정권을 혐오했지만 다른 독일 사람들과 마찬가지로 히틀러가 결코 영원히 집권하지는 못할 거라고 믿었기 때문이었다. 그러나 몇 주 후 옆 마을의 신부님이 나치스에 반대하는 말을 한 지 얼마 후 사라져 버렸다. "정말 바바라를 보내야겠어." 바바라의 아버지는 어머니에게 말하고는 즉시 딸에게 이민을 가도 좋다는 소식을 전했다.

미국을 향해 떠나는 도이칠란트 호에 오르기 두 주 전인 8월 9일,

바바라는 수련 수녀가 되었고 고통이라는 의미가 담겨 있는 돌로레스라는 수도명을 받았다. 착복식에 부모님이 참석하셨지만 그 후로 다시는 두 분을 뵙지 못했다.

마리아 수녀님과 돌로레스 수녀님은 미국에 도착해서 첫해를 밀워키의 수녀원에서 지냈다. 시내 중심에 있는 수녀원은 한 블록을 다 차지하고 있었는데 뮌헨의 수녀원을 본떠 지은 사무실과 숙소 그리고 가운데 깔끔한 정원을 둘러싼 성당은 수도원의 내밀함이 물씬 풍겼다. 그러나 수녀원이라고 해서 시내에서 일어나는 폭동으로부터 수녀들을 완전히 보호할 수는 없었다. 당시는 히틀러가 주데텐란트를 점령했고 곧 폴란드를 침공하려고 했던 때였기 때문에 반독일 정서가 미국 전역에 퍼져 있었다. 밀워키에 사는 독일계 사람들은 독일어로 말하는 것을 피했다. 수녀원 안에서는 독일어로 말했지만 그들도 역시 항상 영어를 사용하려고 애썼다.

특히 마리아 수녀님이 이런 상황에 민감했다. 왜냐하면 마리아 수녀님은 영어를 거의 할 줄 몰랐고 독일 억양이 강했기 때문이었다. 반면에 돌로레스 수녀님은 독일에서 5년 동안 영어를 공부한 적이 있었다. 돌로레스 수녀님의 가장 큰 문제라면 영국식 억양과 단어를 사용한다는 것이었다. "내가 농담을 이해하기까지는 몇 달이 걸렸지." 돌로레스 수녀님이 회고하셨다.

이 두 분은 미국식 영어의 세세한 면까지 모두 익히기 위해서 언어 치료사와 함께 공부했다. 성적표를 보면 두 분은 머리가 아주 좋아서 80점에서 90점 정도로 거의 비슷한 점수를 받았다. 그러나 두 분의 성격은 극적인 대조를 보였으며 점점 서로 다른 길을 가기 시작했다. 두 분이 함께 걷던 길이 수십 년이 지난 후 돌로레스 수녀님의 마음속에 여전히 남아 있었다. "돌로레스, 너는 어디를 가나 늘 뛰어다녔지." 마리아 수녀님이 회상했다.

"마리아는 아주아주 조용했어. 침착하고 개인적이었지." 돌로레스 수녀님은 그렇게 기억하고 계셨다. '돌개바람'이라는 별명은 어느새 사라진 것 같았다.

자서전 역시 큰 차이가 있었다. 마리아 수녀님은 미국에서의 새로운 삶에 대한 의무감을 피력하는 것으로 글을 끝마치고 있었다. "사랑하는 동료들과 친절한 선배 수녀님들의 지도를 받으며 우리는 가톨릭 젊은이들의 영혼의 영생을 돕기 위해 교사가 되려고 준비하고 있다."

그러나 돌로레스 수녀님은 한 편의 시처럼 글을 마무리했는데 다음과 같다. "이전까지의 삶이 주의 은총에 의지하는 삶이었다면 앞으로의 삶은 이 은총에 감사하며 사는 삶이 될 것이다."

1938년 8월 두 수녀님은 첫 서원식을 가졌다. 이어서 '파랑새', 즉 교사로서의 자격을 얻었다. 그리고 나서 두 분은 헤어졌고 그 후 50년 동안 서로 아주 다른 길을 가게 되었다.

처음부터 마리아 수녀님은 병치레가 잦았다. 마리아 수녀님이 처음 맡은 일은 위스콘신 주 애플턴에 있는 성요셉 학교에서 초등학교 2학년 아이들을 가르치는 것이었다. 그녀가 주님께 복종을 서원한 것은 의심 없이 그것을 받아들인다는 뜻이었지만 미국에서 보낸 첫 해에는 고독과 스트레스로 인해 고생을 해야 했다. 학교에 출근한 첫 날, 마리아 수녀님은 신경 쇠약을 경험했으며 어찌 되었든지 그 일이 심한 우울증의 시작이었던 것 같다.

그 당시 엘름그로브의 숲 속에 있는 별관에서는 정신 질환을 조금이라도 앓고 있는 수녀님들은 모두 치료를 받을 수 있었다. 마리아 수녀님은 그곳에서 두 달을 지냈으며 독일 수녀님 한 분이 마리아 수녀님이 마음의 문을 열 수 있도록 도와주었다.

그렇게 해서 다시 4년 동안 2학년 아이들을 가르칠 수 있었다. 그러나 4년 후인 1943년에는 심한 치주염으로 6개월 동안 학생들을 가르칠 수 없게 되었다. 그리고 5년 후에는 결핵에 걸려서 엘름그로브의 결핵 요양소에서 4년 동안 치료를 받았다. 결핵에서 회복되어 학교로 돌아왔으나 다시 정신적인 문제가 발생했다. 결국 의사가 학생들을 가르치는 것을 그만두는 것이 좋겠다고 해서 그 후로는 밀워키 수녀원의 직조실에서 일하면서 성직자들이 미사 때 입는 전례복을 짓거나 수선하는 일을 했다.

마리아 수녀님은 그 후 밀워키의 수녀원에 있는 동안, 그리고 1954년에 메퀀으로 옮겨 간 후에도 내내 그 일을 하며 지냈다. 그동안 결핵이 재발해 폐 수술을 두 번 받았고 회복하는 데 오랜 시간이 걸렸다. 마리아 수녀님은 1963년을 기념할 만한 해로 여기셨다. 왜냐하면 교구에서 자신을 로마와 독일로 보내 주어서 1937년에 독일을 떠난 후 처음으로 친척들을 방문할 수 있었기 때문이었다. 마리아 수녀님은 1982년 메퀸에서 재봉사 일을 그만두고 은퇴했다.

내가 마리아 수녀님을 만났던 1991년에 수녀님은 엘름그로브의 양로원에서 지내고 계셨다. 나는 단어를 네 개 밖에 기억해 내지 못하는 것이 문제였던 수녀님의 첫 지능검사 때 처음으로 수녀님을 알게 되었다. 그 후 마리아 수녀님은 상태가 약간 좋아져서 노년을 잘 보내시는 듯했고 너무나 재기 발랄하고 매력적이었다. 하지만 나는 그 후 몇 년 안에 수녀님이 다시 빠르게 상태가 나빠지는 것을 지켜보면서 놀라고 슬펐다. 마지막 지능검사에서는 '만약', '그리고', '그래도'라는 말만 반복하셨는데 결국 9개월 후 1996년 1월 26일에 돌아가셨다. 나에게 마리아 수녀님만큼 함께했던 추억이 소중한 분도 없을 것이다. 그런데 마지막에는 나를 전혀 기억하지 못하셨다.

나는 돌로레스 수녀님의 과거를 추적하면서 그분의 삶이 마리아 수녀님과 얼마나 달랐는지를 알고는 매우 놀랐다.

새로운 조국이 된 미국에서 자신을 증명하기 위해 돌로레스 수녀님은 공부와 교사라는 직업에 온몸을 던져 몰두했다. 그러나 그분도 역시 외로움과 싸워야 했다. 전쟁 동안 내내 식구들과 연락할 수 있는 길은 적십자사를 통해 1년에 두 번 약 25개 단어로 된 편지를 보내는 것밖에 다른 방도가 없었다. 그러던 중 하나밖에 없는 오빠가 러

시아 전선에서 사망했다는 소식을 듣게 되었다. 그 후 1944년에는 적십자사로부터 어머니가 1년 전에 돌아가셨다는 소식을 전해 들었다. 어머니의 죽음으로 돌로레스는 기운을 잃었지만 그런 상황을 주님의 뜻으로 받아들였다. 돌로레스 수녀님은 계속 능력을 발휘하면서 주님께서 항상 자신을 지켜 주시리라는 믿음을 더욱 강하게 가졌다.

그 후 20년 동안 돌로레스 수녀님은 아이들을 가르치셨고 결국 위스콘신에 흩어져 있는 수녀회 학교의 교장까지 되었다. 대부분의 수녀님들처럼 1년에 9개월 동안은 학생들을 가르치고 여름 방학에는 대학교에 다녀서 1945년 29세 때에는 대학교를 졸업했으며 44세인 1960년에 석사 학위를 받았다.

그리고 47세에는 밀워키의 마운트메리 대학교 초등교육학과의 교수가 되었다. 친구들은 돌로레스 수녀님이 '그 일에만 몰두해 지낼 것'으로 예상했다. 그러나 그때 대학교의 지리학 강사가 갑자기 떠나가 버려서 학장이 돌로레스 수녀에게 지리학을 가르치기 위해 공부를 더 해 보겠는지 의사를 물어 왔다. 돌로레스 수녀님은 새로운 분야에 도전한다는 사실에 흥분해서 다시 대학교에서 지리학을 공부해 51세에 대학원을 졸업하고 55세에 박사 학위를 받았다.

1970년대 초에 노트르담 교육 수도회는 아프리카로 활동 범위를 넓혔다. '아프리카에 가야만 하는데…….' 돌로레스 수녀님은 생각했다. 그리고 자신의 꿈에 관해 친구들에게 말하기 시작했다. "아프리카는 나의 대륙이야. 나는 아주 어렸을 때부터 아프리카에 가려고 했었어." 하지만 돌로레스 수녀님은 자신이 너무 늙었다는 사람들의 반응에 동의할 수밖에 없었다.

1983년 6월 어느 날, 66세의 돌로레스 수녀님은 로마에 있는 수녀회의 세계 본부에서 열리는 종교 개혁 프로그램에 참여하게 되었다. 그리고 그곳에서 아프리카에서 일하는 한 수녀가 발표하는 회의에 참석했다. 그곳을 떠나면서 우연히 수녀회 총장인 메리 마거릿 요하닝 수녀님 옆을 지나가게 되었다. "아프리카에 가야 하는데……." 돌로레스 수녀님이 총장 수녀님 옆을 지나치며 자기도 모르는 사이에 중얼거렸다.

"아프리카에 가고 싶으세요?" 메리 마거릿 수녀가 돌로레스 수녀님을 불러 세우며 말했다. "정말 가고 싶으신 거예요?"

"항상 아프리카에서 봉사하고 싶었는데 이제는 너무 늦었어요. 내가 너무 늙어 버렸어요." 돌로레스 수녀님이 뒤돌아보며 말했다.

"꼭 그렇지는 않아요. 아프리카에서 일할 기회가 생기면 어떤 일을 하실지 생각하면서 기도하세요. 그리고 어떤 답을 받게 될지 내일 이야기 나누도록 해요." 메리 마거릿 수녀님이 말했다.

돌로레스 수녀님은 자서전에 자신이 아프리카에서 일할 수 있을지도 모른다는 생각에 얼마나 당황했는지 모른다고 썼다. "갑자기 내가 정말 좋아하는 대학에서의 일, 친구, 가족 그리고 내 건강 등 평생 동안 쌓아 온 모든 것을 포기한다는 생각이 들었다. 새로운 땅에서 모든 것을 다시 시작한다는 생각을 하니 갑자기 공포에 질릴 정도로 믿기질 않았다. 그리고 연약한 내 자신에 대한 연민에 울음을 터뜨리고 말았다. '나는 나이가 너무 많아. 너무 늦었어!' 라며……." 그러나 수녀님은 상상 속에서 희미했던 불빛이 점점 밝아지는 것을 보았다. 수녀님은 주님께서 자신의 48년 전 고백성사에 대한 답을 주신 것이라는 결론을 내렸다.

돌로레스 수녀님은 로마 교황청으로부터 케냐로 가라는 전갈을 받았다. "복권에 당첨된 것처럼 신이 났었지." 수녀님이 말씀하셨다.

✤

돌로레스 수녀님은 마리아 수녀님이 재봉사 일을 그만두고 은퇴하신 지 2년이 지난 1984년에 케냐에 도착했다. 그곳의 추기경은 돌로레스 수녀님을 빅토리아 호수 북동변에 있는 남(南)니안자로 파송했다. 그리고 그 지역의 기근 상황을 조사하고 그 지역 주민들이 자립적으로 살아 나갈 수 있는 기근 퇴치 대책을 마련하라고 지시했다. 상황을 살펴본 후에 돌로레스 수녀님은 그 지역 사람들이 나무를 심지는 않고 지나치게 벌목을 하는 데다가 최근의 기후 변화로 인해 사막화가 진행돼서 곡식을 수확하지 못한다는 것을 알게 되었다.

이 문제를 해결하기 위해 돌로레스 수녀님은 '사막화를 막기 위한 공동체 동원'이라는 조림 사업을 시작했다. 수녀님은 모금을 위해 나이로비에 있는 포드 재단 사무실로 가서 프로젝트 담당자를 만날 때까지 기다렸다. 포드 재단은 케냐에서 종교 단체가 하는 프로젝트에 재정 지원을 한 적이 한 번도 없었다. 그러나 돌로레스 수녀님이 2년 동안 끈질기게 쫓아 다니며 노력한 끝에 결국 재단으로부터 돈을 지원받게 되었다.

1992년 76세의 돌로레스 수녀님은 안식년을 맞아 마운트메리 대학교로 돌아와서 컴퓨터를 배우고 계셨다. 그해에 수녀 연구에 동참하셨고 첫 지능검사에서 높은 점수를 받으셨다.

그 후 돌로레스 수녀님은 케냐에서 진행 중인 조림 사업을 점검하기 위해 케냐로 돌아가셨기 때문에 1994년에 있었던 두 번째 지능검사를 받지 못했다. 우리의 연구 양식에는 모든 기록이 다 있어야 했기 때문에 수녀님을 연구 대상에서 빼야 할지 말아야 할지에 대해 논란이 있었다. 그러나 우리는 아주 건강하고 바쁘다는 이유로 수녀님을 이 연구에서 제외시킨다는 것이 얼마나 웃기는 일인지 알고 있었다. 돌로레스 수녀님은 검사를 받지 않아도 되는 최초의 수녀님이었다.

1996년에 80세의 돌로레스 수녀님은 케냐를 떠났다. 남니안자는 더욱 푸르게 되었고 농부들은 자신들의 공통된 문제를 해결할 프로그램을 스스로 개발했다. 돌로레스 수녀님에게는 여전히 해야 할 일이 많았는데, 마음에 품고만 있었다면 실현할 수 없었을 아프리카를 돕겠다던 어릴 적 꿈은 결국 이루어 내고 말았다.

수녀님은 다시 돌아오신 후 두 번째 지능검사에서 거의 완벽한 점수를 받았다. 너무나 대조적으로 1996년에 알츠하이머병으로 쇠약해진 마리아 수녀님은 폐렴에 걸린 후 며칠 만에 돌아가셨다.

나이를 먹으면 마음도 지치고, 오래 살면 반드시 치매에 걸린다고 믿는 사람들이 아직도 많이 있다. 이것은 전해져 내려오는 말에 불과하다. 나이를 많이 먹을수록 알츠하이머병에 걸릴 확률이 높아지는데 마리아 수녀님이 70세가 되어서 이 병에 걸린 것은 이로써 설명이 될 것이다. 그러나 분명히 돌로레스 수녀님의 마음은 80세가 넘어도 지치지 않았다. 그렇다면 이렇게 서로 다른 운명은 어떻게 설명할 수 있을까?

역학자들은 마리아 수녀님과 돌로레스 수녀님의 나란한 삶과 같은 일회적 사건에 대해서는 깊은 회의를 가지고 있다. 개개인의 이야기는 다른 사람들에게 설득력이 있지만 보편적인 사실을 반영하는 것은 아니다. 알츠하이머병에 대해 아는 것이 많아질수록 그 병은 더욱더 복잡하고 다차원적이다. 그리고 그 뿌리는 어린 시절과 깊게 연결되어 있는 것 같다. 좀 더 규모가 큰 집단을 조사하는 것만이 이 병에 영향을 미치는 여러 요인들을 밝혀 낼 수 있다.

이러한 연구는 마리아 수녀님과 돌로레스 수녀님을 비교할 때 수많은 요인들을 살펴야 한다는 점을 시사한다. 예를 들어 짐 모티머와 다른 연구자들은 뇌 손상이 알츠하이머병의 위험 인자라는 사실을 밝혔지만 이 요인은 우리가 아는 한 두 수녀님에게는 해당되지 않는다. 유전적 요인을 추적하는 데에도 한계가 있다. 마리아 수녀님과 돌로레스 수녀님의 부모님들은 모두 알츠하이머병을 앓지 않았으나 그것은 그분들이 일찍 돌아가셨기 때문일지도 모른다. 또한 알츠하이머병과 관련이 있는 유전자들이 일부 알려져 있으나 최근에는 수십 개의 유전사, 어쩌면 더 많은 유전자가 상보적으로 작용해서 알츠하이머병에 걸릴 위험을 증가시키는 것으로 생각되고 있다.

두 분이 여자라는 점은 분명히 위험을 증가시키는 요인이다. 여성은 남성보다 수명이 길지만 이것만으로는 여성의 알츠하이머병의 위험률을 설명하지는 못한다. 그 원인은 알 수 없으나 남성의 평균 수명보다 오래 사는 많은 남성들이 알츠하이머병을 포함한 다른 질병에 잘 걸리지 않는다. 일반 여성에게 출산력과 폐경 후의 에스트로겐 사용의 차이가 알츠하이머병에 걸릴 위험에 영향을 미치지만, 이러한 요인도 역시 마리아 수녀님과 돌로레스 수녀님에게는 적용되지 않는다. 수녀 연구로는 에스트로겐 사용이 알츠하이머병의 위험을 감소시키는지에 대해서는 답을 구할 수 없다. 왜냐하면 수녀들은 에스트로겐을 사용하지 않기 때문이다. 대부분의 임상의처럼 우리도 국립 보건원의 여성 건강 연구소에서 현재 수행하고 있는 대규모 임상 연구의 결과를 기다리고 있다. 몇 년 안에 이 연구로 에스트로겐 사용이 65세 이상의 여성에서 기억력 이상과 치매의 발병을 감소시킬 수 있는지에 관한 가장 최근의 결과를 알게 될 것이다.

마리아 수녀님과 돌로레스 수녀님 사이에 가장 분명한 차이는 교육에 있다. 우리는 예비 연구에서 고등 교육과 노년의 건강한 활동 사이에는 분명한 연관성이 있다는 것을 발견했다. 그리고 전 세계적으로 수행된 대부분의 대규모 연구에서도 낮은 교육 정도와 알츠하이머병의 관계가 밝혀졌다. 두 수녀님이 20대 초반까지는 거의 같은 교육을 받았지만 미국에 온 후로는 분명히 달랐다. 마리아 수녀님은 초등학교에서 아이들을 가르치다 말다 했고 대부분을 재봉사로 지냈다. 대학원을 졸업하려는 희망은 여러 차례 병을 앓으면서 무산되었다. 돌로레스 수녀님은 차근차근 학문의 길을 밟아서 초등학교 선생님에서 교장을 거쳐 대학 교수가 되었다. 그러는 동안 학사 학위, 두 개의 석사 학위, 그리고 박사 학위 하나를 땄다. 이렇게 분명한 교육의 차이는 그들의 삶의 방식에 엄청난 영향을 미쳤지만 알츠하이머병에 걸릴 위험에는 영향을 미쳤다 해도 아주 미미했을 것이다. 대부분의 연구는 대학 교육을 전혀 받지 못한 사람들이 알츠하이머병에 걸릴 위험이 높다고 보고하고 있다. (수녀 연구의 결론은 이 점에 있어서는 실제로 한계가 있는데, 이것은 교육 수준이 낮은 수녀님이 너무 적기 때문이다.)

두 수녀님의 또 다른 큰 차이는 가정교육과 환경이었다. 나는 마리아 수녀님의 가족에 대해서 더 많이 알고 싶어서 1999년에 돌로레스 수녀님에게 부탁을 드렸다. 그래서 독일에 살고 있는 마리아 수녀님의 조카를 돌로레스 수녀님이 만났다. 그 조카는 마리아 수녀님이 1963년에 독일을 방문했을 때 마리아 수녀님을 처음 알게 되었는데, 그는 마리아 수녀님의 가족에 관한 것들을 많이 알고 있는 훌륭한 정보원이었다.

돌로레스 수녀님을 통해 내게 전달된 그의 설명에 의하면, 마리아 수녀님의 젊은 시절은 자서전에 적혀 있는 것보다 더 어두웠다고 한다. 그는 마리아에 대한 설명이 적힌 편지에 이렇게 적었다. "마리아 자신은 항상 어린 시절이 어려웠고 아버지가 엄했다고 강조했습니다. 특히 아버지가 제1차 세계대전에서 신경 쇠약으로 집에 돌아온 후에는 더욱 심했다고 했습니다." 그의 글 중에는 하인츠라는 그의 삼촌이 해 준 이야기도 있었다. 하인츠 삼촌은 마리아가 사고를 내서 다리가 부러진 적이 있었는데, 그의 다리가 다 나아가고 있을 때 한 이웃이 케이크를 가져 왔다. 그런데 무슨 까닭이었는지 이 일로 마리아의 아버지가 화가 나서 그 케이크를 계단 아래로 던져 버렸다고 한다. 그 삼촌은 또 마리아의 출생에 관해서도 이야기를 해 주었는데,

마리아의 어머니는 쌍둥이를 낳은 후 두 아이를 한꺼번에 키우는 것이 엄두가 나지 않아 두 딸 중에 하나를 거두어 달라고 주님께 기도했다고 한다. (나는 어린 조안나의 생기가 동생의 생명을 앗아 갔다고 조안나의 부모가 조안나에게 말했다고 적었던 회고록을 떠올리고는 충격을 받았다.) 물론 이런 일은 하나의 일화에 불과할지도 모르지만, 어머니가 즐거운 마음으로 대가족을 부양했고 아버지는 딸의 안전이 위협받지 않을 때까지는 되도록 딸을 가까이 두려고 했던 돌로레스 수녀님의 가정과는 분명한 대조를 보인다.

그런 가정환경의 영향은 마리아 수녀님이 어린 수련 수녀로 미국에 갔을 때 곧 분명하게 드러났고, 만년에 발병한 우울증의 원인이 되었을지도 모른다. 노인의 경우 건강한 사람보다는 알츠하이머병을 앓고 있는 사람에게서 우울증이 더 빈번히 발생한다. (믿을 만한 연구에 의하면 15-40퍼센트의 알츠하이머병 환자가 우울증 증세를 보인다고 한다.) 그러나 우울증과 알츠하이머병과의 관련성은 불분명하다. 우울증이 알츠하이머병의 위험 인자인가? 아니면 우울증이 알츠하이머병으로 인한 상실감에 대한 감정적인 반응인가? 몇몇 주요 연구에서는 우울증이 알츠하이머병에 앞서 나타나고 분명한 알츠하이머병의 위험 인자라고 한다. 알츠하이머병 환자와 건강한 대조군을 비교한 연구도 있다. 네 가지 연구에서 나온 결과를 합해서 보면 알츠하이머병을 진단받기 전에 이미 우울증을 앓고 있던 사람은 알츠하이머병에 걸릴 위험이 1.8배 높았다. 이렇게 두 배 가량 높은 위험도는 10년 이상 우울증을 앓다가 알츠하이머병을 진단받은 사람들의 경우 더 높다.

알츠하이머병 환자의 우울증을 치료함으로써 그들의 정신적, 사회적, 신체적 기능을 향상시킬 수 있다는 것은 의심의 여지가 없다. 그리고 우울증이 관상동맥 심질환과 다른 만성 질환의 중요한 위험 인자이기도 하므로 마리아 수녀님이 (오래 사시는 수녀님들에 비해) 일찍 돌아가시는 데 어떤 역할을 했을 수도 있다.

우리는 왜 마리아 수녀님은 알츠하이머병에 걸리고 돌로레스 수녀님은 걸리지 않았는지에 대한 정확한 이유를 결코 알 수 없을지도 모른다. 그러나 두 수녀님 모두 수녀 연구에 참여했기 때문에 그분들의 과거사는 이렇게 복잡한 질문의 답을 찾기 위해 만든 막강한 자료들 안에 들어 있다. 수녀 연구에서 뇌 자체에 대한 연구가 진행 되면 분명히 새로운 사실들이 나타날 것이다. 게다가 우리는 앞으로 마리아 수녀님으로부터 놀라운 사실들을 더 알게 되리라는 것을 발견했다.

# 6

# 놀라운 뇌

대단한 일이 될 거야.

내가 켄터키에서 태어났는데 내 뇌가 그곳으로 돌아가게 되었군.

—시카고 교구의 카틀렌 로버츠 수녀

말 농장과 푸른 잔디가 펼쳐진 켄터키 중부 지역에는 땀이 비오듯
하는 무더운 날이 계속되고 있었다. 샌더스-브라운 노화 연구소에서
일하는 동료들이 대부분 퇴근한 후였지만 나는 다음 주가 마감인 연
구 계획서를 끝내느라 냉방 시설이 잘 갖춰진 내 방에 남아 있었다.

　몇 시간 후, 나는 잠시 쉬어야겠다는 생각에 아래층에 있는 마커
스베리의 실험실로 향했다. 그의 연구원인 세실 러니언스도 늦게까
지 일하고 있었다. 그들과 이야기를 나누고 있던 중 나는 문 가까이
에 있는 검게 칠한 카운터 위에 커다란 소포 상자가 놓여 있는 것을
보게 되었다. 상자의 크기로 보아 그 안에 무엇이 들어 있는지 알 수
있었다. 그것은 바로 뇌였다. 이런 종류의 소포가 오면 사무실 분위
기가 평소와는 달라진다.

　"우편물 있어요?"

　"별로 많진 않아. 매일 오는 쓸데없는 우편물 잡지들뿐이지 뭐.
어, 그리고 뇌가 담긴 소포 상자 하나……."

　그때 이미 우리는 미국 노트르담 교육 수도회의 일곱 군데 교구로
부터 수백 개의 뇌를 받았지만 내게 이 소포가 도착한 것은 결코 일
상적인 일이 될 수 없었다. 나는 세실에게 막 도착한 뇌가 몇 개나 되

는지, 상자를 열어 보아도 되는지 물었다. 모두 네 개였다. 상자에서 1갤런 정도 되는 크기의 플라스틱 상자를 하나씩 들어 올려서 뚜껑마다 붙어 있는 이름표를 읽었다.

| | | |
|---|---|---|
| 이름: 세실리아 수녀 | 사망 연령: 97세 | 뇌 무게: 1,040그램 |
| 이름: 빌헬미나 수녀 | 사망 연령: 94세 | 뇌 무게: 1,070그램 |
| 이름: 프랜시스 수녀 | 사망 연령: 92세 | 뇌 무게: 920그램 |
| 이름: 엘리자베스 수녀 | 사망 연령: 82세 | 뇌 무게: 1,190그램 |

나는 궁금하기도 했지만 조심스럽기도 했다. 나는 웨크스타인이 "사람은 누구나 죽는다네"라고 한 말을 결코 잊을 수 없었다. 이 모든 뇌가 큰 대가를 치르고 우리에게 온다는 것을 나는 잘 알고 있었다. 병석에 누워 계시는 수녀님이 명랑하게 이렇게 말씀하시는 때도 있었다. "스노든 박사, 곧 내 뇌를 받게 될 거예요."

그럴 때에는 나도 늘 이렇게 대답하곤 했다. "그냥 두세요, 수녀님. 바쁠 것 없어요."

이제 나는 보관통 하나를 밝은 곳으로 가져와서 뿌연 노란색 포르말린 용액에 담겨 있는 뇌의 모양을 들여다본다. 그러면서 나는 엘름그로브 수녀원의 성당 뒤에 성인과 성녀를 기념해서 뼈와 조직의 일부를 유물로 모아둔 방에 들어갔던 때를 떠올린다. 전 세계의 성당에서는 그러한 유물들을 보석함에 담아 그 특별한 영성을 기린다. 비과학적으로 들리겠지만 나도 이 뇌에 대해 일종의 숭배감을 느낀다. 내 손에 있는 이 뇌는 성스럽다. 그 무게감은 수녀 연구를 이끌어 가는 나에게 책임감을 느끼게 한다. 모든 뇌는 풍요롭고 가슴 설레는 생을 말하고 있으며 뇌에 숨겨진 비밀을 탐구하는 사람에게는 특별한 유산을 남긴다.

수녀 연구를 하기 전에 나는 사람의 뇌를 본 적이 없었다. 얼마나 놀라운 장기인지 산과 계곡처럼 구불구불한 회색질과 백색질을 처음 보는 순간 나는 유령에 홀린 듯했다. 뇌의 복잡함을 알게 되면 될수록 또 뇌를 보면 볼수록 처음에 느꼈던 불편함이 사라지고 궁금증과 경이를 느끼게 되었다. 이런 모든 것을 가르쳐 준 사람은 빌 마커스베리였다. 만약 나의 부모님이 알츠하이머병에 걸리시면 치료를 부탁할 신경과 의사로 나는 빌을 택할 것이다. 그는 환자를 돌보면서도 연구에 대한 정열을 잃지 않았다. 빌은 아내 바바라가 허락만 한다면 현미경을 가지고 휴가를 떠날 거라고 농담을 할 정도였다.

마커스베리의 실험실에는 특수한 쌍안 현미경이 있어서 다른 사람과 함께 나란히 앉아서 두께가 겨우 8-10미크론밖에 되지 않는 조직 절편을 볼 수 있다(사람의 머리카락 두께는 약 100미크론이다). 현미경 앞에 빌과 나란히 앉아 빌의 안내를 받으며 뇌의 미로로 들어가 보는 것은 참 멋진 일이다. 조직을 밀리미터 단위로 유심히 살피면서 이상 소견과 알츠하이머병의 특징적인 모습을 추적하다 보면, 뇌에는 알츠하이머병의 비밀이 숨겨져 있는 것을 발견할 수 있다. 정신이 칼처럼 예리했던 수녀님의 뇌에는 병의 흔적이 없었지만 치매에 걸린 수녀님의 뇌는 손상이 심했고 대부분의 경우 우리의 예상과 아주 잘 들어맞았다. 그러나 가끔 알츠하이머병의 전형적인 증상을 보였던 수녀님 중에 뇌에서는 알츠하이머병의 뇌 손상을 보이지 않는 경우가 있다. 그와는 반대로 살아 있는 동안에는 정신적 이상이 없었는데도 뇌 조직에서는 심한 알츠하이머병의 소견을 보이는 경우도 있다. 점진적으로 기능을 상실하는 알츠하이머병의 증상과 그러한 증상을 일으키는 뇌의 손상 사이의 상관관계를 밝히는 것이 수녀 연구의 핵심이다.

알로이스 알츠하이머가 처음 이 병을 기술한 지 거의 백여 년이 지났지만 아직도 임상의나 병리학자 모두에게 있어서 단순히 알츠하이머병을 진단하는 것조차도 쉬운 일이 아니다. 치매란 라틴어로 '정신이 나갔다'는 뜻이다. 알츠하이머병은 흔히 세 종류의 증상이 있으면 진단이 가능하다. 즉, 단기 암기력의 이상, (언어와 같은) 또 다른 인지 영역의 이상, 그리고 마지막으로 (옷을 입는 것과 같은) 사회적 또는 일상적 기능의 장애가 있어야 한다. 지금까지 치매의 원인으로는 최소한 60가지가 알려져 있다. 가령 치료되지 않은 매독균과 같은 세균에 의한 감염, (에이즈 등의) 바이러스 감염, (크로이츠펠트-야코브병이나 그 변종인 광우병과 같은) 프리온이라고 하는 새로 발견된 감염 매체에 의해 발생할 수 있다. 비타민 $B_{12}$ 결핍이나 갑상선기능저하증과 같은 영양 질환과 대사 질환도 약물에 의한 부작용, 독성물질, 종양, 뇌졸중, 그리고 심한 외상(권투로 인한 치매를 데멘티아 푸질리스티카(*dementia pugilistica*)라고 한다)과 마찬가지로 치매를 유발할 수 있다. 마지막으로 헌팅턴병, 파킨슨병 또는 알츠하이머병 등의 퇴행성 질환에 의해서 치매가 초래되기도 한다.

암에서 당뇨병, 인플루엔자에서 폐렴, 통풍에서 천식에 이르기까지 같은 질병이라도 사람마다 다르게 나타난다는 사실이 지금은 잘 알려져 있다. 어떤 사람의 경우에는 질병이 빠르게 진행돼서 심한 증상을 보이는가 하면 다른 사람에게서는 증상이 나타나는 데 수년, 심지어는 수십 년이 걸릴 수도 있다. 알츠하이머병 환자들의 공통점은 정신적으로나 육체적으로, 그리고 사회적으로 병이 서서히 진행한다는 것이다.

전형적인 알츠하이머병의 초기 증상은 알아보기가 어렵다. 처음에는 사람과 물건의 이름을 기억하거나 그날 아침에 비가 내렸는지 그렇지 않은지를 판단하고 일상생활의 단순한 사실을 기억하는 데 문제가 생긴다. 물론 이런 유형의 단기 암기력이 떨어지는 것은 가끔씩 누구나 경험하는 일이다. 그러나 알츠하이머병 환자에서는 이러한 기억력의 이상이 시간이 지날수록 잦아지고 심해진다. 알츠하이머병 환자는 반복해서 같은 질문을 하거나 몇 분 전에 일어난 일을 기억할 수 없다는 듯 계속해서 같은 이야기를 되풀이한다. 그리고 어떤 일에 대해 추리하고 계획을 세우며 구성하는 것이 점점 어려워지는데, 어떤 사람은 식사를 준비하는 것이나 여러 차례 다녀 본 곳을 걸어가는 것도 어려워한다.

가족들에게 도움을 요청해야 할 시점도 경우에 따라 차이가 크다. 어떤 사람은 은퇴한 회계사가 더 이상 세금 신고도 제대로 할 수 없게 되었을 때 깜짝 놀라기도 하고, 또 어떤 사람들은 이 회계사가 수표장을 처리할 수 없게 되었을 때를 전환점으로 생각하기도 한다. 나이가 들면 능력이 떨어지는 것이 정상이라는 편견이 있는데 나이 탓으로 돌리다가 치료가 늦어지는 일도 자주 있다. 연구에 의하면 보통 사람들은 의사가 알츠하이머병이라고 진단하기 수년 전부터 증상을 보인다고 한다.

진단 자체는 경험이 많은 임상의의 판단과 수녀 연구에서 사용하는 것과 같은 검사 결과를 종합해서 이루어지고 치매의 다른 원인을 배제하기 위한 검사도 한다. 미국 정신과학회와 다른 학회에서 알츠하이머병에 의한 것일 가능성이 있는 치매와 그렇지 않은 치매를 감별하는 자세한 지침을 마련했다. 그러나 살아 있는 사람으로부터 절대적으로 확실하게 진단을 내릴 수 있는 혈액 검사나 뇌 스캔 등의 검사 방법은 없다.

병이 진행되면 언어 구사 능력이 계속해서 퇴보한다. 어떤 물건이나 경험을 적절한 단어로 표현하는 것이 점점 더 힘들게 된다. 읽고 쓰는 것이 더욱 어려워지고 친구나 가족의 얼굴을 알아보는 데 문제가 생기고 심지어는 집에서 기르는 애완동물과 가재도구를 구별하지 못하는 사람도 있다. 날짜를 기억하지 못할 뿐 아니라 계절이나 연도를 정확하게 기억하지 못한다. 가장 알기 어려운 증상은 감정과 관련된 것으로 기분의 기복이 심해지고 우울증과 허탈감, 망상, 편집증 또는 공격적인 행동을 보인다.

이러한 문제뿐만 아니라 알츠하이머병 환자들은 오래 살게 되면 대부분이 근육을 사용하는 데 아무 이상이 없는데도 불구하고 옷을 입고 목욕하며 대소변을 가리고 식사하는 일 등을 서서히 할 수 없게 된다. 이런 증상이 시작될 때가 집에서 환자를 보살피는 가족들에게는 중요한 시점이다. 대개 진단을 받고 8-10년이 지나 마지막 단계가 되면 환자는 침대에서 일어나지 못하고 대소변을 가릴 수 없게 되고 의사소통이 불가능하게 된다. 공식적으로는 폐렴, 낙상의 후유증이나 다발성 장기 기능 장애로 사망한다.

알츠하이머병 환자는 사망 후 뇌 부검을 통해 분명히 알츠하이머병이라는 진단을 확인할 수 있다. 하지만 여기에서조차 논란의 여지가 있다. 학자들은 알츠하이머병 환자의 뇌에서 가장 흔히 관찰되는 두 가지 공통점이 알로이스 알츠하이머가 처음 기술한 플라크와 섬유농축체라는 데에는 이의가 없다. 그러나 거의 100년이 지난 지금도 학자들은 알츠하이머 박사가 처음 제기한 가장 기본적인 문제를 가지고 왈가왈부하고 있다. 즉, 알츠하이머병의 이 두 가지 특징 중에 어느 것이 뇌세포에 손상을 주고 뇌세포가 죽는 데 더 중요한가? '알츠하이머병에 걸린 뇌' 라고 하려면 플라크나 섬유농축체가 얼마나 있어야 분명하게 말할 수 있으며, 이것들은 뇌의 어느 부위에 있어야 하는가? 이러한 문제는 이론적인 연구와는 거리가 멀다. 전세계의 실험실에서 이 질문에 답을 구하기 위해 노력을 경주하고 있다. 왜냐하면 그러한 질문에 바로 이 병의 근본적인 원인을 밝히는 열쇠가 있고, 궁극적으로는 알츠하이머병을 예방하고 치료할 수 있는 방법이 있을 수 있기 때문이다.

돌아가신 수녀님의 뇌가 마커스베리의 실험실에 도착하면 곧 길건너 켄터키 대학 병원으로 뇌를 보내 자기 공명 영상 스캔으로 정확한 외양과 밀도와 내부 구조의 부피를 측정한다. 그리고 완전한 병리학적 검사를 위해 뇌를 다시 노화 연구소로 가져와서 육안 검사와 현미경 검사를 한다.

그러면 전문가가 아니더라도 알츠하이머병으로 파괴된 뇌의 모습을 금방 알 수 있다. 건강한 여성의 뇌는 무게가 1,100~1,400그램인데 대부분의 알츠하이머병 환자의 뇌는 눈에 띄게 작아서 병이 진행되면서 뇌 조직이 파괴되어 1,000그램 이하로 위축된 경우도 가끔 볼수 있다. 그리고 뇌의 표면을 이루며 복잡하게 밀집해 있는 대뇌 피질의 굴곡에도 변화가 있어서 사이가 벌어진 빈 공간으로 인해 뚜렷하게 산과 계곡과 같은 모습을 나타낸다.

마커스베리는 제일 먼저 무게를 재고 고무장갑을 끼고 뇌를 이리저리 살펴보면서 이상 소견을 찾는다. 대뇌피질의 산의 높이와 계곡의 깊이에 따라 뇌 조직의 위축 정도를 나누어 등급을 매긴다. 그런다음 테이블 위에 뇌를 내려놓으면 조수인 세실이 여러 각도에서 사진을 찍는다. 이 사진은 컴퓨터에 보관해서 나중에 분석한다. 그러고는 빵 자르는 칼과 흡사한 칼을 이용해 1센티미터 간격으로 뇌를 수직으로 자른다. 이렇게 자른 여러 절편의 뇌 조직의 사진을 찍고는마커스베리가 한 장씩 색, 질감, 그리고 구조에 이상이 있는지를 육안으로 검사한다. 가끔 그는 오래된 머리 외상이나 지방 축적으로 막힌 동맥(죽상경화성 플라크), 또는 경미한 뇌일혈로 인해 조직이 파괴되어 변색된 점들을 쉽게 찾아내는 때가 있다.

그리고 나서 현미경 검사를 위한 준비를 한다. 우선, 5센트짜리 동전만 한 크기로 뇌의 주요 부분을 포함한 여러 곳으로부터 모두 16개의 절편을 채취한다. 몇 주에 걸쳐 이 절편을 세척하고 화학적으로 처리해서 왁스 블록에 포매한 후에 특수한 기계로 아주 얇게 깎는다. 파라핀에 포매된 조직 절편을 유리 슬라이드 위에 얹은 후 각 절편마다 대여섯 종류의 염색을 시행한다. 1900년대에 알츠하이머 박사가 사용했던 빌쇼프스키 도은법은 플라크와 섬유농축체를 잘 보기 위해 지금도 사용된다.

현미경으로 보면 플라크 때문에 마치 천 조각에 먼지 같은 검은 얼룩 반점이 묻은 것 같다. 플라크는 뇌에서 용액 상태로 존재하는 베타-아밀로이드라는 단백질로 구성되어 있다. 아직 그 이유는 모르지만 베타-아밀로이드가 뭉쳐서 플라크라고 하는 단단한 침전물이 만들어진다.

알츠하이머병에서 관찰되는 섬유농축체는 어두운 불꽃이나 올챙이 모양을 하고 있다. 섬유농축체는 타우 단백질로 이루어져 있다. 건강한 신경 세포에서는 정상적인 타우 단백질이 세포의 튼튼한 골격인 노끈 같은 구조의 미세소관을 형성한다. 미세소관은 신경 세포가 다른 신경 세포와 소통하는 데 중요한 역할을 한다. 즉, 신경 세포의 몸체로부터 축색 돌기라고 불리는 긴 꼬리를 따라 영양소와 화학적 신호를 내려 보내 다른 세포에 메시지를 전달한다. 그러나 알츠하이머병에서는 비정상적인 타우 단백질이 축적되어 미세소관을 엉키게 한다. 따라서 신호 전달 체계가 파괴되어 세포는 영양분을 공급받지 못하고 활동하지도 못한다. 그렇게 해서 이상이 생긴 신경 세포는 일찍 죽게 된다.

플라크와 섬유농축체를 현미경으로 검색하는 데는 인내심과 집중력이 필요한데, 마커스베리와 그의 동료들은 이것에 능하다. 그들은 뇌의 모든 주요 사고 영역에서 1mm²당 관찰되는 플라크와 섬유농축체의 수를 센다. 그 수는 알츠하이머병을 진단하는 데 중요한 플라크와 섬유농축체의 전체 숫자만을 의미하는 것이 아니다. 병리학자는 주요 부위에서의 플라크와 섬유농축체의 평균 수치와 이로 인한 뇌의 침윤 양상을 알아야 한다.

1991년에 독일 학자인 하이코 브라크와 에바 브라크는 섬유농축체의 위치를 가지고 알츠하이머병을 6단계로 나누어 정의할 수 있는 방법에 관한 연구 결과를 발표했다. 0단계는 섬유농축체가 없거나 아주 드문 경우이고, 뇌의 사고 영역에서 섬유농축체의 수적 증가와 분포의 확장에 따라 1단계에서 6단계까지 등급을 나누었다.

800여 개의 뇌를 부검하여 등급 체계를 연구하는 과정에서 브라크 등은 섬유농축체와 관련된 병변은 20세의 젊은 사람에게서도 나타난다는 사실을 발견했다. 그리고 비록 20세 이하의 어린 사람의 뇌를 부검하지는 못했지만 알츠하이머병은 청년기에도 발생할 수 있을지도 모른다고 하였다. 그들은 또한 알츠하이머병이 제1단계에서 가장 심한 단계인 5, 6단계까지 진행하는 데 아마도 50년 이상이 걸릴 것으로 추정하고 있다.

브라크와 다른 학자들의 연구에 의하면 섬유농축체는 처음에 기억력에 가장 중요한 부위인 뇌의 기저부 가까이에 위치한 내후각뇌피질의 표면을 덮는다는 것이 정설이다. 그러고 나서 섬유농축체는 뇌의 더 높은 부분이나 깊은 곳으로 확산되어 해마와 그 주변 조직으

로 침윤한다. 해마(hippocampus)는 이 부분의 모양이 해마(sea horse)
와 닮아서 붙여진 그리스어로 학습과 기억에 아주 중요하다. 해마의
기능 중의 하나는 새로운 정보를 처리하고 저장하여 나중에 그 정보
를 다시 사용할 수 있게 하는 것이다.

결국 섬유농축체는 뇌 꼭대기의 가장 위층에 있는 신피질에 도착
한다. 신피질은 뇌에서도 가장 으뜸이다. 다른 무엇보다도 시간에 대
한 감각을 유지하게 하고 언어의 해석과 표현의 화합을 이루고 주변
에서 들어오는 수많은 시각, 청각, 후각 자극을 분별하는 데 관여한
다. 과거의 학습과 현재 상황을 바탕으로 표출해야 할 감정과 자제해
야 할 감정을 결정하는 데 관여한다. 가장 위대한 지적 성과나 다양
하고 섬세하며 유연한 사회적 행동도 신피질에 의해서 가능하다.

내후각뇌피질(브라크 1단계와 2단계)에서 해마(브라크 3단계와 4단
계)를 거쳐 신피질(브라크 5단계와 6단계)로 차례차례 섬유농축체가
퍼져 나가는 것은 일반적으로 알츠하이머병에서 정신과 신체 그리고
사회 기능 소실이 점진적으로 나타나는 양상과도 잘 맞는다.

물론 이것은 아주 복잡한 그림을 단순하게 스케치한 것이다. 빌
마커스베리는 항상 뇌에 관해서 모르는 것이 너무 많다고 강조한다.
뇌의 부위마다 일정한 규칙 없이 상보적으로 작용하기 때문에 어떤
기능이 뇌의 어느 부위와 관련이 있는지도 알 수 없다고 한다. 학습
한 내용이 내후각뇌피질과 해마, 신피질에서 동시에 처리되고 소통
되어 저장된다. 알츠하이머병의 병변은 한 영역에서 다음 영역으로
퍼져 나가기 때문에 기억과 사고는 비례해서 이상이 생기게 된다.

신경과학자들은 마치 뇌가 끊임없이 혼자서 이야기를 하는 것처

럼, 뇌세포 사이의 끊임없는 의사소통을 위해 대부분의 뇌의 자원을 사용한다고 믿고 있다. 어떤 사람은 뇌를 대규모 홀로그램이라고 하기도 하고 또 어떤 사람은 병렬로 연결된 거대한 컴퓨터망에 비교하기도 한다. 어떻게 생각하든지 알츠하이머병 환자의 경우에는 자기 자신을 인지할 수 있게 해 주는 생명 현상으로서의 대화가 단절되어 있는 것이다.

⚜

수녀 연구에서 가장 특기할 만한 일은 마커스베리가 수녀님들의 지능 상태를 모르는 상태에서 뇌를 검사한다는 점이다. 병리학자들은 보통 부검에서 관찰되는 애매한 소견들을 해석할 때 환자의 증상을 알려고 한다. 그러나 짐 모티머는 마커스베리에게 수녀님들의 인지 검사 결과를 미리 알면 관찰한 소견의 판단이 흐려진다고 말했다. 사실, 수녀 연구의 일차적인 목적은 뇌의 병리학적 이상 소견과 알츠하이머병의 증상 사이의 관계를 밝히는 것이다.

마커스베리와 그의 동료들은 육안 검사와 현미경 검사를 다 마친 후에야 비로소 종합 회의를 열어서 병리학적 소견과 매년 시행한 지능검사와 신체검사 결과를 맞추어 본다.

나는 이 회의에 매번 참석하는데 그중에서도 몇몇 회의가 기억에 남는다. 돌아가실 때에는 거의 움직일 수도 없었고 나를 알아보지도 못하셨던 사랑하는 마리아 수녀님의 연구 결과를 토의하기 위해 열린 어느 날 오후의 회의였다. 마커스베리 이외에도 그날 내 사무실에 모인 사람으로는 이 연구에 참여하는 신경정신과 의사이자 알츠하이머병 학회의 지부장인 캐서린 릴리와 몇몇 다른 사람들이 있었다. 마커스베리의 보고는 뇌의 병리학적 소견이 지능, 신체, 사회 기능과 어떤 관련이 있는지를 잘 보여 주기 때문에 많은 사람들이 이 회의에 참석했다. 마커스베리가 알츠하이머병에 대해 우리가 믿고 있는 일부 기초적인 사실에 의문을 제기하는 소견을 발견해서 놀라기도 했지만 대부분의 소견은 마커스베리가 이미 잘 알고 있는 사실이었다.

"자," 마커스베리는 회의를 시작할 준비가 다 되었다는 신호를 보내며 육안 검사 보고서와 발견한 소견을 정리한 컴퓨터 양식을 쭉 펼쳤다.

"이 분은 82세입니다. 뇌 무게는 1,160그램입니다."(정상 범위 안에 있는 무게.) "뇌로 가는 혈관이 시작되는 대뇌동맥고리에 죽상경화증이 심합니다. 좌측 측두엽과 후두엽의 경계에 머리핀 크기의 검은 출혈 반점 네 개가 있는데, 이것은 신피질에 위치하고 있습니다." 그러나 마커스베리는 죽상경화증이나 작은 출혈 때문에 인지 능력에 이상이 생긴 것 같지는 않다고 판단했다.

"전두엽에 경미한 뇌의 위축이 있습니다."(이것 역시 신피질의 손상을 의미한다.) 그리고 뇌의 여러 부위에서 플라크나 섬유농축체의 수는 평균치의 범위에 있었다. 마리아 수녀님 뇌의 해마와 신피질에는 플라크와 섬유농축체가 있기는 했지만 특별히 많지는 않아서, 브라크 2단계에 불과했다.

이제 캐서린 릴리가 마리아 수녀님이 돌아가시기 전에 세 번에 걸쳐 실시한 검사 결과를 이야기할 차례였다. 릴리는 마리아 수녀님이 전형적인 알츠하이머병으로 지능, 신체, 그리고 사회 기능을 지속적으로 잃게 되었다는 생각에 추호의 의심도 없었다. 그래서 우리는 모두 완전히 혼란스러운 표정으로 서로를 쳐다보았다.

분명히 마리아 수녀님의 검사 결과는 알츠하이머병의 전형적인 유형이었다. 그러나 그 당시에는 브라크 5단계 또는 6단계에서 알츠하이머병의 증상이 나타난다고 생각하고 있었다. 마리아 수녀님은 겨우 2단계였다. 그분의 뇌에서 발견된 섬유농축체의 수를 전에 분석이 끝난 다른 수녀님들의 것과 비교해 보니 약 20퍼센트 안에 들었는데 이는 수녀님들의 75퍼센트 이상이 더 많은 섬유농축체를 가지고 있었다는 것을 말하는 것이었다.

마커스베리도 가끔 말했듯이 나는 가끔 알츠하이머병의 정체를 알게 된 줄로 착각하곤 한다. 이 예가 바로 증상과 뇌의 병리학적 소견의 관계를 이해하는 데 한 걸음 더 나아가게 해 준 경우이다. 수녀 연구를 비롯한 다른 연구 결과에 의하면 마리아 수녀님의 경우가 이상한 것이 아니고 브라크 2단계처럼 아주 이른 시기에 알츠하이머병의 증상이 나타날 수도 있다. 이 회의에 참가한 사람은 누구나 우울증과 알츠하이머병의 관계를 알고 있었다. 우리는 마리아 수녀님이 오랫동안 우울증을 앓고 있었기 때문에 그것이 함께 작용해서 비록 알츠하이머병의 병리학적 소견은 미약하지만 증상이 나타나도록 한 것으로 추정했다. 알츠하이머병이 진행되면 해마가 위축되고 작아진다는 것은 잘 알려져 있다. 최근의 연구에 의하면 만성 우울증 환자에서도 해마는 약간 위축되는 것 같다고 한다. 이것은 마리아 수녀님의 단계를 은연중에 알 수 있게 해 주는 소견일 수도 있었다.

어떤 한 증례만으로는 큰 의미가 없다. 그러나 수녀 연구에서 얻은 다른 데이터와 관련시키면서 브라크 단계와 알츠하이머병 증상의 관련성이 밝혀지기 시작했다. 제1단계와 2단계의 수녀님들 중에서는 22퍼센트에서 치매가 발생했으며 3단계와 4단계에서는 그 빈도가 43퍼센트로 뛰었고 5단계와 6단계에서는 70퍼센트의 수녀님들이 치매 증상을 보였다.

우리는 마리아 수녀님의 예를 통해서 우리가 예상했던 것과 예상하지 못했던 것을 합해 보고 의미가 있는 것과 의미가 없는 것을 엮어 보며, 어떤 새로운 사실이 우리가 알고 있다고 생각했던 사실과 맞지 않더라도 항상 열린 자세를 가지고 있어야 진정한 이해가 가능하다는 것을 알게 되었다.

마거릿 수녀님의 경우는 완벽하게 일치하는 예였다.

1990년대 말에 마거릿 수녀님은 91세로 돌아가셨다. 그때까지 6년 동안 지능검사와 신체검사는 자세하게 진행되었다. 마거릿 수녀님은 50년이 넘도록 초등학교에서 아이들을 가르쳤으며 85세에 처음 검사를 했을 때만도 자신의 몸을 스스로 돌볼 수 있었고 익숙한 물건들을 알아보았다. 동물의 이름도 금방 알아맞혔고(60초 안에 11종류의 동물 이름을 댐) 복잡한 기하학적 도형도 그릴 수 있었다. 그러나 마리아 수녀님도 어려워했던 바로 그 지연 단어 회상 검사를 마거릿 수녀님은 더 많이 어려워했다. 그리고 결국 0점을 받으셨다. 다른 검사는 썩 잘 해냈기 때문에 치매는 배제할 수 있었으나 5분 전에 학습한 단어를 기억해 내지 못한 것은 적신호임에 분명했다.

마거릿 수녀님이 87세, 88세, 90세에 시행한 세 차례의 종합 검사는 우리의 우려를 확인시켜 주었다. 마거릿 수녀님은 지속적으로 언어와 인지 능력의 장애가 조금씩 심해지는 전형적인 알츠하이머병을 앓았다. 그리고 점차 자신의 몸을 돌볼 수도 없게 되었다. 마지막 검사에서는 모든 항목에서 0점을 받았다. 세 번째와 네 번째 검사에서는 글을 쓰게 해 보았는데 두 번 모두 단어 하나 제대로 쓰지 못했다.

마커스베리의 부검 결과는 임상 보고와 완전히 부합하는 것이었다. 뇌 무게는 970그램으로 정상적인 여성 뇌의 최소 무게인 1,000그램보다 작았다. 육안 검사에서 전두엽의 신피질은 중등도의 위축을 보였으며 뇌동맥에는 죽상경화증이 발견되었다. 그러나 엄격하게 판단하자면 이러한 육안 소견만으로는 알츠하이머병이라고 진단할 수 없었다.

그런데 현미경 소견이 결정적이었다. 마거릿 수녀님 뇌의 해마에는 수녀 연구에서 검사한 다른 뇌의 90퍼센트에서 관찰된 섬유농축체의 수보다도 더 많은 수의 섬유농축체가 발견되었다. 신피질에도 섬유농축체가 많아 70퍼센트 수준 이상이었고 반점 역시 사이사이에 많이 분포했다. 마커스베리는 이를 종합해서 브라크 5단계라고 결론지었다.

우리는 알츠하이머병을 연속적인 현상으로 보게 되었다. 마거릿 수녀님은 극단적인 한 끝을 보여 준다. 알츠하이머병으로 뇌는 황폐화되었고 더 일찍 심한 증상이 나타나지 않았던 것이 이상할 정도였다. 처음 검사를 받았던 85세에 사망했더라면 단기 기억력의 이상 정도만을 보였을 것이고 병리학자만이 알츠하이머병의 가능성을 의심했을 것이다. 이와는 반대로 마리아 수녀님은 병리학적으로는 알츠하이머병의 증거가 가장 미약했지만 마거릿 수녀님보다도 먼저 80세의 나이에 심각한 임상 증상을 보였다. 이러한 차이는 뇌의 보존능, 즉 증상이 나타나지 않도록 하는 뇌의 저항성 때문일까? 아니면 우울증 때문일까? 또는 다른 요인들이 복합적으로 작용하는 것일까? 이것이 아직도 답을 찾지 못하고 있는 문제들이다.

또 다른 특별한 두 경우가 기억에 남아 있다.

버나뎃 수녀님은 85세였던 1990년 중반에 갑작스러운 심장마비로 사망했다. 몇 개월 후 마커스베리와 릴리가 회의실에 모였다. 평소와 다름없이 마커스베리가 먼저 병리학적 소견을 말했다. 뇌의 무게는 1,020그램으로 간신히 정상 범위에 들었다. 맨눈으로 보아서도 뇌졸중의 증거를 발견할 수 있었는데 그것은 사망 원인인 심장 마비가 일어났을 때 발생한 것이라고 했다.

그러나 뇌 조직을 현미경으로 분석했을 때 알츠하이머병이 광범위하게 퍼져 있다는 것은 의심의 여지가 없었다. 섬유농축체는 후두엽에서 전두엽까지 해마와 신피질을 따라 산재해 있었다. 마커스베리는 이것이 알츠하이머병의 병리학적 소견이 가장 심한 브라크 6단계라고 했다.

마커스베리는 발표를 끝내면서 농담을 했다. "릴리는 아마도 버나
뎃 수녀님의 지능에 이상이 없었다는 말을 하려는 것 같은데……."
가끔 병리학적 소견과 릴리의 지능 검사 결과가 일치하지 않는 것에
이제는 익숙해져 있었던 것이다.

모두가 릴리에게 시선을 집중했다. "그래요. 수녀님의 지능에는
이상이 없었어요." 수녀님은 지능검사나 신체검사에서 정상 점수를
기록했다.

릴리는 대학원을 마친 버나뎃 수녀님이 초등학교에서 21년 동안,
고등학교에서 7년 동안 아이들을 가르쳤다고 말했다. 그리고 수녀님
은 81세, 83세, 84세에 검사를 받았으며 점수도 높았고 전혀 지능 이
상의 기미도 보이지 않았다고 했다. 검사 때마다 찍은 비디오테이프
를 보면 아주 인상적인데 버나뎃 수녀님은 벽시계나 손목시계를 보
지 않고 정확한 시간에서 4분 전후로 시간을 말씀하셨다. 그러나 내
친구 마리아 수녀님은 애석하게도 마지막 검사에서 오전 오후도 분
별하지 못하셨다.

"어쩌면 이런 사실이 의미가 있을지도 모르겠어요." 연구원 한 사
람이 말했다. "초기의 자기 공명 스캔 사진을 보세요. 이상하게도 회
색질의 양이 많지요."

정말로 버나뎃 수녀님은 신경 세포체로 구성된 신피질의 회색질
의 양이 우리가 조사한 수녀님들의 90퍼센트보다 많았다.

버나뎃 수녀님은 아주 극단적인 예였다. 신피질에 플라크와 섬유
농축체가 많았지만 신피질의 뇌 기능은 놀라울 정도로 잘 유지되었
던 것 같았다. 어떤 이유인지는 알 수 없으나 신피질이 쉽게 파괴되

지 않았다. 버나뎃 수녀님은 소위 '도망자'에 해당했던 것으로 보인다. 즉, 증상이 나타나기 전에 돌아가신 셈이었다.

로즈 수녀님의 경우도 기억에 남는 예였다. 로즈 수녀님도 버나뎃 수녀님처럼 돌아가실 때까지 지능검사 점수가 대단히 높았다. (단기 기억력은 10분의 8이었고 수행 수준은 4분의 1 수준이었다.) 내가 알기로는 로즈 수녀님은 조용하고 생각이 깊은 분이셨고 100세까지 사셨다. 100년을 꽉 채워 뇌를 사용하신 셈이다. 알츠하이머병의 낌새라고는 임상적으로나 병리학적으로 전혀 보이지 않았고 50년 이상 초등학교 선생님으로 계셨다. 뇌의 무게는 1,280그램이나 나갔으며 육안으로도 아무런 이상이 관찰되지 않았다. 현미경으로는 뇌 전체에서 섬유농축체가 소수 관찰되어 브라크 0단계에 해당되었다. "놀라운 뇌야." 마커스베리가 탄성을 지르며 한 말이다.

이것은 오랫동안 살고 싶어하는 우리 모두에게 특히 좋은 소식이었으며 다른 연구들도 이러한 사실을 뒷받침하고 있다. 하이코 브라크와 동료들은 96세와 100세 사이에 사망한 사람들의 40퍼센트가 브라크 0 또는 1단계인 것으로 미루어보아, 상대적으로 알츠하이머병에 걸리지 않는 사람이 있다고 생각했다. 만약 그러한 사람이 있다면 당연히 왜 그런지가 궁금해질 것이다. 그리고 수녀 연구가 탐구하는 질문을 다시 한 번 떠올릴 수밖에 없게 된다. 식사 때문인가? 유전자 때문인가? 또는 아직 알아내지 못한 인생 역정이나 환경 요인 때문인가?

마거릿 수녀님처럼 임상적 병리학적 상태가 우리가 만든 정의에 잘 맞는 경우가 있다. 그러나 수녀 연구에서 알게 된 정말 놀라운 사실들을 보면 알츠하이머병이 '예' 아니면 '아니요'로 답할 수 있는 질병이 아니라는 것이 더욱 분명해진다. 오히려 알츠하이머병은 수십 년 동안에 걸쳐 많은 요인들이 서로 작용하는 일련의 과정이다. 우리의 연구는 병리학적 소견만 가지고 얼마나 잘못된 판단을 내릴 수 있는지를 극적으로 보여 주었다. 버나뎃 수녀님의 경우에는 광범위한 뇌 손상의 소견이 있었지만 임상 증상은 전혀 없었으며, 우리의 조사에 의하면 5단계와 6단계의 수녀님 중 3분의 1이 이러한 '도망자'의 길을 간다는 것을 알 수 있다. 또한 마리아 수녀님처럼 분명히 증상은 있으나 뇌 손상은 심하지 않은 경우도 있다. 그리고 100세를 넘기신 로즈 수녀님 같은 분도 계시다. 그분은 알츠하이머병이란 나이가 들면 반드시 걸리는 병이 아니라는 것을 우리에게 가르쳐 주셨고, 이것이야말로 우리가 수녀 연구에서 얻게 된 가장 축복받은 교훈이라고 할 수 있다.

# 7

# 젊은 날의 자서전

내가 지금은 '성령의 좁은 길' 위에서 기다리며 방황하고 있지만

3주 후면 가난과 순결과 복종의 성스러운 서원을 통해

주님을 붙잡고 따르게 될 것입니다.

— 엠마 수녀

나는 또 한 번 여러 수녀님들과 함께 차를 탄 적이 있었다. 이번에
는 우리 집 자동차에 수녀님들과 함께 끼어 타고 가는 것이 아니라
검은색 리무진의 뒷자리에 편안히 앉아 가는 것이었다. 노트르담 교
육 수도회의 밀워키 교구에서 오신 세 분의 수녀님은 우리를 위해 얼
음통에 담아 놓은 샴페인을 보기는 했지만 아무도 관심을 보이지 않
았다. 그분들은 셰라턴 호텔에서 록펠러 광장까지 차를 타고 가는 것
에 신경을 쓰고 계시는 것이 분명했다. 나 역시 그랬다. 그러나 그것
은 맨해튼의 복잡한 아침 출근길 때문만은 아니었다.

　그런 멋진 호텔에서 묵으며 리무진까지 타게 된 뉴욕 여행은 마이
크를 손에 들고 방청객 사이를 누비며 쇼를 진행하는 것으로 유명한
머리가 하얀 시카고 사람, 필 도나휴가 진행하는 토크 쇼 「도나휴」
덕분이었다. 사람들은 종종 그에게서 가톨릭 학교를 다니는 얌전하
고 영리한 학생 모습을 여전히 볼 수 있다고 말했다. 그래서 우리가
바로 그날(1994년 9월 15일) 그 쇼에 출현하는 것은 적절한 선택인
것 같았다. 우리는 NBC 스튜디오에 도착하자마자 황급히 녹색 방으
로 안내를 받았다. 그리고 그때서야 우리가 출연하는 프로그램이
"밀워키에 사는 고령의 수녀님들이 알츠하이머병의 해답을 찾았는

가?"라는 도발적이면서 과장된 제목을 달았다는 것을 알게 되었다.

수녀 연구는 그해 초여름에 첫 유명세를 치른 적이 있었다. 마커스베리의 연구원인 엘라 파텔이 엷은 연기구름에 휘감긴 뇌를 들고 있는 극적이면서 신비스럽기까지 한 사진과 함께 《라이프》에 기사가 실리면서부터였다. (그런 효과를 내기 위해 준비한 드라이아이스가 담긴 통은 보이지 않았다.) 이어서 「나이트라인」의 테드 코펠은 쇼를 시작할 때 만카토 수녀원의 수녀님들이 의자에 앉아서 에어로빅을 하고 마커스베리는 플라스틱 통에 둘러싸여 있고 모티머와 내가 연구에 대해 논의하는 모습을 담은 테이프를 틀었다. 도나휴 쇼를 통해 수녀 연구는 훨씬 더 많은 시청자에게 소개되었다. 여기에는 고령화가 정신적 유약함과 직결되는 것이 아니라는 것을 생생하게 증언해 줄 3명의 수녀님이 출연하셨다. 조용하면서도 사려 깊고 언어학 교수를 지내셨으며 저술가이신 80세의 도로시 마리 짐머만 수녀님, 고등학교 교사를 하시다 은퇴하신 81세의 아름다운 빈세타 빌커 수녀님, 그리고 초등학교와 고등학교에서 아이들을 가르치셨고 교장을 지내시다 은퇴하신 후 지금은 수녀원의 전화 교환원으로도 가끔 일하시는 77세의 명랑한 안나나 헴자크 수녀님, 이 세 분이셨다.

우리는 필 도나휴와 녹색 방에서 짧게 인사를 나누었다. 그리고 다른 방으로 자리를 옮겨, 방송에 출연하기 위해 얼굴을 다듬었다. 안나나 수녀님은 수녀원에 들어오기 전인 어린 소녀 시절에 화장을 해 본 것이 마지막이었다고 하셨다.

갑자기 시간이 바빠지더니 어느새 우리는 무대 위에 오르게 되었다. 도나휴는 엘름그로브에 계시는 수녀님들을 찍은 비디오를 보여 주며 수녀 연구에 대한 전반적인 소개를 하는 것으로 방송을 시작했다. 그러고는 그분들의 마음이 그렇게 편안할 수 있는 이유를 알아내야겠다는 듯 수녀님들을 향해서 질문을 시작했다. 수녀님들의 '평화로운' 생활양식이 하나의 요인일 수도 있지 않겠느냐는 도나휴의 질문에 빈세타 수녀님이 그렇다고 대답하셨다. 안나나 수녀님은 평생 교육의 중요성을 지적한 청중의 의견에 같은 생각이라고 하셨다. 그리고 3년 전인 74세에 피아노를 배우기 시작했다고 자랑스럽게 말씀하셨다. 도나휴는 도로시 수녀님에게 가장 많은 관심을 보였는데 그의 특징이랄 수 있는 어떤 육감이 작용해서인지 도로시 수녀님에게는 그분의 깊은 지성이 드러나는 질문을 했다.

도로시 수녀님은 밀워키에 있는 노트르담 교육 수도회의 부설 학교인 마운트메리 대학교에 자신이 만들고 운영했던 어학 실습실에 관해 설명했다. 그러고 나서 수녀님은 수녀회의 할아버지 격이라고 할 수 있는 분으로 존경을 받아 온 성 베드로 푸리에가 쓴 불어로 된 편지를 여러 해에 걸쳐 영어로 번역하고 있다고 말씀하셨다. 성 베드로 푸리에는 1565년에서 1640년까지 살았으며 프랑스에 수녀원을 설립했는데, 도로시 수녀님은 전에 그분의 전기를 집필하기도 했다. 1833년 바바리아에 노트르담 교육 수도회가 세워졌을 때에는 푸리에의 수녀회 규칙을 기본으로 삼기도 했다. "파리의 국립 성서회에서 나에게 푸리에의 편지를 찍은 마이크로필름을 보내 주었어요. 그 편지는 손으로 직접 쓴 것이었는데 지금까지 인쇄된 적이 없었어요. 그걸 번역하는 것은 참 어려운 일이었지요."

"그러니까 불어는 물론 글씨체도 해석하셔야 했군요. 그리고 또 그것을 영어로 표현하셔야 했고요." 도나휴는 경의를 금치 못했다.

"그뿐만 아니라, 19세기까지는 프랑스에 철자법이 없었답니다." 도나휴는 도로시 수녀님의 지성에 청중들이 감탄해서, 두뇌를 지속적으로 계발하는 사람은 알츠하이머병에 잘 걸리지 않을 수도 있겠다는 생각을 불어넣으려고 하는 듯했다.

그는 요점을 정리하려는 듯 나에게 물었다. "지능이 높은 사람은 알츠하이머병에 걸릴 확률이 적은가요?"

나는 속으로 신음 소리를 냈는데, 나중에 동료들이 말하기를 그때 내가 얼굴을 찡그리고 있었다고 한다. 하지만 나는 토크 쇼 도중에 자리를 뜨는 일은 하고 싶지 않았다. 그러면 어떻게 될지 알고 있었기 때문이었다. 사람들은 대경실색하겠지만 아무것도 분명해지는 것은 없게 된다.

도나휴가 말을 계속했다. "교회에서 지적인 도전을 할 수 없는 천한 일을 하는 사람들이 지적인 일에 종사하는 사람들보다 알츠하이머병에 걸릴 확률이 더 높다는 근거가 있나요?"

'천한' 이라는 단어가 내 감정을 자극했다. 내가 교육과 알츠하이머병의 관계에 대해 처음 설명하는 자리에서, 가정 봉사 활동을 하시는 수녀님들이 느꼈을 상처를 나도 느낄 수 있었다. 게다가 내가 알고 있는 가정 봉사 수녀님들은 모두 헌신적이고 숙련되어 있었다. 그분들은 또한 다른 수녀님늘이 교육에 온 힘을 기울일 수 있도록 수녀원 안에서 많은 일들을 하신다.

나는 직접적인 대답을 하기보다는 세 분의 수녀님을 가리키는 몸짓을 하며 우회적으로 우리의 최근 연구 결과를 설명하기 시작했다.

"수녀님들은 누구나 서원식이 있기 며칠 전 스무 살이라는 나이에 자서전을 썼습니다. 우리는 어휘가 풍부하고 아주 까다로운 문장으로 한 구절 한 구절 많은 생각을 담아 글을 쓰셨던 분이, 60년이 지난 바로 지금 도나휴 쇼에 나오셨다는 것을 알게 되었습니다."

다행스럽게도 그때 광고가 나갔고, 나는 그 사이 잠시 쉬면서 프로듀서가 도나휴에게 손으로 쓴 종이 한 장을 건네는 것을 보았다. 다시 녹화가 시작되자 도나휴는 도로시 수녀님에게 관심을 보였고, 나는 조명을 받지 않아도 되어 안심이 되었다. 도나휴는 프로듀서에게 받았던 종이를 흔들면서 말했다. "박사님이 수녀님의 자서전에 대해 말씀하셨는데요, 수녀님이 스무 살이던 1928년에 쓰셨군요." 그는 수녀가 되겠다는 생각이 어떻게 싹트고 자랐는지를 묘사한 도로시 수녀님의 자서전 첫 부분을 재빨리 요약했다. "이 글을 수녀님이 쓰신 거군요." 그는 효과를 내기 위해 운율을 살려 여기저기 끊어가면서 큰 소리로 글을 읽어 내려갔다.

나는 미사를 드리며 순교를 위해 기도한다. 이렇게 매일 미사를 드리며 나를 성령께 봉헌하면 주님께서 나의 청원을 어여삐 여기실 것이라 생각한다. 왜냐하면 우리는 신앙 생활이란 일종의 순교라고 배웠기 때문이다.

"스무 살이라는 나이에 이런 글을 쓰셨다니……"

녹화를 마치고 수녀님들과 나는 다시 녹색 방으로 되돌아왔고, 곧 도나휴가 고맙다는 인사를 하러 들렀다. 그는 양복을 벗고 넥타이를 푼 후, 청바지와 테니스화 차림으로 방 안을 돌아다니며 수녀님들에게 일일이 인사를 했다. 그가 도로시 수녀님 쪽으로 오자 수녀님은 그의 손을 꼭 잡으며 이야기했다.

"꼭 얘기해 주고 싶은 것이 하나 더 있는데……." 도로시 수녀님은 하루 종일 이 순간을 기다리고 있었던 것 같았다. 그래서 도나휴를 가지 못하게 하려고 했다.

"무슨 말씀이세요?"

"교황에 관한 얘기를 하고 싶어서요."

도나휴는 미소를 띠었다.

"로마에 교황을 만나러 갔을 때, 교황께 내가 노트르담 교육 수도회 수녀라고 말씀드렸어요. 그랬더니 교황께서 뭐라고 하셨는지 아세요?"

"아니요, 모르겠는데요. 뭐라고 하셨어요?"

"교황께서 '축구팀에게 축하한다고 전해 주세요'라고 하셨지요"

물론 노트르담 교육 수도회는 노트르담 대학교와 아무 관련도 없고 축구 팀과도 관련이 없다. 도나휴의 미소는 억지웃음으로 변해 버렸다.

도로시 수녀님은 도나휴를 더 가까이 잡아당기더니 짐짓 심각한 척 다음과 같이 속삭였다. "그렇게 말한 교황에게 발길질을 하지 않은 것이 다행이었지!" 바로 이러한 모습의 도로시 수녀님이 스무 살 때 '그런 글을 쓰신 분'이었다.

그로부터 2년 후 우리는 93명의 밀워키 수녀님들의 자서전을 면밀히 연구함으로써 저명한 의학 학술지에 수녀 연구의 결과를 처음 발표할 수 있었다. 이것은 「도나휴」나 「나이트타임」이나 《라이프》의 주목을 받는 것 이상의 중요한 의미를 가지고 있었다.

❖

만카토 수녀원에서 자서전을 발견하자마자 모티머와 나는 그 글들이 일종의 화석과도 같다는 것을 알아차렸다. 즉, 그 글들 속에는 수녀님들의 어릴 때 지능을 더 잘 이해할 수 있는 과거의 편린이 기적적으로 남아 있는 것이다. 그러나 우리는 어떻게 이 조각들을 맞추어 의미 있는 형태로 만들 수 있을지에 대한 뚜렷한 아이디어가 없었다. 그런데 우리는 두 명의 동료에 의해 우리가 어디를 파야 하고, 발견한 것을 어떻게 조사해야 할지를 알게 되었다.

렉싱턴으로 자리를 옮긴 후 얼마 지나지 않아 우리는 물리학과 의학, 그리고 인류학을 공부한 간호사인 리디아 그라이너와 함께 일하게 되었다. 그라이너에게는 그다지 예민하지 않은 사람이라면 놓칠 수도 있는 패턴을 파악하는 능력이 있었다. 보통 한두 쪽 분량인 자서전들 가운데는 타자기로 친 것도 있었고 직접 손으로 쓴 것도 있었다. 나는 이 두 종류의 자서전이 서로 다르다고 생각하지 않았는데 그라이너는 즉시 타자기로 친 것은 사용할 수 없다고 결정했다. 그 글이 정말 수녀님 자신이 쓴 글이라는 증거가 없다는 점을 지적한 것이었다. 누군가 다른 사람이 타자기로 치면서 단어를 바꿨을 수도 있고 심지어는 생각도 바뀌었을지 모르며, 그래서 그 글의 진의를 알 수 없다는 것이었다. 또 필체가 같은 글이 여럿인 경우도 찾아냈다. 이러한 글들도 우리의 분석에서 제외시켰다.

그라이너는 밀워키 수녀원에 있는 글들만을 대상으로 그 가운데 93개의 글이 1931년과 1939년 사이에 서원식을 치른 수녀님들 자신이 직접 손으로 쓴 것이라고 판단했다. (이보다 앞서 씌어진 자서전의 수는 얼마 되지 않았기 때문에 조사에서 제외했다.) 그라이너는 이 93명의 수녀님을 알츠하이머병의 임상 증상을 보이는 그룹과 증상을 보이지 않는 대조군으로 나누었다. 다음에 할 일은 이 두 그룹 사이의 차이점을 분석하는 방법을 결정하는 것이었는데 이것은 우리가 예상했던 것보다 훨씬 어려웠다.

짐 모티머와 나는 어린 시절의 어휘력을 바탕으로, 인지 능력이 고도로 발달하고 매우 조직적인 뇌 기능을 가진 사람을 찾아낼 수 있지 않을까 하는 생각을 하게 되었다. 어휘력이 뛰어난 수녀님들이 만년에 알츠하이머병에 잘 걸리지 않는 것인지도 모를 일이었다. 모티머와 나는 어휘력을 측정하는 두 가지 방법을 만들어서 우리의 가설을 입증하기 위해 노력이 많이 드는 일에 착수했다.

우선 우리는 단음절 단어와 다음절 단어의 사용에 대해 조사했다. 밀워키 수녀원의 수녀님들이 자서전에서 사용한 모든 단어들의 데이터베이스를 만들었다. 그리고 그라이너와 함께 모든 단어의 음절의 수를 열심히 세었다. 그리고 컴퓨터로 이를 분석했더니 건강한 대조군은 'particularly', 'privileged', 'quarantined'와 같은 다음절 단어를 사용하는 경향이 있음을 확인하였다. 이와는 대조적으로 알츠하이머병의 증상을 보인 수녀님들은 'girls', 'boys', 'sick'와 같은 단음절 단어를 더 자주 사용했다.

어휘력을 측정하기 위해 사용한 또 다른 방법은 자서전에서 드물게 사용되는 단어의 사용 빈도를 조사하는 것이었다. 이 일을 하기 위해서 우리는 컬럼비아 대학교의 교수였던 심리학자 에드워드 손다이크가 1921년에 만들었던 1만 단어의 데이터베이스에 주목했다. 손다이크는 성경, 영어로 씌어진 고전 작품, 교과서, 미국 헌법, 그리고 일간 신문을 포함해서 41종류의 글에서 400만 단어를 조사해서 이 가운데 1만 단어가 1921년에 사용된 빈도를 조사했다. 그때에는 우리 연구에 참여하는 수녀님들이 어린아이였거나 학생이었다.

이 두 번째 방법이 처음 방법보다 훨씬 더 생산적이었다. 'religious'와 같이 흔히 사용되는 다음절 단어는 대조군의 수녀님들이나 알츠하이머병을 앓는 수녀님들 모두가 사용했다. 하지만 대조군은 손다이크 교수가 1900년대 초에 씌어진 글들을 조사한 결과에서는 아주 드물게 발견됐던 단어인 'grandeur'와 같은 단어를 사용했다. 이것은 건강한 수녀님들은 어렸을 때 어휘력이 풍부했고 어린아이로서는 무척 다양한 종류의 글을 읽었으리라는 것을 암시하고 있었다.

우리는 이런 분석 결과에 고무되었지만 결과적으로는 얻은 답보다 앞으로 알아내야 할 의문점들이 더 많아졌다. 인지 능력을 가장 잘 반영하는 것이 과연 수녀님들이 사용한 단어나 문장일까? 어쩌면 문장의 복잡성을 분석해야 하는 것인지도 몰랐다. 우리는 이러한 의문에 대한 연구를 위해 연구비를 신청하는 과정에서 이 미로를 빠져나갈 수 있도록 안내해 줄 사람을 만나게 되었다.

우리 연구의 대부분은 국립 노화 연구소의 지원을 받고 있는데 이 연구소에서는 같은 분야의 연구자들이 심사해서 가장 좋다고 판단한 연구 계획서를 제출한 연구자를 지원한다. 이 심사 과정에서 우리의 연구 계획서를 심사한 사람들은 우리가 언어 전문가의 도움을 받아 자서전이 연구 대상의 인지 능력과 어휘 구사 능력에 대한 의미 있는 정보를 가지고 있는지, 아니면 단지 흥미로운 과거의 흔적을 제공하는 것에 불과한지를 알아볼 필요가 있다고 했다. 심사위원은 아예 전문가를 구체적으로 알려주기까지 했다. 그 사람이 바로 수잔 켐퍼 박사였다. 박사는 노화가 언어 구사 능력에 미치는 영향에 대해 깊은 지식을 가지고 있는 언어심리학자였다.

우리는 켐퍼 박사의 논문을 읽고 지금까지 우리가 한 번도 생각하지 못했던 언어 분석 방법이 엄청나게 많다는 것을 알게 되었다. 단어뿐만 아니라 켐퍼 박사와 그의 동료들은 형태소, 왼쪽 및 오른쪽 가지 문장, 파묻혀 있는 절, 동사구 부정사 복문, 개념 명제, 어휘 반복, 첫머리 어구의 반복 등을 조사했다. 켐프 박사에게 전화를 해서 연구의 내용을 설명했더니 자서전 몇 편을 보겠다고 했다. 몇 주 후에 열정적인 켐퍼 박사가 우리의 연구에 동참하기로 했다.

뛰어난 학자라면 숙련된 기계공이나 목수처럼 많은 도구를 가지고 있을 뿐만 아니라 해야 할 일을 위해 가장 적절한 것을 선택하는 비결도 알고 있다. 켐퍼 박사는 이러한 자서전에서 어휘력을 정량적으로 측정하는 가장 좋은 방법은 개념 밀도와, 그와는 별도로 문법 복합성을 측정하는 것이 가장 좋다고 추천했다. 켐퍼는 개념 밀도란 열 개의 단어로 표현된 명제(개별석인 생각)라고 정의했다. 문법 복합성을 측정하기 위해서는 간단한 한 절로 된 문장을 0으로 하고 문법 단위가 모여서 더 큰 단위를 형성하는 여러 유형의 종속 단위가 포함된 복잡한 문장을 7로 해서 문장을 8단위로 분류했다.

켐퍼 박사의 설명에 의하면 개념 밀도는 언어 처리 능력을 나타내는 것으로 결국 한 개인의 교육 수준, 일반 지식, 어휘력 및 독서 이해력과 관련이 있다고 한다. 반면에 문법 복합성은 기억력의 작용과 관련이 있다. 복잡한 문장을 쓰려면 여러 가지 요소를 써서 잘 맞추어 그 모든 것이 적절하게 조화를 이루도록 해야 한다고 한다. 하지만 보통은 문장을 끝내기 전에 생각하던 것을 잊어버리기 십상이다.

나는 간결한 문장으로 유명한 어니스트 헤밍웨이 같은 작가는 이런 분석에서 어느 등급에 속하는지 물어 보았더니 켐퍼 박사는 이렇게 대답했다. "저는 복잡한 문장이나 아이디어 고밀도 문장이 훌륭한 문학 작품이 된다고 말한 적은 없습니다." 그러나 결과적으로 이 방법은 알츠하이머병의 수수께끼를 밝히는 데 더 없이 훌륭한 방법이었다는 것이 밝혀졌다.

켐퍼 박사와 그의 동료들은 수녀님의 최근 지능 상태와 신체 상태에 대한 정보를 모른 채 자서전을 분석했다.

어떤 경우에는 아래와 같이 첫 문장부터 확실히 다른 차이를 보이기도 했다.

나는 1913년 5월 24일 오클레어에서 태어나 성 야고보 성당에서 세례를 받았다.

—헬렌 수녀

윤년이었던 1912년 1월 28일과 29일 사이의 자정을 넘기기 30분 전, 나는 어머니 힐다 호프만과 아버지 오토 슈미트 사이의 세 번째 아이로 가까스로 이 세상에 얼굴을 내밀었다.

　　　　　　　　　　　　　　　　　　　　　　　　—엠마 수녀

1931년에서 1939년 사이에 밀워키 수녀원에서 서원식을 치른 수련 수녀 93명의 자서전을 분석한 결과, 헬렌 수녀님이 개념 밀도나 문법 복합성에서 모두 가장 낮은 점수를 받았고 엠마 수녀님이 가장 높은 점수를 받았다.

나의 아버지이신 L. M. 할라허는 아일랜드 코르크 주의 로스 시에서 태어나셨고 지금은 오클레어에서 판금 기술자로 일하고 계신다.

　　　　　　　　　　　　　　　　　　　　　　　　—헬렌 수녀

아버지는 장사라면 무엇이나 하실 수 있는 분이지만 어머니와 결혼하시기 전에 이미 시작한 목공예품 거래가 주로 하시는 일이다.

　　　　　　　　　　　　　　　　　　　　　　　　—엠마 수녀

굳이 언어학자가 아니더라도 위의 두 수녀님이 자신의 삶을 묘사한 글의 차이점을 알 수 있을 것이다. 누군가가 지적한 것처럼 하나는 단조로운 기록이라고 해야겠고 다른 하나는 아주 충실하게 쓴 글이었다. 훨씬 더 극적인 예로는 형제자매에 관한 다음과 같은 글을 들 수 있다.

우리 형제자매는 모두 열 명인데 남자가 여섯 명, 여자가 네 명이었고 남자 아이 둘은 죽었다.

—헬렌 수녀

이미 오빠와 언니가 각각 한 명씩 있었는데 내 밑으로 점점 수가 늘어서 여덟까지 되었다. 내가 초등학교 4학년이었을 때, 나와 유별나게 가까웠던 한 살 반밖에 되지 않은 내 남동생 칼에게 죽음이 찾아왔다. 칼은 3주 동안 아주 심하게 앓다가 성금요일 아침 일찍 하늘나라로 갔다. 신부님은 부활절 전에 장례식을 치르려고 하셨지만 나는 칼이 성금요일에 눈을 감아서 부활절 일요일까지 우리와 함께 있을 수 있을지도 모른다는 생각에 부모님이 부활절 전에 장례식을 치르지 않기를 바라며 기도드렸다. 다행히 장례식은 월요일 아침에 있었고 나는 장례식에 참석할 수 있었다.

—엠마 수녀

두 수녀님은 다음과 같이 자서전의 끝을 맺었다.

나는 다른 어느 일보다도 음악을 가르치는 것을 좋아한다.

—헬렌 수녀

내가 지금은 '성령의 좁은 길' 위에서 기다리며 방황하고 있지만 3주 후면 가난과 순결과 복종의 성스러운 서원을 통해 주님을 붙잡고 따르게 될 것입니다.

—엠마 수녀

우리는 기록을 열어서 어느 것이 누구의 자서전인지를 확인하고는 수녀님의 운명이 글을 쓰는 스타일만큼이나 차이가 있다는 것을 알게 되었다. 우리 연구에 참여하는 수녀님들은 동일한 교육의 뿌리에서 출발했다. 헬렌 수녀님이나 엠마 수녀님은 자서전을 쓸 당시에 12년 동안 교육을 받았다. 두 분 모두 대학을 졸업했다. 헬렌 수녀님은 대학원도 나오셨다. 그러나 1992년에 처음 수녀 연구를 위해 검사를 받았을 때, 엠마 수녀님은 전반적인 인지 기능 검사인 간이 정신상태 검사에서 가장 높은 점수인 30점을 기록했다. 그러나 헬렌 수녀님은 0점을 받았다. 1년 후 헬렌 수녀님은 80세의 나이로 돌아가셨고 부검에서 알츠하이머병으로 진단되었다. 하지만 엠마 수녀님은 아직 살아 계시고 지능에도 전혀 이상이 없다.

이 두 수녀님의 자서전에서 분명한 차이를 볼 수 있지만 이것이 진정한 학술적 의미를 갖게 된 것은 수잔 켐퍼 박사가 93명의 자서전을 모두 정량화하고, 그 결과를 수녀님들이 매년 받아 온 여러 종류의 인지 검사의 점수와 비교한 후에야 가능했다. 우리는 우리가 발견한 결과에 스스로 놀라고 말았다.

자서전의 개념 밀도의 수준은 인지 검사의 점수와 밀접하게 관련되어 있었다. 문법 복합성도 역시 검사 점수와 관련이 있었지만 그 정도는 약했다. 그래서 우리는 개념 밀도에 초점을 맞추어 분석하게 되었다.

개념 밀도 점수가 그룹 안에서 3분의 1 이하이면 밀도가 낮은 것으로 분류하였고 나머지 3분의 2 이상에 속하면 밀도가 높은 것으로 분류하였다. 모든 인지 검사에서 이상 소견을 보이는 빈도는 개념 밀도가 낮은 그룹에서 분명히 더 높았다. 예를 들어 저밀도 그룹의 35퍼센트가 간이 정신상태 검사에서 지능 이상을 의심케 하는 점수를 받은(최고 30점을 받을 수 있는 검사에서 24점 이하를 받은 경우) 반면에 고밀도 그룹에서는 2퍼센트만이 그렇게 낮은 점수를 받았다.

수녀님들이 자서전을 썼던 때의 연령은 평균 22세였고 지능검사를 받은 연령은 평균 80세였다. 어쨌든 한 쪽 정도 되는 분량의 글을 분석해서, 그 글이 씌어지고 58년이 지난 후에 누구의 인지 능력에 문제가 생길 것인지를 강력하게 예상할 수 있었던 것이다. 우리는 이러한 결과가 두 그룹 사이의 교육 수준이나 직업을 반영했을 가능성은 없다고 생각했다. 자서전을 조사한 93명의 수녀님들 가운데 85명이 대학 교육을 받았으며 교사였기 때문이었다.

짐 모티머는 성인이 되어서도 지속적으로 지적 자극을 받는 것이 노화되는 뇌를 예리하게 유지하고 알츠하이머병을 예방할 수 있는 가장 중요한 열쇠라는 가설을 만들었다. 이것은 뇌의 예비능이라는 그의 생각을 확장한 것이었다. 그러나 이제 그것이 유일한 요인은 아니라는 것이 명백해졌다. "나에게는 정말 예기치 못한 결과였어요." 짐은 나중에 《뉴욕 타임스》의 기자인 지나 콜라타에게 그렇게 말했다. 이 연구를 통해 짐은 알츠하이머병이 일생에 걸쳐서 아주 서서히 진행하며 어느 정도 이상 손상을 받아야만 증상이 나타나는 과정이라고 확신하게 되었다.

연구 팀의 규모가 커지면서 우리는 다음 단계로 이러한 사실을 실험실에서 확인해 보기로 하였다. 1995년에 이러한 분석을 하고 있을 때, 93명의 수녀님 중에 헬렌 수녀님을 포함해서 13명이 돌아가셨

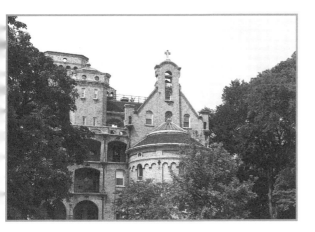

1859년에 위스콘신 주 엘름그로브에 세워진 노트르담 교육 수도회의 수녀원. 수녀 연구에는 미국 내 일곱 군데 노트르담 교육 수도회 소속 678명의 수녀님들이 참여하셨다.

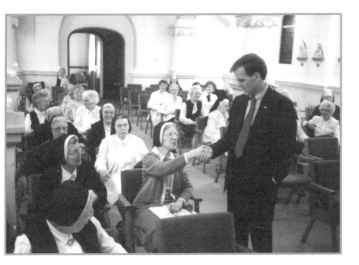

수녀 연구를 하면서 가장 어려웠던 것은 수녀님들께 사후 뇌의 기증을 부탁하는 일이었다. 나와 악수를 하고 계시는 로레타 셈포스키 수녀님은 가장 먼저 뇌 기증을 서약하신 분이었다.

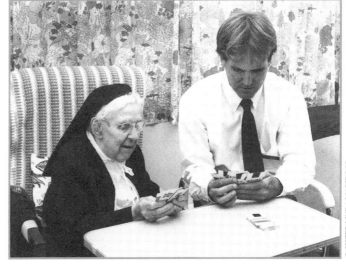

컬럼바인 쿰바 수녀님을 비롯한 많은 수녀님들은 내게 가족과도 같은 분들이 되었다.

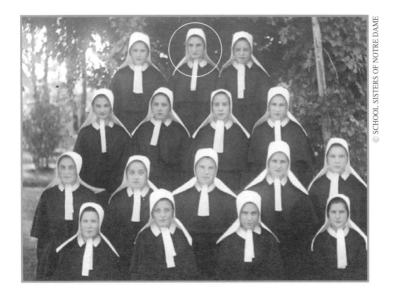

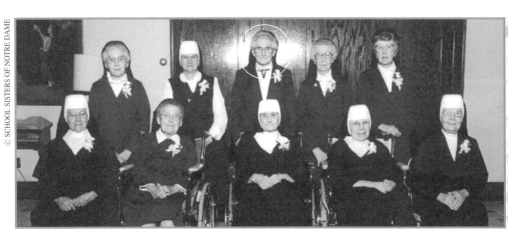

**위**: 수녀님들을 평생 동안 추적하며 관찰하는 것이야말로 수녀 연구의 핵심이다. 18세의 젊은 니콜렛 웰터 수녀님(동그라미)이 1925년에 동기 수련 수녀님들과 함께 찍은 사진.

**중간**: 서원 60주년을 맞아 동기 수녀님들이 함께 찍은 사진에 80세의 니콜렛 수녀님은 여전히 가운데에 서 계신다. 이미 여러 수녀님들이 세상을 떠나셨다.

**아래**: '마지막까지 서 계시는' 90세의 니콜렛 수녀님. 수녀님들의 생활양식은 아주 비슷하기 때문에 수녀 연구에서는 노년에도 건강을 유지할 수 있게 해 주는 것과 관련된 주요한 요인들을 집중적으로 연구할 수 있다.

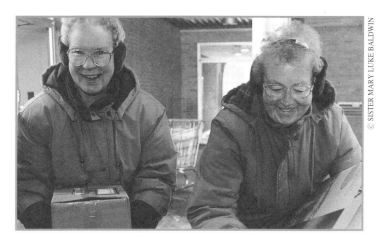

자동차에 특수 장비가 가득한 상자를 싣고 있는 마를린 맨니 수녀님(왼쪽)과 가브리엘 메리 스패스 수녀님(오른쪽)은 수녀 연구에 참여하는 모든 수녀님들이 매년 받아야 하는 검사를 수행하기 위해 미국 전역을 다니신다.

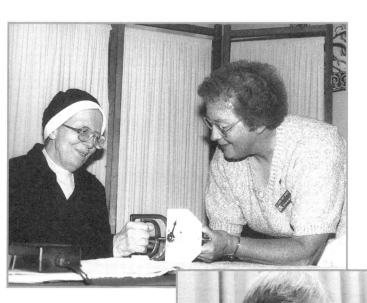

수녀 연구에 참여하는 수녀님들은 가브리엘 메리 스패스 수녀님(위 사진의 오른쪽)의 도움을 받아 악력 검사와 같은 기본적인 신체 기능 검사와 지능 검사를 받게 된다. 검사가 끝나면 전산 처리된 검사 결과를 받는다.

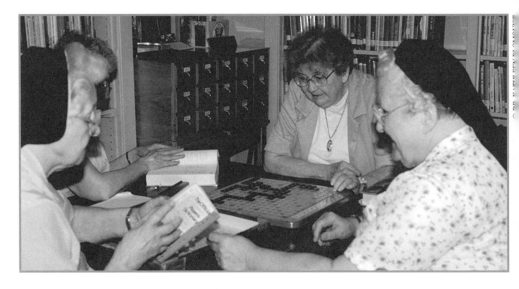

사진 중앙의 도로시 짐머만 수녀님을 처음 뵌 것은 전직 어학 교수였던 그분이 당신의 86세 생일을 축하하는 자리에서 단어 맞추기 게임을 하고 계실 때였다. 수녀 연구의 결과가 말해 주듯이 어린 시절의 어휘 능력을 바탕으로 노년의 뇌 건강을 정확하게 예측할 수 있다.

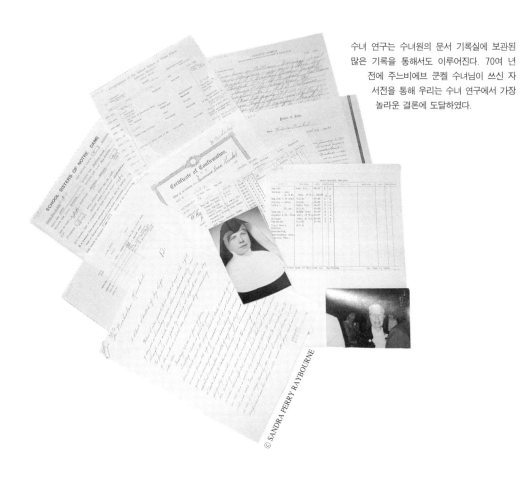

수녀 연구는 수녀원의 문서 기록실에 보관된 많은 기록을 통해서도 이루어진다. 70여 년 전에 주느비에브 쿤켈 수녀님이 쓰신 자서전을 통해 우리는 수녀 연구에서 가장 놀라운 결론에 도달하였다.

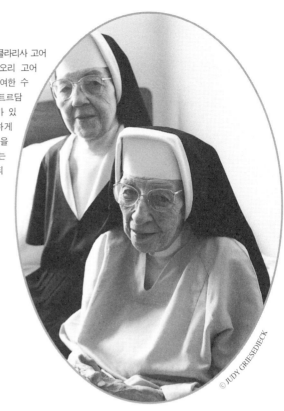

'자매 수녀'이신 왼쪽의 클라리사 고어 수녀님과 오른쪽의 리구오리 고어 수녀님. 수녀 연구에 참여한 수녀님의 18퍼센트가 노트르담 교육 수도회에 친 자매가 있다. 유전적으로 밀접하게 연관된 자매 수녀님들을 연구함으로써 우리 연구는 더욱 큰 결실을 맺게 되었다.

© JUDY GRIESEDIECK

돌로레스 라우흐 수녀님은 나치스의 점령 하에서 독일을 떠나 미국으로 왔다. 67세에 수녀님은 케냐의 산림화 프로젝트를 성공적으로 수행하여 아프리카에서 전도사가 되겠다는 어렸을 때의 소망을 이루셨다. 수녀님은 80세에 다시 미국으로 돌아와 선교 사업에 관한 강연과 저술 활동을 계속하셨다.

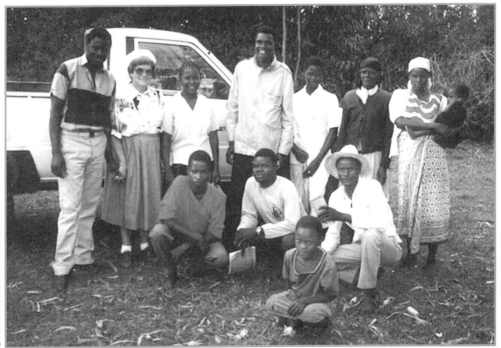

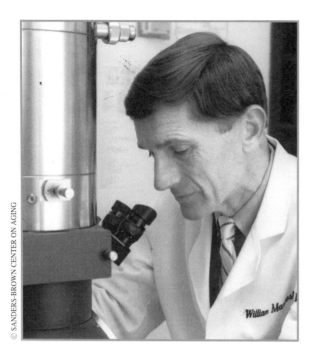

신경병리학자인 윌리엄 마커스베리 박사가 수녀님들의 생전의 건강 상태에 관해서 전혀 모르는 상태에서 뇌 조직을 현미경으로 관찰하고 있다. 수녀 연구를 통해, 알츠하이머병에 의한 광범위한 뇌 손상이 있어도 어떤 수녀님들은 정신 상태가 명료하다는 놀라운 사실을 알게 되었다.

알츠하이머병의 뇌 병변을 잘 보여 주기 위해 염색한 여러 뇌 조직 절편들.

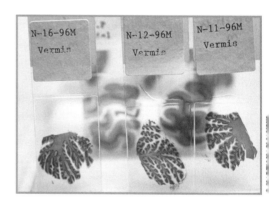

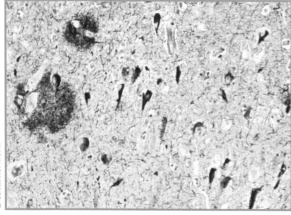

알츠하이머병의 특징적인 소견인 검은 얼룩 같은 모양의 플라크와 올챙이 꼬리 모양의 섬유농축체를 잘 보여 주는 뇌 조직의 현미경 사진.

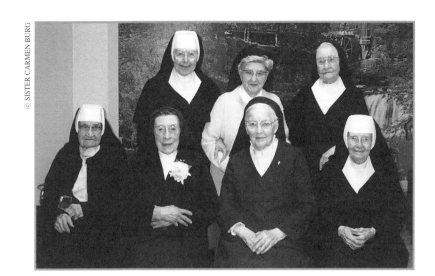

© SISTER CARMEN BURG

"위대한 7인." 1995년에 만카토 수녀원에서는 100세를 넘기신 7명의 수녀님들을 위해 축하연을 마련했다. **뒷줄 왼쪽부터**: 마르셀라 자크만 수녀님, 에스더 부어 수녀님, 보르지아 루터 수녀님. **앞줄 왼쪽부터**: 베레나 코피 수녀님, 오거스틴 피터버스 수녀님, 메리 클레먼스 슬레이터 수녀님, 마티아 고어 수녀님.

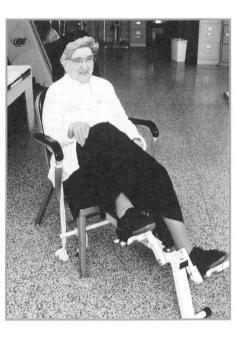

노트르담 교육 수도회에서 가장 장수하신 에스더 부어 수녀님은 2000년 12월에 106세 생일을 맞으셨고 3세기에 걸쳐 살아 계신 다섯 분의 수녀님 가운데 한 분이시다

105세 생일을 맞기 약 한 달 전에 돌아가신 마티아 고어 수녀님은 돌아가시기 직전까지 가난한 사람들을 위해 매일같이 장갑 한 켤레를 뜨셨고 수십 년 동안 가르쳤던 4,378명의 제자들을 위해 매일 저녁 기도를 하셨다.

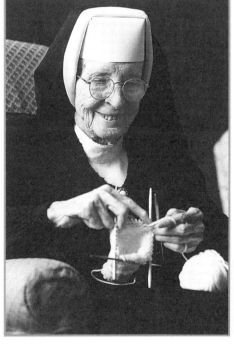

© JUDY GRIESEDIECK

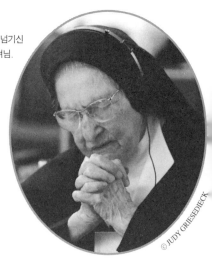

100세를 넘기신
보르지아 루터 수녀님.

© JUDY GRIESEDIECK

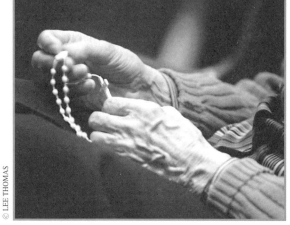

© LEE THOMAS

기도와 미사는 수녀님들의 나이나 건강 상태가 어떠하든 수녀님들의 생활의 핵심이다. 믿음이나 사회적 지지와 같은 파악하기 어려운 요소는 직접적으로 측정할 수 없었지만 그러한 요인이 미치는 강력한 영향력을 인정하지 않는다면 수녀 연구는 완전해질 수 없을 것이다.

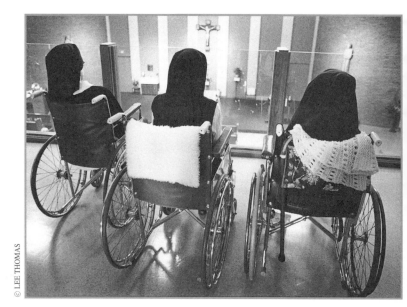

© LEE THOMAS

다. 빌 마커스베리는 뇌에서 플라크와 섬유농축체의 수와 위치를 조사한 결과를 토대로 13명 가운데 5명에서 알츠하이머병을 병리학적으로 확인할 수 있었다. 헬렌 수녀님의 뇌는 양쪽 해마와 신피질에 섬유농축체가 광범위하게 분포해 있어서 브라크 6단계에 해당했다. 알츠하이머병을 앓았던 수녀님 5명은 모두 개념 밀도가 낮은 그룹에 속했다. 뇌에 이상 소견이 없이 건강해 보였던 9개의 뇌는 모두 개념 밀도가 높은 그룹 수녀님들의 뇌였다.

우리는 이러한 결과에 깜짝 놀랐지만 검사한 뇌의 수가 너무 적었기 때문에 그 결과를 완전히 신뢰할 수는 없었다. 그래서 다른 수녀원에서 직접 손으로 쓴 자서전을 더 찾아내서 마커스베리가 부검한 뇌 12개와 함께 분석한 후 그 결과를 추가로 살펴보았다. 모두 합해서 25개의 자서전과 부검 결과를 비교할 수 있었는데 그 가운데 10명이 알츠하이머병의 소견을 보이고 있었다. 놀랍게도 알츠하이머병의 소견을 보이는 10명 가운데 90퍼센트가 자서전 분석에서 개념 밀도가 낮았으며 이상이 없는 경우에서는 13퍼센트만이 개념 밀도가 낮았다.

이것은 대단히 큰 차이였으며 85~90퍼센트의 정확성이 있는 것이었다. 우리는 단순히 자서전을 검토하는 것만으로도 약 60년이 지난 후에 알츠하이머병에 걸릴 사람과 걸리지 않을 사람을 예견할 수 있었다. 우리는 첫 연구 후 몇 년이 지나 자서전을 쓴 74명의 수녀님의 뇌를 부검하게 되었는데, 만년에 알츠하이머병에 걸릴 가능성을 예상하는 데 개념 밀도의 위력은 아직도 믿기지 않는 약 80퍼센트의 정확도를 보였다.

어린 시절에 개념 밀도가 낮다는 사실이 알츠하이머병에 걸릴 사람을 예견하는 데 이렇게도 높은 정확도를 보이는 이유를 알 수는 없다. 하지만 어째서 개념 밀도가 높으면 엠마 수녀님처럼 알츠하이머병에 잘 걸리지 않는지를 유추해 볼 수는 있다. 유년 시절에 개념 밀도가 낮다는 것은 이미 어떤 식으로든 뇌가 위태로운 상태에 있다는 것을 말해 준다. 이것은 알츠하이머병의 병리학적 소견의 등급에 관한 브라크의 연구가 뒷받침해 준다. 20세에서 104세까지 모두 887명의 뇌를 부검한 결과, 알츠하이머병의 섬유농축체는 20세에서도 발견되고 50년 이상 지속적으로 만들어진다는 결론에 도달했다.

1995년에 우리는 이러한 결과를 비롯한 복잡한 문제들을 《미국 의학 협회지》에 논문으로 제출했다. 하루는 내가 점심을 먹으러 가고 자리를 비운 사이 비서가 협회지의 편집자로부터 온 회신을 리디아 그라이너에게 주었던 모양이었다. 돌아와 보니 내 책상에는 샴페인 병에 논문 게재를 수락한다는 편지를 펼쳐서 붙여 놓은 환상적인 선물이 놓여 있었다.

일흔네 살 생일을 보내고 나서부터는 가끔씩 '내가 알츠하이머병에 걸리지 않은 것이 얼마나 큰 기적인가'라는 생각을 합니다. 이제는 형용사와 부사를 많이 사용하지 않고, 단순하게 직접적으로 설명하는 사람은 알츠하이머병에 걸릴 확률이 높다고 알려져 있습니다.

나는 평생 동안 단 한 번도 단순하고 서술적인 문장을 써 본 적이 없습니다. 내 글은 복잡하고 장황하며 당황스러울 정도입니다. 마치 사회학 예비 박사나 언어심리학자의 글처럼 심오합니다.

나는 바로 이 순간에도 내 글을 어떻게 해 보려고 노력하고 있습니다만 문장을 어렵게 쓰는 것을 피할 도리가 없습니다. 이 글을 쓰면서도 내 자신이 점점 더 '개념 밀도'가 높아지고 있다고 느끼고 있는데 그래서 이 글을 읽는 사람들은 막 떠오르는 내 생각을 다른 것과 구분할 수 없을 것입니다. 아마 나는 알츠하이머병에 걸리지 않고 백오십 살까지는 살 수 있을지도 모릅니다.

　　　—고든 칼슨, 《뉴욕타임스》 편집자에게 보내는 편지(1996년 2월 24일)


1996년 2월 21일에 우리의 논문이 저명한 《미국 의학 협회지》에 발표되자 우리는 여론의 관심을 한몸에 받게 되었는데, 대중은 물론 동료들 가운데서도 심하게 따지는 사람들이 있었다. 이후 《미국 의학 협회지》에도 편집자에게 보내는 두 편의 비판적인 내용의 편지가 실렸다. 한 편지에서는 우리가 자서전의 감성적인 내용을 간과하는 '잠재적인 중요한 실수'를 했다고 하였다. 아마도 그 사람의 뜻은 감정 표현을 잘 하는 사람이 더 잘 살아 간다는 의미였던 것 같다.

실제로 그것은 리디아 그라이너와 내가 세웠던 가설의 하나였다. 개념 밀도가 낮은 사람은 소위 '단순 나열형'인 경향이 있어서, 감성이 풍부하고 감각이 예민한 개념 밀도가 높은 사람과는 대조가 된다. 그러나 감정 표현과 인지 기능 사이에는 관련이 없다는 것이 추가 연구로 밝혀졌다. 그래도 문체의 차이는 너무 컸기 때문에 후속 연구에서 다시 그 문제로 돌아가게 되었다.

두 번째 비판은 언어학적인 관찰 결과에 대한 것이었는데 우리가 사용했던 언어심리학적 측정 방법이 원래는 문장을 읽고 이해하기 어려운 정도를 알아보기 위해 다른 목적으로 고안된 것이었다는 정확한 지적이었다. 어려운 문장을 이해하는 능력은 고도의 언어학적 능력을 나타내는 것일 수는 있지만 복잡한 문장을 쓸 수 있는 능력은 그 반대를 나타낸다고 주장했다. 《뉴욕 타임스》의 편집자에게 보낸 재치 있는 편지와 마찬가지로 이 지적은 중요한 차이점을 놓치고 말았다. 답신에서도 썼지만 우리의 연구에서 분류한 개념이 높거나 낮은 그룹의 글에서 잘못된 것은 아무것도 없었다. 모두 문법적으로 정확했고 생각을 분명히 표현했으며 설득력도 있었다. 하지만 개념 밀도가 높은 그룹의 글이 이해하기에 어렵지 않았다. 그리고 대부분이 복잡한 생각과 사건을 함께 엮었기 때문에 생생하고 시적인 글이었다.

결국 우리는 도나휴 토크 쇼에서 나를 곤혹스럽게 만들었고, 또 우리의 연구에 관해 가장 빈번히 물어 오는 질문으로 되돌아오게 된다. 그것은 우리가 관찰한 사실과 지능 사이에 어떤 관련이 있는지, 그리고 우리는 아이큐와 알츠하이머병의 관계에 대해서 무엇을 알고 있는지 등이다. 무엇보다도 수녀님들이 어렸던 그 시절에는 지능을 측정할 만한 표준 측정 방법이 없었다. 아이큐 검사는 제2차 세계대전 이후에나 본격적으로 사용되기 시작했다. 그러나 수녀원의 기록은 고등학교 수준의 지능을 간접적으로 측정할 수 있는 도구라고 할 수 있다. 놀랍게도 개념 밀도는 영어, 라틴어, 대수학, 기하학 등의 교과목 성적과는 상관이 없었다. 이러한 사실은 구두 지능이나 분석 지능은 개념 밀도에 반영되지 않을 수도 있다는 것을 말해주고 있다.

164

오히려 개념 밀도는 인지, 기록, 기억 유추와 같은 뇌의 성질을 나타내는 것 같다. 하지만 현재로서는 확실히 알려져 있지 않다.

✤

　내가 수녀 연구의 결과가 개인적으로도 영향을 미칠 수 있다는 것을 알게 된 것은 빌 마커스베리의 방에서 수잔 켐퍼 박사와 함께 우리가 알아낸 사실을 빌에게 펼쳐 보여 주던 어느 날 오후였다. 빌은 통계학적 처리 방법이나 언어학적 연구 방법에 관한 기술적인 질문은 하지 않고 느닷없이 수잔을 똑바로 쳐다보며 물었다. "이런 결과가 우리 아이들하고는 무슨 상관이 있는 거지?"

　나는 그 질문에 어떻게 대답해야 할지 전혀 알 수 없었다. 그러나 빌의 얼굴을 보니 빌은 학자로서가 아니라 아버지의 입장에서 말하고 있는 것이었다. 빌에게는 세 딸이 있었으며 빌은 자신과 아내 바라라가 부모로서의 역할을 제대로 해 왔는지를 알고 싶어하는 것이 분명했다.

　수잔이 말했다. "아이들에게 책을 읽어 주세요. 이건 아주 간단한 일이지요. 부모가 아이들에게 해 줄 수 있는 가장 중요한 일이기도 하고요." 수잔의 설명에 의하면 개념 밀도는 최소한 어휘력과 독해력이라는 두 가지 중요한 학습 방법에 의해 달라진다고 한다. 그리고 어휘력과 독해력을 향상시키는 가장 좋은 방법은 아이들에게 책을 읽어 주고 그것을 어릴 때부터 시작하는 것이라고 수잔은 단호하게 말했다.

빌의 얼굴에서 안심이 된다는 표정을 읽을 수 있었다. "바바라와 나는 매일 밤 아이들에게 책을 읽어 주지." 빌이 자랑스러워 하며 말했다.

우리는 이제 뇌가 평생 동안 변하고 성장한다는 사실을 알게 되었지만, 뇌 성장의 대부분이 아주 일찍 일어난다는 것은 의심의 여지가 없다. 출생 후 영아기와 유아기에 뇌는 급속도로 성장한다. 사춘기가 되기 전에 뇌는 제 모양을 갖추게 되고 신경 세포 사이에 수많은 연결이 형성된다. 이렇게 뇌가 발달하는 데에는 경험이 큰 영향을 미치기 때문에 뇌의 용량을 늘리고 방향을 잡기 위해 우리가 할 수 있는 일이 있다.

연구 결과가 발표되고 나서 우리는 마커스베리가 했던 질문을 여러 차례 받았다. 특히 부모들은 갓난아기에게 모차르트 음악을 틀어 주어야 하는지, 비싼 교육용 장난감을 사주어야 하는지, 텔레비전을 보지 못하도록 해야 하는지, 또는 어릴 때부터 컴퓨터를 가르쳐야 하는지 등등을 물었다. 그럴 때마다 나는 켐프 박사가 마커스베리에게 말했던 것처럼 간단하게 대답했다. "아이들에게 책을 읽어 주세요."

그러면 듣는 사람은 그동안 알고 있었던 점을 내가 확인해 주었다는 듯이 고개를 끄덕이며 만족해 한다.

언어학적 연구가 발표되고 약 1년이 지나서 나는 마리아 가톨릭 양로원에 계시는 도로시 짐머만 수녀님을 찾아갔다. 도나휴 쇼를 녹화할 당시 수녀님은 무릎이 몹시 불편해서 휠체어를 타지 않으면 안 되었는데, 이제는 휠체어 없이는 한 발자국도 움직일 수 없으셨다. 몇 번은 도로시 수녀님의 열린 방문 밖에 서서 수녀님이 알아채지 못하도록 하면서 수녀님 모습을 유심히 살펴보았다. 수녀님이 나타나시면 몸을 비켜야만 했다. 지나가던 간호사 한 사람이 내가 심각한 얼굴을 하고 있는 것을 보고 말했다. "이 방향을 조심하세요. 수녀님이 휠체어를 타고 계시겠지만 바퀴가 워낙 빨라서요."

도나휴 쇼 때문에 도로시 수녀님과 나는 아주 가까워졌다. 내가 방에 들어가자 수녀님의 얼굴이 환해지셨다. 수녀님은 하얀 털실로 짠 담요로 다리를 덮으시고는 창 가까이에 앉아 계셨다. 무릎 위에는 신문이 접혀진 채 놓여 있었다.

"신문 읽고 계셨어요?"

"아, 오늘 아침에 읽었지. 지금은 낱말 맞추기를 하는 중이야." 수녀님은 《뉴욕타임스》를 펼치시고는 까만 펜으로 거의 다 채워 넣은 낱말 맞추기를 보여 주셨다. "이걸 하면 나쁜 일이 생기지 않지."

"언제나 잘 맞추시나 봐요."

"그럼, 잘 맞추지."

"어떻게 그런 재주를 가지고 계세요?"

"내가 어렸을 때 인디애나에서 자란 건 알고 있을 거야. 그렇지만 우리 집안은 독일과 프랑스계였어. 매년 크리스마스 선물에 관해서 두 분이 이야기 하실 때에는 우리들이 알아듣지 못하도록 언제나 독일어로 말씀하셨지. 그래서 나는 다섯 살 때 선물이 무엇인지 알아내려고 혼자서 독일어를 공부했지."

"다섯 살 때 혼자서 독일어를 공부했다고요?"

"그저 조금. 초보자 수준이었지. 그래도 다섯 살짜리에게는 나쁘지 않았어. 모든 게 다 크리스마스 선물이 궁금해서였지." 도로시 수녀님은 1997년 11월 3일에 89세로 돌아가셨다. 사망 원인은 심장마비였다. 우리가 실시한 지능검사에서는 전혀 이상이 발견되지 않았고, 돌보던 간호사에 의하면 돌아가시는 날도 정신은 명료하셨다고 한다. 뇌 부검 결과, 아주 소량의 섬유농축체가 해마에서만 관찰되었고 신피질에서는 보이지 않았다. 도로시 수녀님이 돌아가실 때까지 낱말 맞추기를 하며 즐겁게 보내신 것이 나로서는 정말 기쁜 일이었다.

# 8

# 암흑의 해독

내가 가장 두려워했던 것이 무엇인지 알아요?

그건 내가 예수님을 잊어버리지는 않을까 하는 것이었다오.

하지만 나는 결국 알게 되었지요.

내가 주님을 기억하지 못하게 될지라도

주님께서 나를 기억하시리라는 것을…….

— 로라 수녀

어느 수녀원에서인가 루이스 수녀님이 아침 식사를 마치고 나를 따라오시더니 개인적으로 나와 이야기를 나누고 싶다고 하셨다. 루이스 수녀님은 내가 수녀 연구를 처음 시작할 때 알게 되었는데 그 당시 90세였지만 튼튼한 발걸음이나 예리한 판단력은 여전히 조금도 흐트러지지 않으셨다. 우리는 빈방을 찾아서 낡았지만 아주 푹신한 의자에 자리를 잡았다. 루이스 수녀님은 나에게 가까이 몸을 기대시며 말씀을 시작하셨다. "스노든 박사, 내 동생 앤이 걱정돼서요."

앤은 루이스 수녀님의 친동생으로 두 분은 수십 년 전에 같은 수녀원에서 서원식을 치렀다. 수녀 연구에 참여하는 수녀님의 18퍼센트 정도가 친 자매도 역시 노트르담 수녀원의 수녀였다. 우리는 처음부터 이런 경우를 통해 알츠하이머병의 유전학적 측면에 관한 독특한 정보를 얻을 수 있으리라고 생각했다. 그러나 나는 그날 아침까지도 그런 경우가 우리에게 복잡한 윤리적 딜레마를 가져다 줄 것이라는 점은 모르고 있었다.

루이스 수녀님은 앤 수녀님보다 서너 살 많았지만 여전히 수녀원의 은퇴자 숙소에 계셨다. 하지만 앤 수녀님은 몇 차례 가벼운 뇌졸중 증상으로 휠체어를 타시다가 간병인의 도움을 받는 센터로 옮기셨다. 루이스 수녀님이 하루에도 여러 번 앤 수녀님을 찾아간다는 것을 나도 알고 있었다. "의사 선생님이 작년에 앤이 미끄러져 넘어졌다고 했는데 겨울 내내 좀 나아졌다 나빠졌다 하고 있답니다. 이제는 병이 나으려나 생각했는데 요새는 내가 오후에 찾아가면 그날 아침에 나를 만났던 것을 기억하지 못하는 것 같아요. 그래도 어렸을 적 어머니, 아버지 얘기를 하면 75년 전 일이지만 세세한 것까지 기억하고 있는데……. 박사 생각에 앤이 알츠하이머병에 걸린 것 같아요?"

루이스 수녀님이 이런 질문을 나에게 하니 내 마음은 찡 하면서도 어떻게 해야 할지 알 수 없어 불편했다. 수녀님이 걱정을 하시는 것은 당연했다. 단기 기억력 소실은 알츠하이머병의 징후이기 때문이다. 그러나 나는 앤 수녀님이 내과적, 신경학적 정밀 검사를 받고 알츠하이머병으로 이미 진단을 받으신 것도 알고 있었다. 앤 수녀님의 주치의가 루이스 수녀님에게 이야기를 하면서 다소 약하게 말했거나 루이스 수녀님이 그 사실을 받아들일 마음의 준비가 되어 있지 않은 것 같았다.

그런데 루이스 수녀님이 이제는 자신의 문제로 화제를 돌리는 것이었다. 나는 내 입장에서 양다리를 걸치는 행위는 수녀님의 두려움을 증가시킬 뿐이라는 생각이 들었다. 나는 항상 수녀님들의 지능검사 결과를 비롯해서 수녀 연구에 참여한 수녀님들에 관한 방대한 자료가 저장되어 있는 노트북 컴퓨터를 가지고 다녔다. 루이스 수녀님에게 우리의 데이터를 보여 드리는 것이 진실을 알리는 데 그래도 중도적인 방법일 수 있다는 생각이 들었다.

"잠깐만 기다려 주세요." 나는 수녀님께 말하고 컴퓨터를 켰다.

앤 수녀님의 지능검사는 정말로 지난 5년간 꾸준히 하향 곡선을 그리고 있었다. (루이스 수녀님의 점수는 앤 수녀님보다 훨씬 높았고 정상 범위 안에 있었다.)

"앤 수녀님의 DNA 검사 결과예요. 19번 염색체에 APOE-4 유전자가 한쪽밖에 없어요." 내가 알츠하이머병의 유전학에 관한 중요한 사실을 알려드리자 루이스 수녀님은 내 눈을 똑바로 쳐다보셨다.

수녀님에게도 개략적으로 설명해 드렸지만 사람 몸속의 DNA는 수만 개의 유전자를 가지고 있다. 2001년에 추정하기로는 약 3만 개가 있다고 한다. 그런데 이 유전자 하나하나는 특정한 단백질을 만들도록 지시하는 정보를 담고 있다. 어떤 유전자에 이상이 생기면 비정상적인 단백질이 만들어지고 결국 병을 유발하게 된다. 1992년이 되어서야 알츠하이머병을 연구하는 사람들이 혈액과 조직 속에 있으면서 콜레스테롤과 다른 종류의 지방을 이동시키는 데 관여하는 아포지단백 E(APOE)라는 단백질에 관해서 알게 되었다. 그런데 그해 듀크 대학 병원의 연구 팀이 어느 특정 APOE를 가지고 있는 사람은 알츠하이머병의 발생률이 훨씬 높다는 것을 발견했다. 구체적으로 말하자면 APOE에는 2, 3, 4형이 있는데 이들 유전자는 APOE 유전자의 아형이다. 듀크 대학 연구 팀의 보고에 의하면 APOE-4 유전자를 부모의 어느 한쪽으로부터 받은 사람은 알츠하이머병에 걸릴 확률이 정상인의 세 배라고 하며 부모로부터 각각 APOE-4 유전자를 받은 사람은 APOE-4 유전자를 가지고 있지 않은 사람에 비해 알츠하이머병의 발생률이 여덟 배나 높다고 한다.

루이스 수녀님은 APOE-4 유전자가 하나 있다는 것이 알츠하이머병에 반드시 걸린다는 것을 의미하는 것이 아니고 단지 병에 걸릴 확률이 높다는 뜻이라는 내 설명을 열심히 듣고 계셨다. 그러나 앤 수녀님의 검사 결과와 합해서 볼 때 APOE-4 유전자가 하나 있다는 것은 앤 수녀님이 실제로 알츠하이머병을 앓고 있을 가능성을 뒷받침하는 것이기도 했다.

나는 역학 박사이지 의사는 아니다. 그래서 의학적인 조언은 절대로 하지 않으려고 한다. 그러나 최근 알려진 의학 지식을 여러분에게 알려 드리지 않을 수 없겠다. 나는 루이스 수녀님에게 그때만 해도 신약이라고 할 수 있었던 알츠하이머병 치료제인 도네피질 또는 상품명 그대로 아리셉트에 대해 앤 수녀님의 주치의와 의논해 보도록 권했다. 그러나 그 약에 너무 큰 기대는 걸지 말 것도 당부했다. 왜냐하면 그 약은 단기적인 효과만 있을 뿐이기 때문이다.

아리셉트는 신경 세포가 다른 신경 세포와 소통하는 데 사용되는 중요한 화학물질로 알츠하이머병 환자에게는 없는 아세틸콜린의 분해 속도를 더디게 한다. 이 약은 효과가 아무리 좋은 경우라 해도 인지 기능의 쇠퇴를 다소 느리게 할 수 있을 뿐, 플라크 및 섬유농축체의 형성이나 뇌 위축을 초래하는 조직의 파괴에는 전혀 효과가 없다. 그때까지 사용되고 있었던 비슷한 약제들과 마찬가지로 아리셉트도 역시 강둑의 범람을 막을 수 있을시는 몰라도 홍수를 멈추게 할 수는 없었다.

"우리가 정말 바라는 것은 알츠하이머병의 원인 유전자에 대해서 알게 되는 것입니다. 그걸 알게 되면 증상을 치료하는 것이 아니라 원인을 없앨 수 있는 약을 개발할 수 있게 될 거예요. 그리고 지금은 우리가 두 분을 통해서 알게 되는 것이 많아요. 그러니까 수녀님과 앤 수녀님이 수녀 연구에 참여하시는 것은 우리가 알츠하이머병과 싸워 이기는 데 큰 도움을 주고 계시는 거랍니다. 지금으로서는 앤 수녀님을 찾아가 주시는 것이 수녀님이 하실 수 있는 가장 중요한 일이지요. 요즈음 일어난 일이나 두 분이 어렸을 때 함께 하셨던 일을 기억해 내는 것이 앤 수녀님의 기억력에 도움이 될 거예요. 또 큰 소리로 책을 읽어 주시거나 함께 노래를 부르시거나 앤 수녀님이 즐기는 것이 있다면 카드 게임이나 퍼즐 맞추기를 하셔도 좋답니다. 자극을 주고 감정적으로 도와주는 것이 큰 힘이 되지요."

그리고 병의 정도가 어느 정도이든지 알츠하이머병 환자가 적극적으로 참여할 수 있는 활동을 찾아내는 것이 환자들이 자신의 삶에서 즐거움, 자긍심, 품위를 유지하는 데 도움이 된다고 덧붙였다.

나는 루이스 수녀님은 이미 이런 일을 하고 계신다고 확신했다. 자신의 가족이 아니더라도 병들고 실의에 빠진 사람들에게 따뜻한 보살핌과 사랑을 베푸시는 활동적인 수녀님들을 보면 나는 언제나 감동을 받았다. 그러나 내가 루이스 수녀님에게 일깨워 드리고 싶었던 것은 수녀님의 사랑과 관심만이 동생을 진정으로 도와줄 수 있다는 사실이었다.

나는 이런 말씀도 드렸다. "알츠하이머병 환자는 반응을 보이는 데 시간이 많이 걸린다는 것도 알게 되었어요. 어떤 사람들은 알츠하이머병 환자에게는 말을 천천히 해야 한다는 사실을 잊어버리거나 환자에게 '나를 기억하시죠?'라는 질문을 한답니다. 그때 수녀님은 앤 수녀님 곁에서 어떻게 해야 할지 모르는 다른 친구분들에게 조언을 해 주고 싶으실 거예요."

루이스 수녀님은 나에게 고맙다고 하셨고 우리는 헤어졌다. 내 말에 수녀님의 마음이 편해지기를 바랐다. 그러나 다음 날 아침 나는 우리가 나눈 대화가 역효과를 가져오지 않았나 하는 의심이 생겼다.

이전에는 수녀 연구 참여자의 APOE-4 유전자 검사 결과를 공개한 적이 한 번도 없었다. 다음 날 나는 앞으로 피치 못할 의학적 이유가 있지 않는 한 절대로 그런 경솔한 행동을 하지 않겠다고 맹세했다. 왜냐하면 루이스 수녀님에게 앤 수녀님의 인지 검사와 유전자 검사 결과를 말해 줌으로써 은연중에 루이스 수녀님 자신도 역시 그 유전자를 가지고 있을지도 모른다는 생각을 심어 주었던 것이다. 또한 루이스 수녀님은 그 유전자를 가지고 있지 않다는 것이 밝혀졌지만 그 결과를 루이스 수녀님에게 알려 준다면 루이스 수녀님의 남동생과 사랑하는 조카들에 대해서도 궁금해할 것이 당연했다. 나는 더 이상 사람들이 걱정을 하거나 검사를 받아야 할지 말아야 할지를 가지고 왈가왈부하는 것을 원치 않았다.

나는 역학자이기 때문에 수학적 용어로 위험률을 구한다. 그것은 가능성과 확률을 측정하는 방법이다. 그러나 연구를 하다 보니 일반인들은 위험률의 개념을 전혀 다르게 받아들인다는 것을 알게 되었다. 어떤 병에 걸릴 확률이 더 높다는 밀을 들으면 일반인은 자신이 이미 그 병에 걸렸거나 곧 걸리게 될 거라고 생각해 버린다. 그리고 걸리지도 않은 병(절대 생기지도 않을 병)에 대한 두려움을 안고 비싼 대가를 치르며 사는 것이다.

로라 수녀님은 알츠하이머병이라는 꼬리표가 얼마나 비싼 대가를 치러야 하는지를 보여 주신 분이다.

1980년대 초에 로라 수녀님은 선생님으로 일하시던 학교에서 가까운 작은 수녀원에서 살고 계셨다. 한 10년이 지나서 수녀님이 내게 말씀하시기를 자신의 문제는 학교에서 받는 상당한 압박감으로부터 시작되었다고 하셨다. 점점 우울증이 심해져서 잠을 잘 수도, 무엇인가에 집중할 수도 없게 되었으며, 아무것도 어느 누구도 자신을 필요로 하지 않는다는 생각에 사로잡혀 있었다고 한다. 수녀님은 진찰을 받고 그때 사용되던 몇 가지 약을 써 봤지만 증상이 나아지지 않았다고 하셨다.

의사는 수녀님에게 뇌 단층 촬영 검사와 피 검사를 받도록 권했는데 이것은 적절한 조치라고 생각되었다. 아마도 의사는 가벼운 뇌졸중, 뇌종양, 갑상선 이상 등 수녀님에게 나타난 증상의 요인이 될 만한 요인을 찾아보려는 생각이었을 것이다. 그런데 그 의사는 나로서는 도저히 이해할 수 없는 일을 저지르고 말았다. 로라 수녀님에게 전화를 해서 수녀님이 알츠하이머병의 초기 증상을 가지고 있는 것 같다고 말했던 것이다.

"나는 절망에 빠졌어." 로라 수녀님은 정신을 수습한 다음 노트르담 교육 수도회의 수녀인 몇 살 아래의 친동생에게 말하기로 마음먹었다. 동생은 무슨 일이 있어도 언제나 언니를 사랑하고 돌보아 주겠다고 안심을 시켰다.

"그래서 일단 많이 안심이 되었지." 그러나 로라 수녀님은 다른 의사에게 진찰을 받아 보라는 동생의 말을 무시하고 자신이 알츠하이머병에 걸려 망가지기 시작했다는 주치의의 판단을 믿어 버렸다. 그리고 "그런 것이 인생이지"라며 체념했다.

　로라 수녀님은 자신이 어떤 상태에 있는지를 수녀원의 다른 수녀들에게 알릴 필요가 있다고 생각했다.

　"어떤 수녀는 일상생활에서도 나를 감시하기 시작했지." 로라 수녀님은 머리를 절레절레 흔들며 회상했다. "내가 난로를 쓰고 나면 잘 껐는지 확인하러 나중에 다시 오곤 했어. 스노든 박사, 내가 가장 두려워했던 것이 무엇인지 알아요?" 수녀님의 눈에 눈물이 고여 반짝였다. "그건 내가 예수님을 잊어버리지나 않을까 하는 것이었다오. 하지만 나는 결국 알게 되었지요. 내가 주님을 기억하지 못하게 될지라도 주님께서 나를 기억하시리라는 것을……."

　로라 수녀님을 아는 한 수녀님의 말씀에 의하면 로라 수녀님은 아무런 이상도 없었다고 한다. 우울증이 약간 문제가 되었으나 로라 수녀님은 기억하지 못하거나 집중하지 못했던 순간을 너무나 분명하게 알고 있었다. 그리고 자신이 알츠하이머병에 걸렸으며 그것이 서서히 진행하고 있다고 믿으면서 지내신 것이었다. 진단을 받은 지 4년이 지난 어느 날, 로라 수녀님이 다른 수녀님에게 자신의 상태에 관해 하시는 말씀을 한 간호사가 엿듣게 되었다. "실례합니다만, 수녀님. 수녀님이 절대 그러실 리 없어요." 그 간호사가 말했다.

　로라 수녀님은 한 번도 이것을 의심해 본 적이 없다고 조심스럽게 설명을 하셨다. 결국 간호사의 강력한 권유로 수녀님은 다른 의사를 찾아가서 세밀하게 검사를 받았다. (미국 내 대부분의 도시에는 켄터키 대학교의 기억 장애 클리닉처럼 알츠하이머병 진단을 위해 함께 일하는 전문 의료 팀이 있다.) 신경과 의사가 로라 수녀님의 이학적 증상 검사, 피 검사, 뇌 단층 촬영을 수행했다. 수녀님은 여러 종류의 복잡한 심리검사도 받았으며 이런 검사를 모두 받고 아무 이상 없이 건강하다는 것을 알고는 안심하게 되었다.

의사의 오진으로 로라 수녀님은 4년이나 고통을 받으며 지내야 했다. 내가 루이스 수녀님에게 저지른 실수도 이 경우와 비슷한 점이 있었기 때문에 나는 기분이 좋지 않았다. 그리고 현재 우리가 맞이하고 있는 새로운 겁 없는 유전자의 시대에 대해서 오랫동안 골똘히 생각하지 않을 수 없었다.

1997년에 나는 신경학자인 앨런 로지스를 만나기 위해 듀크 대학교를 방문했다. 논쟁을 좋아하는 그는 아마 내 생각으론 지난 20세기 후반에 알츠하이머병에 관한 가장 중요한 획기적 발견이라고 할 수 있는, APOE-4 유전자와 알츠하이머병의 관계를 밝혀낸 바 있다. 로지스는 자신의 명성에 걸맞는 뛰어난 유머 감각을 가지고 있었다. 내가 찾아가기 직전에 그는 노화에 관한 상원 소위원회의 공청회에 참석하였는데 이렇게 말했다고 한다. "나는 개인적으로 여러 별명으로 불립니다. '이단자'와 '거리의 무법자'가 그중에 좀 더 마음에 드는 별명입니다."

나는 로지스와 잘 지내고 있었고 그의 육감을 좋아했다. 몇 년 전에는 로지스가 수녀 연구에서 619명의 수녀님들을 대상으로 APOE-4 유전자 분석을 해 준 적이 있었다. 백인을 대상으로 한 다른 연구에서와 마찬가지로 전체의 20퍼센트에 해당하는 125명의 수녀님들이 한 개의 APOE-4 유전자를 가지고 있었으며 단지 2.6퍼센트(16명)만이 두 개의 APOE-4 유전자를 가지고 있었다. (흑인과 다른 인종에서의 유전자 유형에 관해서는 아직도 논란이 있다.)

우리는 이제 수녀 연구의 유전자 데이터를 우리의 연구에 이용할 추가적인 방법을 계획하고 있었다. 다음에 할 일에 대해 의견을 모으자 로지스는 나에게 한 가지 제안을 했다. 90세 이상의 수녀님 가운데 인지 능력이 정상이면서 APOE-4 유전자를 두 개 가지고 있는 수녀님을 찾아내면 나에게 200달러를 주겠다고 하는 것이었다.

나는 로지스의 제안에 흥미가 생겼다. 나는 그가 그런 제안을 다른 연구자들에게도 했다는 사실을 알고 있었다. 그것은 로지스가 APOE-4 유전자의 위력을 주장하는 하나의 방식이었다. 지금까지 그의 내기에 도전해 본 사람은 아무도 없었으며 아마도 내가 처음이었을 것이다. 수녀 연구를 통해서나 전 세계적으로 수행된 다른 많은 연구를 통해서 알게 된 사실들에 의하면 APOE-4 유전자가 알츠하이머병의 위험을 크게 증가시키지만 우리 연구에서는 심지어 두 개의 APOE-4 유전자를 가지고 있는 수녀님들도 모두 알츠하이머병의 증상을 보이지 않았다. 그래서 나는 내 컴퓨터를 켜서 수녀 연구에 참여한 수녀님들 중 가장 고령인 분들의 인지 능력을 몹시 자랑스러워하며, 로지스의 원칙에 대한 예외를 찾아보았다.

APOE-4 유전자를 두 개 가지고 있는 16명의 수녀님 가운데 4명이 90세가 넘었다는 것을 알아냈다. 이 4명 가운데 3명은 주요 인지 능력 측정법의 하나인 간이 정신상태 검사에서 인지 능력의 이상을 보였다. 그분들은 30점 만점에 정상의 기준인 24점에 못 미치는 점수를 받았다. 그러나 네 번째 수녀님은 26점을 받았다. "한 사람을 찾아냈어!" 나는 소리쳤다.

로지스는 놀란 것 같았다. "그분은 어떤 교육을 받았지?" 그는 급히 내게 물었다.

나는 다시 데이터베이스를 뒤져서 그분이 석사 학위를 받은 사실을 확인했다.

"글쎄, 그분의 높은 교육 수준을 감안한다면, 여기 듀크 대학교에서는 적어도 26점 이상을 받아야 인지 능력이 정상이라고 할 수 있겠지."

로지스의 조건부 제안에 따르자면 내가 진 것이었다. 하지만 나는 그렇게 고등 교육을 받은 수녀님에게는 더 높은 검사 기준을 적용해야 한다는 로지스의 의견에 동의할 수밖에 없었다. 왜냐하면 나도 역시 교육이 앞날에 미치는 영향을 제시한 적이 있었기 때문이었다. 나는 로지스의 의견을 존중하긴 했지만, 두 개의 APOE-4 유전자가 있는 사람은 90세가 되면 반드시 알츠하이머병에 걸린다는 주장에 대해서는 회의를 가지고 있었다. 더 정확히 말하자면 그런 그의 주장을 믿고 싶지 않았던 것이다. 유전자는 사람마다 다르게 작용하며 우리는 이미 APOE-4 유전자를 두 개 가지고 있는 수녀님들 사이에서도 큰 차이가 있음을 알고 있었다. 나는 우리의 수녀 연구가 이 점에 관해서 밝혀 줄 것이 아직도 많다는 것을 확신하고 있다.

⁂

만카토 수녀원의 수녀님들을 연구하기 시작했던 1986년에, 나는 스케줄이 꽉 차 있는 루돌프 탄지와는 달리 며칠이고 몇 주일이고 아무것도 하지 않으며 지냈다. 하버드 의과 대학의 젊은 학자 루돌프 탄지는 알츠하이머병의 유전자를 찾기 위해서 하루에 12시간에서 15시간을 실험실에서 보내고 있었다. 《뉴욕타임스》와의 인터뷰에서 탄지가 회고한 것을 보면, 그는 자신의 연구에 대해 거의 해답을 찾았다는 느낌이 들자 크리스마스 전날 밤을 꼬박 새고 크리스마스 날 하루 종일, 그리고 그해 마지막 날과 새해 첫날을 내내 실험실에서 보냈다고 한다. 그는 스스로 자신이 강박증이라는 것을 인정했고, 후회스러운 일이지만 그런 이유로 아직 결혼도 하지 못했다는 것을 알고 있었다. 그러나 그 때문에 학문의 역사가 이루어지기도 했다.

1987년 저명한 학술지인 《사이언스》에 두 논문이 나란히 실렸다. 한 논문의 주 저자는 탄지였고 다른 논문의 주 저자는 그 당시 국립 보건원에 있었던 드미트리 골드가버였다. 두 논문은 모두 알츠하이머병에 관한 동일한 유전자를 찾아낸 연구 결과였다. 로지스가 1992년에 APOE-4 유전자와 늦게 발병하는 알츠하이머병의 관계를 발견한 것과는 달리 탄지와 골드가버는 발병률이 훨씬 낮은 조기 발병 알츠하이머병과 관련된 유전자를 분리해 냈다.

조기에 발병하는 알츠하이머병은 전형적으로 65세 이전에 나타나고 늦게 발병하는 알츠하이머병보다 가족력을 가지고 있는 경우가 훨씬 더 많다. 그리고 알츠하이머병 증례의 약 5-10퍼센트를 차지하며 다운증후군 환자에게서 많이 발병한다. 조기 발병하는 알츠하이머병 환자는 50세에는 거의 예외 없이 플라크와 섬유농축체가 광범위하게 퍼져 있다. 다운증후군 환자는 21번 염색체가 하나 더 있기 때문에 그 염색체에 있는 유전자에 이상이 생길 확률이 높다고 생각되었다. 그래서 이 두 연구 팀은 21번 염색체에 초점을 맞추어 연구했다.

《사이언스》에 발표된 논문에 의하면 아밀로이드(플라크의 구성 성분)의 유전자가 21번 염색체에서 발견되었다. 그 유전자는 아밀로이드보다 더 큰 베타 아밀로이드 전구 단백질 또는 APP라는 이름의 단백질을 만든다. 그런데 알츠하이머병이나 다운증후군 환자는 처음에 예상했던 것처럼 단순히 이 단백질을 더 많이 만들지 못하는 것만이 문제가 아니었다. 오히려 아밀로이드가 우리 몸의 효소에 의해서 전구 단백질로부터 잘려 나오는 데서부터 문제가 발생했다.

정상 아밀로이드가 만들어지면 신경 세포의 기능은 정상을 유지한다. 그러나 APP가 부적절하게 잘려서 만들어진 아밀로이드는 끈적거려서 서로 잘 뭉치게 되어 플라크를 형성한다. 이런 반점은 신경 세포에 해롭다. 또 이런 아밀로이드는 면역 체계를 자극해서 염증 반응을 유발하고 이런 반응은 신경 세포에 더 큰 손상을 주게 된다. 결국 이론적으로 이런 손상은 화학 반응을 야기하고 그 결과 신경 세포 안에 섬유농축체가 형성된다는 것이다. 이러한 독성 도미노 효과를 아밀로이드 연쇄 반응 가설이라고 한다.

나중에 밝혀진 바에 의하면 플라크 형성에는 APP 유전자는 물론이고 14번 염색체에 있는 프리세닐린 1과 1번 염색체에 있는 프리세닐린 2라는 세 유전자의 돌연변이형이 관여한다고 한다. APOE-4 유전자와는 달리 이 돌연변이 유전자는 아주 드물어서 이 유전자 가운데 하나라도 있는 경우가 전체 인구의 1퍼센트도 되지 않는다.

탄지가 자신의 연구에 관해 쓴 책 『암흑의 해독(Decoding Darkness)』에서 자세히 설명한 것처럼 아밀로이드 연쇄 반응 가설은 쥐를 이용한 여러 실험 결과가 뒷받침해 주고 있다. 유전자 조작으로 돌연변이형 APP 유전자를 발현하게 된 쥐의 뇌에는 반점의 수가 현저하게 증가했다. 1999년에는 유전자 조작된 쥐에 독성을 가지는 아밀로이드가 들어 있는 백신을 주사했더니, 어린 쥐에서는 항체가 형성되었고 이것이 플라크의 발생을 막는 것 같았다. 이미 플라크가 형성된 나이가 든 쥐에서는 백신 접종으로 새로운 플라크의 형성 속도가 느려졌다. 아밀로이드로 만든 백신은 알츠하이머병을 치료할 수 있을 뿐만 아니라 예방할 수 있을 것이라고 추측되었다.

탄지와 다른 많은 학자들은 아밀로이드나 플라크를 알츠하이머병의 주범으로 보았다. 그러나 앨런 로지스가 알츠하이머병을 보는 관점은 전혀 달랐다. 그것은 그가 훨씬 더 발생률이 높고 늦게 발병하는 알츠하이머병에 관심을 가지고 있었기 때문일지도 몰랐다. 다른 많은 유명한 학자들과 함께 그는 또 다른 가능성을 생각하며 아밀로이드 연쇄 반응 가설에 도전했다. 또 다른 가능성이란 섬유농축체의 구성 물질인 타우 단백질이 알츠하이머병에서 뇌의 손상을 더 잘 설명한다는 것이다.

타우 가설은 부분적으로는 섬유농축체의 유무와 섬유농축체의 위치에 따라 알츠하이머병의 단계를 나눌 수 있다는 브라크의 유명한 부검 연구를 토대로 한 것이다. 6장에서 언급한 바와 같이 이 문제 역시 섬유농축체의 형성에 대한 주장을 근거로 한다. 타우 단백질은 정상 신경 세포에서는 밧줄 같은 미세관을 구성하지만 비정상적일 때는 이 밧줄 구조를 엉키게 한다. 로지스는 가장 흔한 유전자인 APOE-3가 섬유농축체의 형성을 막지만 APOE-4는 섬유농축체의 형성을 막지 못한다고 강력하게 주장했다. 또한 APOE-4는 삐죽이 나온 플라크 형성에 관여한다고 믿고 있었다.

아밀로이드나 타우 단백질과 알츠하이머병의 관계를 밝히는 것은 여러 해 동안 서로 경쟁해 왔던 연구 팀 사이에서 주된 의견의 대립을 보였던 복잡한 연구 과제였다. 알츠하이머병 분야에서 이 두 그룹은 서로를 성전에 참여했던 사람들인 양 우스갯소리로 '타우이스트(Tauist)'와 '밥티스트(Baptist)'라고 불렀다.

과학 연구, 특히 역학에서 흔히 문제가 되는 주요 딜레마는 원인과 결과를 구분하는 것이다. 밥티스트들이 믿는 것처럼 베타–아밀로이드의 독성을 가지고 있는 부분이 신경 세포를 손상시키는 일련의 과정을 촉발하는 것인가? 아니면 아밀로이드 섬유농축체의 형성은 비정상적인 타우 단백질에 의한 신경 세포의 죽음을 나타내는 것으로서 타우이스트들이 무덤이라고 부르는 일종의 단순한 결과인가?

이것은 밥티스트와 타우이스트들 사이의 상아탑 논쟁으로만 끝나는 얘기가 아니다. 플라크와 섬유농축체가 형성되는 정확한 메커니즘을 이해하게 되면 이 병을 예방하고 치료할 수 있는 약제를 개발할 수 있게 된다. (로지스와 탄지 두 사람은 모두 자신들의 연구를 실제적으로 적용하려는 일에 관여하고 있다. 로지스는 제약업계의 거물인 글락소스미스클라인 사에서, 탄지는 프라나바이오테크놀로지라는 회사와 관련을 맺고 있다.) 길을 잘못 들게 되면 여러 해 동안의 연구가 물거품이 되고 엄청난 고통을 예방할 수 있는 기회를 잃게 된다.

개인적으로 나는 250개 이상의 뇌의 연구에 대한 종합 회의에서 알게 된 것을 토대로 타우이스트 쪽을 지지한다. 우리의 수녀 연구 자료에 의하면 마커스베리의 병리학적 보고에서 플라크보다 섬유농축체의 수와 분포가 지능검사와 신체검사의 결과와 훨씬 더 밀접한 관련이 있다는 것을 알 수 있다. 그러나 나는 알츠하이머병의 원인(더 정확히 말하면 원인들)에 대해서는 마음을 열어 두고 있다. 알츠하이머병 유전자와 알츠하이머병 환자의 뇌에서 관찰되는 현미경적 소견의 관계가 밝혀진다면 퍼즐 게임의 조각이 모두 제 자리를 찾게 되는 것이다. 그때까지는 지금까지 발견된 유전자가 우리의 운명을 결정하는 유일한 요인이 아닐 것이라는 점을 명심하는 것이 중요하다.

내가 조이스, 버나뎃, 수잔(가명임)이라고 부르는 수녀님들은 모두 두 개의 APOE-4 유전자를 가지고 있었다. 이 세 분은 1910년대 초에 출생해서 나이가 거의 비슷했다. 또한 대가족의 노동 계층 출신이었고 부모들은 8학년 이상 교육을 받지 못했다. 이들은 모두 대학원을 졸업했고 40년 이상 학생들을 가르쳤다. 그러나 여기에서 비슷한 점은 끝난다.

조이스 수녀님은 두 개의 APOE-4 유전자를 가진 전형적인 임상 사례를 보이는 경우에 해당한다. 우리는 1992년에 70대 후반인 조이스 수녀님을 처음 검사했다. 수녀님은 간이 정신상태 검사에서 30점 만점을 기록했고, 걷고 옷을 갈아입고 식사하는 등 일상생활에서 다른 사람의 도움을 전혀 받을 필요가 없었다. 그러나 단기 기억력을 측정하는 지연 단어 회상 검사에서는 5분 전에 배운 단어 열개 중에 다섯 개밖에 기억하지 못했다.

두 번째 해에는 몇몇 검사에서 뚜렷한 퇴행의 조짐을 볼 수 있었다. 가장 눈에 띈 것은 지연 단어 회상 검사였는데 단어 열 개 가운데 세 단어만을 기억할 수 있었다. 세 번째 검사에서는 거의 모든 지능 검사와 신체검사에서 쇠퇴를 보였다.

그러나 수녀님은 치매의 기준에는 맞지 않았다. 그리고 수녀원에 들어오기 전의 생활에 대해 10분 동안 글을 쓰라는 검사에서 조이스 수녀님은 효과적으로 의사소통을 할 수 있음을 보여 주었다.

나는 고모인 메리 존 수녀님의 영향을 받아 수녀가 되기를 소원했다. 어머니는 내가 노트르담 수녀원에 들어가는 것을 바라지 않으셨다. 왜냐하면 수녀원의 규칙이 엄격했고 휴가 때 집에 갈 수 없었기 때문이었다. 그러나 아버지는 여동생인 메리 수녀님이 노트르담 수녀원에 계셨기 때문에 내가 그곳에 들어가게 되자 기뻐하셨다.

치매인 사람은 이렇게 분명하게 글을 쓸 수 없다.

다음 검사는 조이스 수녀님이 80대 중반이었을 때 하게 되었는데, 수녀님은 그때 이미 정상이 아니었다. 간이 정신상태 검사 점수는 30점에서 11점으로 곤두박질쳤고 지연 단어 회상 검사에서는 단어를 한 개도 기억하지 못했다. 또한 옷을 갈아입고 의자에서 일어날 때 도움을 받아야 했다. 문제는 글을 써 보게 했더니 분명하게 드러났다. 수녀님이 쓴 글은 다음과 같다.

내가 수녀원에 들어가기 전 생활을 짧게 기록. 내가 태어난 곳, 학교에 다녔다. 무엇, 좋은 집과 음식과 아버지의 사랑. 아버지가 나를 격려해 줘서 수녀가 되었다.

이 검사를 주관한 가브리엘 메리 수녀님은 연구 노트에 다음과 같은 말을 덧붙였다. "수녀님은 10분이 넘도록 글을 잘 써 내려갔고 분명히 마지막 문장을 끝내고 싶어했어요. '아버지'라는 단어를 쓰고는 그 다음에 쓰고 싶은 말을 생각하는 데 사오 분은 더 걸렸지요."

조이스 수녀님은 다음 검사에서 글을 전혀 쓰지 못했다. "수녀님은 거의 2분 동안 오른손에 펜을 쥐고만 있었어요. 글을 쓰려나 보다고 생각했는데 잠시 후 펜을 내려놓고는 종이를 옆으로 밀어 놓았답니다." 가브리엘 메리 수녀님이 말씀하셨다.

그러나 메리 수녀님은 조이스 수녀님이 자신을 보면서 말하고 미소를 짓고 한 번은 크게 웃기까지 했다고 하였다. 글쓰기로 말하자면 조이스 수녀님은 하루 종일 다른 사람의 도움을 받아야 했지만 여전히 가끔씩이나마 웃을 수는 있었다.

자, 이제 버나뎃 수녀님을 보도록 하자. 수녀님은 수녀원에 들어온 지 60년이 지난 80대 초반에 처음으로 수녀 연구의 검사를 받았다. 수녀님은 모든 부문에서 높은 점수를 받았다. 간이 정신상태 검사에서는 완벽하게 30점을 받았고 일상생활을 하는 데 도움을 받을 필요가 전혀 없었다. 그 이후에 실시한 두 번의 검사에서도 지능검사와 신체검사에서 전혀 이상이 발견되지 않았다. 하지만 수녀님은 1996년에 심장 발작으로 돌아가셔서 우리는 모두 꽤 놀랐다.

앞서 6장에서 이야기한 바와 같이, 버나뎃 수녀님의 뇌는 부검 결과 해마와 신피질에 섬유농축체가 산재해 있어서 마커스베리가 브라크 6단계라고 등급을 매겼다. 즉, 이것은 아주 심한 병리학적 소견을 보이는 것이었고 두 개의 APOE-4 유전자를 가지고 있는 것과 완전히 일치하는 것이었다. 그러나 버나뎃 수녀님은 어쨌든 치매 증상을 보이지 않았다. 사실 그분이 돌아가신 후 있었던 종합 회의에서는 뇌가 바뀐 것이 아닌가 의심할 정도로 임상 증상이 없는 것에 모두들 무척 당황했다.

우리는 APOE-4 유전자 검사 결과와 로지스의 실험실에서의 결과를 중복해서 조사했다. 그리고 수녀님이 돌아가시기 전에 한 세 번의 검사를 촬영한 비디오테이프를 본 후 수녀님의 수행 능력이 믿을 수 없을 정도로 완벽해서 지능검사 결과에 대한 의구심을 완전히 버렸다. 수녀님은 검사 때마다 컴퓨터 시계로 4분 오차 범위 내로 시간을 정확하게 알아맞히셨다.

지금까지 우리의 연구에서 브라크 6단계에 해당하면서 지능이나 신체적으로 아무 이상이 없었던 분은 유일하게 버나뎃 수녀님뿐이었다. 그분은 뇌의 병리학적 병변이 심하고 APOE-4 유전자가 두 개이지만 뇌가 완전히 고장 나기 전에 사망함으로써 알츠하이머병의 증상을 보이지 않았다. 만약 그분이 더 오래 살았더라면 알츠하이머병으로 기억력이 쇠퇴하고 다른 기능에 이상이 생기기 시작했을지도 모르지만 그것도 알 수 없는 노릇이다. 어쨌든 버나뎃 수녀님은 알츠하이머병의 유전적 병리학적 이상을 극복할 수도 있다는 증거를 남기신 것이다.

두 개의 APOE-4 유전자를 가진 분 가운데 단 한 분만이 알츠하이머병의 임상 증상을 보이기 전에 사망하셨다. 두 개의 APOE-4 유전자를 가지고 있었던 9명의 수녀님은 치매에 걸렸고, 다른 4명은 돌아가시기 전에 단기 기억력에 문제를 보였다. 두 개의 APOE-4 유전자를 가지고 있었던 16명 가운데 단 1명만이 설명할 수 없었다. 그리고 버나뎃 수녀님처럼 아주 건강하셨다.

수잔 수녀님은 70대 후반부터 시작해서 전부 여섯 차례 검사를 받으셨다. 가장 최근에 받은 검사는 수녀님이 80대 중반이셨을 때인데 인지 능력이나 신체적으로 어떠한 이상도 발견되지 않았다.

물론 우리는 수잔 수녀님의 뇌에 플라크나 섬유농축체가 형성되어 있을지 또는 나중에 임상 증상을 보이게 될지에 대해서는 알 수 없다. 그러나 지금까지의 검사를 지켜본 바에 의하면 수잔 수녀님은 90세까지는 아무 이상 없이 잘 지내실 것으로 추측된다. 나는 그분을 보면 기쁘고, 앨런 로지스에게 이런 사실을 알려서 내기 돈을 받을 수 있다면 무지하게 행복할 것이다.

1995년에 앨런 로지스가 수녀 연구에 참여한 수녀님들의 APOE-4 유전자를 조사하자고 내게 제안했다. 그 후 나는 수녀님들을 방문해서 우리 연구의 새로운 장이 열리게 된 것을 설명했다. 어느 날 오후 엘름그로브의 옛 성당을 도서관으로 개조한 곳에서 30여 명의 수녀님을 만났다. 스테인드글라스의 창문을 통해 들어오는 부드러운 빛을 받으며, 나는 만약 그분들이 허락한다면 유전자 검사를 위해 샘플을 어떻게 채취할 것인지를 설명했다. 그저 입속 점막을 작은 솔로 문질러서 자연적으로 떨어져 나오는 늙은 세포를 채취할 것이라고 설명했다. 이 샘플로 APOE-4 유전자를 검사할 수 있으며 앞으로 할지도 모르는 다른 검사를 위해 나머지 유전 물질은 얼려 둘 것이라고 설명했다. 새롭게 '후보' 유전자가 발견되면 얼려 두었던 샘플의 일부를 녹여서 새로 발견된 유전자와 알츠하이머병의 병리학적 소견과 임상 증상의 관계를 밝힐 수 있을 것이라고 했다. 마지막으로 수녀님들에게 그 결과는 완전히 비밀에 붙일 것이라고 설득했다.

설명이 끝나고 질문을 받자, 몇몇 수녀님이 근심 어린 목소리로 다른 누군가가 자신의 유전자 검사 결과와 알츠하이머병에 걸릴 잠재적 위험성을 알게 되지는 않겠느냐고 우려했다. 또 다른 수녀님이 물어보셨다.

"그 유전자를 가지고 있는 당사자들에게는 알려 줄 겁니까?"

나는 만약 요구한다면 결과를 알 수 있다고 대답했지만 솔직히 그 문제는 비껴 가고 싶었다. "여러분의 연구원들이 아주 용의주도하다면 그런 염려는 생각할 수조차 없으며 전혀 걱정할 일이 없을 것입니다." 나는 말했다. 하지만 순간적으로 이 말이 얼마나 번지르르한가 하는 생각이 들었다. 그러나 수녀님들은 언제나처럼 점잖게 그 문제를 넘어가 주셨다.

4년이 흘러 나는 엘름그로브의 도서관에서 그 당시에 만났던 수녀님들 대부분과 다시 자리를 함께하게 되었다. 그때는 위스콘신 의과대학의 피에로 안투오노 박사와 함께 갔는데 박사는 수녀님들의 신경학적 검사를 맡을 예정이었다. 최근에 발견한 사실에 대한 이야기를 끝내고 난 후 로살리 수녀님이 내게 물어 보셨다. "가끔 몇 년 동안 알고 지내는 수녀님 이름을 생각해 내기가 어려운데 내가 알츠하이머병에 걸릴까요?"

"글쎄요, 수녀님. 저는 겨우 사십인데 가끔 친구의 이름을 까맣게 잊어버리기도 하고요, 방에 들어가서는 내가 왜 이 방에 왔나 생각해야 하고요, 물건 이름이 갑자기 떠오르지 않기도 한답니다. 이런 일은 어느 나이에서나 일어나는데, 많은 경우 스트레스나 근심, 걱정 때문이거나 피곤이 쌓였을 때 그리고 동시에 너무 많은 일에 신경을 쓰려고 할 때 생기는 현상입니다. 나이가 들면서 어떤 일을 처리하는 데 좀 더 많은 시간이 필요하게 되는 것은 정상적인 현상이에요. 많은 사람들이 어떤 때에는 이름을 기억하지 못하지만 나중에 다시 생각해 내기도 하거든요. 비정상적인 것은 기억에 문제가 생겼을 때 그 문제가 지속되고 점차 나빠지는 것이지요. 그럴 때 의사의 진단을 받아야 하는 것입니다. 그러나 그런 때라 할지라도 드시고 있는 다른 약의 부작용이나 치료가 가능한 다른 원인 때문일 수도 있습니다. 가끔 같은 질문을 계속하는 친척에 대해서 자문을 구하는 사람들이 있는데, 진짜 문제는 귀가 잘 들리지 않았던 경우도 있었답니다."

나의 말이 끝나자 로살리 수녀님을 비롯해서 주변의 다른 수녀님들이 안도의 한숨을 내쉬는 것을 볼 수 있었다.

그러자 베레니스 수녀님이 다음과 같이 말씀하셨다. "내 유전자에 관해서 알아 낸 사실, 즉 내가 알츠하이머병 유전자를 가지고 있는지 여부를 알고 싶은데요."

피에로와 나는 불편한 마음으로 의자에 앉았다. 피에로가 먼저 대답했다.

"그걸 직접 말씀드리기 전에 중요한 점을 한 가지 지적하고 싶어요, 수녀님. 알츠하이머병에 걸린 사람에게서 유전자는 분명히 중요한 역할을 합니다. 물론 우리가 관련된 유전자를 전부 찾아냈다고 생각하지는 않습니다. 그러나 일반적으로 유전자에 관해서 알게 되면 될수록 많은 경우 유전자는 생활 스타일이나 환경과 서로 작용한다는 것을 알게 되었습니다. 아마 여러분들은 선천성과 후천성에 대해서 들어 보셨을 것입니다. 우리는 알츠하이머병이 선천성과 후천성이 합해져서 발생할 가능성이 더 크다는 사실을 알아내고 있습니다."

"일찍 발병하는 알츠하이머병에서는 유전자가 아주 중요한 것 같습니다. 그러나 여러분들이 염려하는 늦게 발병하는 알츠하이머병의 경우에는 다른 요인들이 밝혀지고 있습니다. 우리들은 담배를 끊는다든지 머리에 외상을 입지 않도록 언제나 안전대를 맨다든지, 비타민이나 항산화제를 복용하거나 심혈 관계의 건강에 신경을 쓰는 것과 같이 무엇인가를 할 수 있다는 점을 강조하고 싶습니다. 이런 일을 해야 하는 적절한 이유가 있을 뿐만 아니라 이것은 알츠하이머병을 예방하는 데에도 도움이 될 것입니다"

"자, 이제 수녀님의 질문으로 돌아가 볼까요? 한 가지만 여쭈어 볼께요. 알츠하이머병 유전자를 가지고 있다는 사실을 아시게 된다면 수녀님의 일상생활에 정말로 변화가 올까요? 아니면 좀 더 나은 결정을 내리는 데 도움이 될까요?"

나는 덧붙여서 다음과 같이 말했다. "만약 알츠하이머병 유전자가 있다는 것을 알게 되었을 경우라 할지라도 여러분이 따로 인생을 정리할 필요가 있다고는 생각하지 않습니다. 그 사실은 길게 보아서 앞으로 어떤 일이 일어날 수 있을지 그 가능성을 알려 주는 것뿐이지 가까운 장래의 일에 대해서는 거의 아무것도 알려 주지 않기 때문입니다."

내가 보기에 수녀님들은 이미 자신들의 삶을 완벽하게 정리한 것으로 생각되었다. 그러나 그렇지 않은 나머지 사람들에게는 유언장을 작성하거나 가족이나 친구들과 지나간 상처를 화해해야 하는 것 등의 더 긴박한 이유가 있다.

피에로의 질문의 요지는 다름이 아니라 바로 '수녀님들이 그 사실을 알게 되었다고 해서 무엇이 달라지겠는가?' 하는 것이었고 그 말이 가장 절실하게 수녀님의 마음을 울린 것 같았다. 다른 수녀원에서 같은 문제가 제기될 때면 우리는 항상 그 말을 뇌풀이했는데, 그러면 실질적으로 또 즉시 수녀님들을 안심시켜 드릴 수 있었다.

그러나 얼마 지나지 않아 내 마음을 바꿔야 할 때가 올지도 모른다. 탄지, 로지스 등 많은 저명한 학자들이 5년 내지 10년 이내에 알츠하이머병의 발병을 늦추고 뇌 손상을 막을 수 있는 약제가 개발될 것으로 믿고 있기 때문이다. 게다가 APOE-4 이외에 6~10개의 또 다른 유전자가, 전 세계적으로 알츠하이머병의 90퍼센트를 차지하는 늦게 발생하는 알츠하이머병의 진짜 위험 인자로 확인될 것이다. 10년 안에 이 유전자들을 한꺼번에 검사해서 늦게 발병하는 알츠하이머병에 걸릴 위험이 높은 사람을 좀 더 정확하게 예견할 수 있을 것이다. 그리고 약리학과 유전학을 접목시켜서 특정 유전자의 불균형이나 생물학적 이상을 고치기 위해 여러 약제들을 개개인에 맞게 만들 수 있을 것이다.

그런 날이 오면 다른 분야에서와 마찬가지로 전 세계적으로 대단한 논란이 있을 것으로 예상된다. 중년의 나이를 넘긴 수많은 사람들이 자신이 유전적으로 알츠하이머병에 걸릴 위험이 있다는 것과 평생 동안 몇 가지 약을 먹으면 알츠하이머병에 걸리지 않을 수 있다는 사실을 알게 되었다고 상상해 보자. 이런 경우에 발생할 수 있는 사회적, 법적, 경제적, 그리고 윤리적 문제는 그렇게 간단한 것이 아니다.

유전적 차별 문제의 가능성 역시 엄청나다. 건강 유지 기구(HMO)의 회계사는 두 말할 것도 없고 친구, 가족, 상사, 동료, 의사 그리고 간호사가 유전적으로 알츠하이머병에 걸릴 위험이 높은 사람에게 어떤 반응을 보일 것인가? 이런 염려는 수녀님들의 자서전에 대한 논문을 《미국 의학 협회지》에 발표한 직후에 현실로 나타났다. 매우 놀랍게도, 발표 후 며칠이 채 지나지 않아서 우리는 여러 보험 회사로부터 알츠하이머병에 걸릴 위험도를 측정하는 표준 검사 양식을 개발해 달라는 성화에 시달렸다. 우리는 단호하게 거절했지만 이것은 오랫동안 잊혀지지 않는 일이었다.

탄지의 말을 빌려 표현하자면 앞으로 "암흑을 해독하는 일"을 계속하는 동안, 유전 정보는 우리에게 길을 밝혀 줄 수도 있겠지만 또한 우리의 삶을 어둡게 할 수도 있는 양날을 가진 칼이라는 점을 명심해야 할 것이다.

## 9

# 들리세요, 수녀님?

문을 두드렸을 때, 나는 수녀님이 어떻게 하실지

어떤 기분이실지 전혀 알 수 없었다.

그래서 방으로 걸어 들어가면서 내가 무슨 말을 해야 할지,

무엇을 물어 보아야 할지 아니면 그저 이야기를 듣고만 있어야 할지,

주님께서 인도해 주십사 기도드렸다.

—마를린 맨니 수녀

1992년 11월 아그네스 수녀님은 만카토 수녀원에서 수녀 연구에 참여하시고 처음이자 마지막 지능검사를 받으셨다.

"수녀님, 제 말 들리세요?" 검사를 맡은 가브리엘 메리 스패스 수녀님이 아그네스 수녀님을 불렀다.

92세의 아그네스 수녀님은 검사하는 동안 눈을 꼭 감고 있었고 이름을 부르면 가끔 눈을 뜨곤 했다.

메리 수녀님은 아그네스 수녀님의 상태를 측정하기 위해 우리가 특별히 만든 검사 양식을 사용하고 있었다. 메리 수녀님은 이미 아그네스 수녀님이 일반 지능검사와 신체검사에서는 반응을 보이기 힘들 것이라는 결론을 내려놓고 있었다. 이 특별 검사 방법으로는 대화와 자극에 대한 반응 능력과 같은 가장 기초적인 정신적, 육체적 능력을 검사할 수 있다. 이것은 피검사자가 보이는 아주 작은 반응의 변화도 찾아낼 수 있기 때문에 검사자의 끈질긴 인내심이 필요한데, 흔히 반복해서 질문하는 것처럼 보인다. 이 검사는 표준화된 것이지만 메리 수녀님은 사랑하는 마음으로 아그네스 수녀님을 안심시키면서 그 검사를 수행하셨다.

"수녀님, 내 손을 꼭 잡아 보세요" 메리 수녀님이 말씀하셨다. 아그네스 수녀님은 150센티미터도 되지 않는 작은 키에 45킬로그램도 나가지 않는 연약한 몸으로 힘없이 앉아 계셨다. 한참 있다가, 오르간 연주가이자 음악 선생님이기도 하셨던 아그네스 수녀님이 오른손을 꼭 쥐셨다. 그러나 메리 수녀님이 왼손을 써 보라고 하자 테이블 위에 올려놓은 왼손을 움직이지 못했다.

다음에는 메리 수녀님이 아그네스 수녀님에게 노란색 공을 보여 주면서 물었다. "수녀님? 이게 뭐예요?" 그러고는 수녀님이 생각할 시간을 갖도록 한참을 기다렸다.

아그네스 수녀님은 가브리엘 수녀님이 들고 있는 노란 공을 쳐다보고 직접 만져 보았지만 아무 말도 하지 못했다.

조금 있다가 메리 수녀님이 다시 한번 물었다. "이게 뭐예요?"

아그네스 수녀님이 두 눈을 감고 계신 것을 보고 메리 수녀님은 아그네스 수녀님의 팔을 따스하게 만지며 말했다. "이걸 보세요, 수녀님."

아무 말도 없이 30초 이상이 지나자 메리 수녀님이 다시 말했다. "이건 공이에요. 이게 뭐지요?" 다시 긴 침묵이 흘렀다.

아그네스 수녀님은 1900년에 태어난 '백년 이기'였다. 중서부의 농촌에서 자랐고 11명의 아이들 중 막내였으며 병약한 아버지를 돌보고 가사를 꾸려 가는 어머니를 돕기 위해 8학년을 마치고 공부를 포기했다. 그리고 시간이 남으면 그 지역의 성당에서 미사 때 사용하는 제의를 세탁하고 제단을 정돈하거나 교구 사람들에게 삼종 기도 시간을 알리는 종을 치는 일을 했다. "나는 주님을 위해 그런 일을 하는 것이 참 좋았다." 수녀님의 자서전에는 이렇게 씌어 있었다. 아버지는 수녀님이 18세가 되던 해에 돌아가셨고 수녀님은 23세까지 어머니를 돕느라고 집에 남아 있다가 노트르담 수녀원에 들어가기로 결심했다.

서원식을 한 후 아그네스 수녀님은 미네소타와 북(北)다코타 근처의 성당과 학교에서 오르간을 연주했고 음악을 가르쳤으며 여름에는 고등학교 과정을 공부하느라 만카토 수녀원에서 지냈다. 그리고 28세의 나이에 졸업장을 받았으며 50년이 넘게 수녀 생활을 하다가 은퇴하여 굿카운슬힐로 돌아왔다. 그 후 몇 년 후에 아그네스 수녀님은 정신적, 육체적으로 문제가 많은 수녀님들을 간호사들이 돌봐 주는 수녀회의 성 요셉 요양원으로 옮겨서 지냈다. 내가 만카토 수녀원을 찾았던 초기에 본 바로는 수녀원 안의 양로원에 있는 수녀님들은 아주 훌륭한 의료 혜택을 받을 뿐만 아니라 익숙한 주변 환경 속에서 수녀원으로부터 계속해서 물질적, 정신적 지원을 받고 있었다.

아그네스 수녀님의 의무 기록에는 뇌졸중, 심장병, 치매라는 세 가지 병이 발생한 것에 대해 상세하게 적혀 있었다. 이 세 병이 서로 어떻게 영향을 미치는지, 그리고 이들 병이 알츠하이머병과는 어떤 관련이 있는지가 수녀 연구의 핵심 주제였다. 우리는 처음부터 뇌졸중과 심장병이 치매의 발생률을 의미 있게 증가시킨다는 것은 알고 있었다. 그러나 분명히 밝혀지지 않은 것은 치매의 유형과 치매의 발병 메커니즘이었다.

뇌졸중 환자에게서는 혈관이 터지거나 막혀서 갑작스럽게 치매 증상이 나타날 수 있다. 그러나 이와 대조적으로 알츠하이머병의 증상은 서서히 발전해 간다. 그러나 나이가 많아지면서 이 두 병은 서로 얽혀서 잘 구분할 수 없다. 뇌졸중과 알츠하이머병이 서로 어떻게 관련되어 있는가 하는 것은 결코 학술적인 문제만은 아니다. 이 병들에 대한 효과적인 예방과 치료 방법은 그 매듭을 푸는 과정에서 나올 수 있을 것이다.

❧

가브리엘 메리 스패스 수녀님과 마를린 맨니 수녀님은 1991년에 검사 프로그램이 시작되었을 때 수녀 연구에 참여했다. 1년 열두 달 동안 두 분은 플리머스 그랜드 보이저 미니밴을 타고 미국 전역의 일곱 군데 노트르담 교구를 모두 돌면서 수녀 연구에 참여하는 수녀님들을 만나러 다니신다. 메리 수녀님과 마를린 수녀님은 우리를 도와서 그분들이 수정하고 보완한 특별 검사법으로 수녀님들의 지능과 신체 기능 검사를 신중하게 수행하신다. 150센티미터 정도 키에 머리 모양과 안경도 비슷하고 심지어는 웃는 모습마저도 비슷하신 이 두 수녀님은 서로 너무나 닮아서 스노든 자매 또는 스노든 쌍둥이라는 사랑스러운 별명을 가지게 되었다. (수녀원을 방문할 때면 두 분은 서로를 구분할 수 있도록 이름표를 달고 다니신다.) 이 두 분이 계시지 않았더라면 수녀 연구는 불가능했을 것이다. 이분들은 수녀 연구에 참여한 수녀님들이 시간이 경과하면서 어떤 변화를 보이는지를 생생하게 알려 주었던 것이다.

두 수녀님의 한 해는 으레 가브리엘 수녀님의 고향 교구인 밀워키에서 시작된다. 석 달 동안 그 지역에서 검사를 마친 후 마를린 수녀님의 고향 교구인 만카토로 자리를 옮겨 약 두 달 동안 검사를 수행하신다. 그러고는 시카고, 세인트루이스, 차타와, 볼티모어, 윌턴을 거쳐 다시 밀워키로 돌아오신다.

자동차는 컴퓨터, 프린터, 녹음기, 비디오카메라, 신발, 그리고 서류 상자를 비롯한 각종 검사 도구들로 꽉 차 있다. 연구에 참여하는 수녀님들이 만들어 준 선물도 짐의 일부이다. 백미러에 걸려 있는 것은 세인트루이스에서 받은 화환, 계기판에 있는 천으로 만든 인형은 볼티모어에서 받은 것, 그리고 토끼와 곰 인형은 차타와 수녀원에서 받은 선물이었다.

두 분의 여행길은 기도로 시작된다. 운전을 하지 않는 수녀님은 그날 하루를 위해 큰 소리로 기도와 미사책을 읽는다. 그런 다음 한 시간 동안은 그날 할 일과 그 일을 자신들의 생활에 어떻게 적용할지를 조용히 묵상한다. 한번은 가브리엘 수녀님이 나에게 말씀하셨다. "기도와 묵상은 그날 하루의 분위기를 결정하지요. 그리고 하루 일과 도중 무슨 일이 생기면 우리는 언제든지 다시 주님께 침묵의 기도를 드린답니다."

점심때가 가까워 오면 가끔은 음악을 틀기도 하는데, 한 분은 운전대를 잡고 다른 한 분은 뜨개질을 하신다. (마를린 수녀님 말씀에 의하면 여행에서 얻는 즐거움 중 하나는 여러 수녀원을 다니시면서 새로운 뜨개질 패턴을 배워 오는 것이라고 하신다.) 다음 수녀원에 도착하기 전에 날이 저물면 수녀님들은 때에 따라서 홀리데이 인에 묵기도 한다.

수녀원에 도착하면 수녀님들은 마치 집에 돌아온 것처럼 친구들과 인사를 나누시고, 교구의 대소사를 쫓아다니시며, 그곳에 있는 동안에 챙겨야 할 생일과 서원 기념일을 알아본다. 그리고 제일 하기 싫은 일이지만 자동차의 짐을 풀고는 수녀 연구에 참여하는 모든 수녀님들을 만나서 가장 최근의 연구 결과에 관해서 알려 드린다. 그리고 두 분은 수녀님들에게 검사 과정을 다시 확인시키고 그 검사들은 단지 연구를 위한 것임을 강조한다.

"지난번에 우리가 왔을 때만큼 빨리 걸을 수 없는 것은 자연스러운 노화 과정이에요." 마를린 수녀님은 이렇게 수녀님들을 안심시킨다. "아무 변화가 없다면 이런 연구를 할 이유가 없지요."

수녀님 한 분마다 하루에 걸쳐 지능검사를 하고 이어서 신체검사를 한다. 하루에 대여섯 가지 검사를 하고 이를 모두 녹음하며 많은 경우 비디오 촬영도 한다. 그리고 나머지 시간에는 다음 검사를 준비하고 추적 조사를 하느라 바쁘게 보낸다.

여덟 종류의 지능검사는 서로 다르지만 일부는 겹치는 검사 항목도 있다. 알츠하이머병이 의심되는 사람의 진단 과정을 본 적이 있는 사람들에게는 친숙한 검사가 대부분이다. 간이 정신상태 검사에서는 특정한 물건의 이름, 날짜, 거주지를 물어 보고 단어를 거꾸로 읽도록 하고 그 외에 샘플 검사를 하게 된다. 이 검사로는 기억력, 집중력, 시간과 장소에 대한 인지력과 같은 전체 지능의 중요한 요소들을 조사할 수 있다.

주위에 흔한 물건을 알아보고 이름을 댈 수 있는 능력은 또 다른 두 검사로도 알아볼 수 있다. (여러분은 알로이스 알츠하이머 박사의 환자였던 아우구스테가 컵을 '우유 따르개' 라고 불렀던 것을 기억할 것이다.) '보스턴 이름 붙이기' 라는 검사에서는 커다란 카드에 그려진 선으로 된 그림을 보고 연상되는 15개의 물건 이름을 대는 것이다. 시력이 나빠서 이 검사를 제대로 할 수 없는 수녀님들은 '물건 이름 붙이기' 라는 검사를 받는데 이 검사는 손을 사용해서 한 세트로 되어 있는 실물 12개를 확인하는 것이다.

'단어 유창성 검사' 라고 하는 또 다른 검사는 어휘와 기억력, 그리고 처리 속도를 측정한다. 이것은 한 그룹의 수녀님들이 과일이나 채소와 같은 여러 종류의 물건 이름을 1분 동안 말하는 것이다. '구조 응용' 이라는 검사는 시간과 공간의 지각 능력을 검사한다. 네 개의 선으로 된 기하학적인 그림을 보여 주고 그 그림을 그대로 따라 그리는 것이다.

우리는 이러한 검사들을 통해 수녀님들의 능력을 측정한다. 예를 들어 '구조 응용' 에서는 점점 더 복잡한 그림을 그리게 되어 있다. '보스턴 이름 붙이기' 에서 보여 주는 것은 주변에서 흔히 볼 수 있는 물건에서부터 그다지 자주 볼 수 없는 물건에 이르기까지 다양하다. 검사는 주로 일상생활을 하는 데 필요하고 독립적으로 생활하는 데 중요한 기능과 관련이 있다.

마지막으로 하는 세 종류의 기억력 검사는 서로 관련이 있다. 첫 번째 기억력 검사는 '단어 목록 기억' 검사로 피검사자는 10개의 단어를 큰 소리로 세 번 읽고 나서 즉시 그 단어들을 기억하도록 되어 있다. 이 검사는 학습 단계로서 10개 단어의 순서를 바꾸어 세 번 반복한다. 5분 후 '지연 단어 회상' 검사에서는 그 10개의 단어를 다시 기억하도록 한다. 마지막으로 '단어 인지' 검사에서는 20개의 커다란 목록 카드를 보여 주는데 이전에 학습한 10개의 단어가 포함되어 있으며 나머지 10개는 피검사자가 검사하는 동안 본 적이 없는 '혼란을 일으키는' 단어이다. 즉, 학습한 단어와 그렇지 않은 단어를 구분하는 것이 마지막 검사에서 하는 일이다.

수녀님들의 75퍼센트는 단어 회상 검사에서 기억하는 단어보다 더 많은 단어를 단어 인지 검사에서 정확하게 인지할 수 있다. 이러한 차이는 시각 요인이 기억에서 차지하는 중요성을 보여 주는 것인데, 메리 수녀님과 마를린 수녀님이 달고 다니시는 이름표와 같은 시각적 신호가 기억이 가물가물하는 사람에게 도움이 되는 것도 이 때문이다.

신체검사에서는 일상생활을 그대로 옮겨서 해 보는 것으로 한다. 스웨터를 입어 보라고 하거나 진흙으로 만든 핫도그를 자르거나 약병에 적힌 설명서를 읽고 쓰여 있는 대로 알약을 꺼내는 일을 시켜 본다. 손 조정 능력을 알아보기 위해서는 모양이 다른 세 개의 손잡이가 달린 작은 문을 여는 데 걸리는 시간을 측정하고, 꽉 쥘 수 있도록 만든 악력계로 수녀님들의 쥐는 힘을 측정한다. 검사자는 2미터를 걷는 데 걸리는 시간을 측정하고 2미터를 걸을 수 있으면 15미터를 걷게 해서 걸리는 시간을 측정한다. 또 순발력 검사에서는 피검사자가 의자에서 일어나서 수녀원 곳곳에 만들어 놓은 정지 표지판을 돌아 걸어오는 시간을 측정한다. 하체의 힘은 계단을 얼마나 높이 걸어 올라갈 수 있는지를 보고 간접적으로 측정한다. 이 검사를 위해서는 스텝 에어로빅 강좌에서 사용하는 높이를 조절할 수 있는 단을 이용한다. 또 양쪽 신발을 신고 끈을 매는 것도 해 보게 한다. (이 연구가 시작되기 전에 우리는 검사의 평준화를 위해 크기가 다른 동일한 모양의 12켤레의 신발을 준비했다.) 우리는 행동에 근거한 이러한 검사뿐만 아니라 이전 6개월 동안 수녀님들이 식사를 하고 옷을 입고 용변을 보고 목욕을 하는 것과 같은 일상생활에 대해 수녀원의 간호사들이 쓴 보고서를 참조한다. 특히 이런 지능검사와 신체검사를 전혀 수행할 수 없는 경우에는 메리 수녀님이 아그네스 수녀님에게 한 것과 같은 특별 검사 양식을 사용한다.

이런 검사를 수행하는 동안 검사자들은 수녀님들이 지연 단어 회상 검사 문제를 다 맞히거나 특별 검사에서 손을 꽉 쥐는 등 잘 해낼 때마다 긍정적인 칭찬을 아끼지 않는다. 기능 이상이 심한 수녀님들일수록 기분에 따라 검사 결과가 민감하게 달라질 수 있기 때문에, 이렇게 격려해 주는 것은 더욱 중요하다. 검사에 참여했던 수녀님들은 종종 메리 수녀님과 마를린 수녀님이 얼마나 빨리 자신들을 편안하게 해 주었는지를 알려 주기도 한다. 이것은 바로 두 수녀님이 검사 기술이 뛰어날 뿐만 아니라 따뜻한 마음을 가지신 분들이라는 사실을 말해 주는 것이다.

아그네스 수녀님의 특별 검사 결과를 받고 수녀님의 기록을 검토하다 보니 우리는 아그네스 수녀님이 1927년에 니콜렛 수녀님(2장 참조)과 함께 서원식을 가졌던 16명 가운데 한 분이라는 것을 알게 되었다. 불행하게도 아그네스 수녀님은 나이가 들면서 상태가 그리 좋지 않으셨다. 1987년에 찍은 60주년 기념사진에는 니콜렛 수녀님을 포함해서 그때까지 살아 계신 10명의 수녀님들과 함께 계시기는 했지만, 그 당시 이미 신체 기능이나 지능은 급격히 나빠져 있었다.

아그네스 수녀님은 여러 차례 뇌졸중이 있었던 병력이 있었는데 그것은 1955년으로 거슬러 올라간다. 1977년에 수녀님은 원인을 알 수 없는 심장 이상을 경험했고 1983년에는 모르고 지나간 심장 발작이 있었을 것이라는 의사의 기록이 있었다. 이때 수녀님의 순환계 문제는 뇌의 신경 조직과 심장 근육에 모두 영향을 주고 있었다.

아그네스 수녀님은 80대에 여러 번 의식을 잃었는데 때때로 의식을 잃기 전 어지럽고 현기증이 났다고 하셨다. 그리고 규칙적으로 보행기를 사용하기 시작했다. 여러 차례의 어지럼증은 일과성허혈발작(TIA)이라고 부르는 가벼운 뇌졸중의 증상이었을 것이다. 하루를 넘기지는 않으면서 경우에 따라서는 단 몇 분 동안만 지속되기도 하는 TIA는 그쪽의 뇌가 일시적으로 허혈 상태가 되었다는 것을 말한다. 즉, 충분한 혈액이나 산소를 공급받지 못하고 있는 것이다. TIA는 곧 뇌졸중이 일어날 것이라는 초기 신호일 수 있으며 이는 영구적인 뇌 손상을 야기하고 24시간 이상 증상이 계속되기도 한다.

뇌졸중과 심장병은 비슷한 점이 많은데 같은 원인에 의해서 발생하기도 한다. 고혈압이 가장 중요한 요인이다. 혈압이 높으면 심장은 혈액을 짜서 내보내기 위해 과도하게 일해야 하고 그 결과 울혈성 심부전과 심장 발작의 위험이 증가한다. 뇌에서는 고혈압으로 동맥이 막히거나 파열되어 뇌졸중이 생긴다. 기본적으로 뇌 발작인 셈이다.

심장과 뇌에 위협이 되는 존재는 혈관의 내벽에 지방이 축적되어 플라크가 형성되는 동맥 경화증이다. 이렇게 막힌 혈관은 충분한 양의 혈액을 보낼 수 없게 되고 우리 몸의 조직과 장기에 공급되는 산소와 영양분이 줄어들게 된다. 그러면 심장은 더 많은 혈액을 보내려고 하고 경우에 따라서는 심장 근육이 과도하게 일을 하고는 있지만 스트레스가 심해서 비효율적인 상태가 된다.

뇌야말로 산소를 가장 필요로 하는 장기로 체중의 2퍼센트밖에 되지 않으면서 전체 산소 소비량의 15~25퍼센트를 사용한다. 기억과 가장 밀접한 관련이 있는 해마는 허혈성 손상에 특히 민감하다. 따라서 심장 기능이 떨어지거나 동맥 혈관이 막혀 동맥혈이 충분하게 공급되지 못하면 뇌는 문자 그대로 질식하게 된다. 여기에서도 고혈압이 다시 한번 문제가 된다. 즉 동맥 벽에 과도한 압력이 걸리면 동맥 벽이 빳빳해져서 지방 플라크가 더 잘 형성된다.

어떤 원인에 의해서든지 뇌에 산소가 부족하면 그 결과는 같다. 바로 뇌졸중인 것이다. 첫째로 신경 세포가 죽는다. 그러고 나서 또다시 허혈 상태가 되어 손상을 받으면 뇌 조직에 염증 반응이 시작된다. 이 일련의 반응에서는 염증 세포가 독성 화학 물질을 분비하고 뇌 세포를 더 많이 죽여 혈관의 손상도 더 심해진다. 손상된 부위에 따라 부분적인 마비, 시력 장애, 언어 장애가 일어날 수 있다. 이것이 혈관성 치매인 것이다.

가브리엘 메리 수녀님이 인형 하나를 들고는 아그네스 수녀님에게 천천히 물어 보았다. "이게 뭐지요?" 한 번 더 물어 보았지만 대답이 없었다 "수녀님, 이건 인형이에요. 자, 이건 뭐예요?" 메리 수녀님이 다시 물었다.

아그네스 수녀님은 이번에도 대답이 없었다.

메리 수녀님이 이번에는 검사 도구가 들어 있는 상자에서 하모니카를 꺼내어 불며 소리를 내 보았다. "들리세요, 수녀님?" 메리 수녀님이 장난스럽게 물어 보았다.

아그네스 수녀님이 그렇다는 뜻으로 고개를 끄덕이셨다. 아그네스 수녀님이 반응을 보이자 메리 수녀님은 희망을 가지고 아그네스 수녀님이 하모니카를 만져 볼 수 있도록 내밀며 다시 물었다. "이게 뭐예요?"

그러나 아그네스 수녀님은 아무 말씀도 하지 않으셨고 손도 움직이지 않으셨다.

✢

아그네스 수녀님이 87세를 넘기신 지 한 달이 지나서 간호사들이 수녀님의 정신 상태의 흐름에 대해 기록하기 시작했다. 치매를 일으키는 병에 걸린 환자 자신이나 환자를 돌보는 사람들은 모두 마치 롤러코스터를 탄 것처럼 희망과 좌절의 굴곡을 경험하게 된다. 나는 아그네스 수녀님의 의무 기록을 읽는 것만으로도 가슴이 아팠다.

"가끔 혼동을 일으키기 때문에 길을 잃고 해매지 않도록 감독할 필요가 있음." 1987년 2월의 기록이다. 하지만 그 다음 달 아그네스 수녀님은 어지럼증을 호소하지 않았고 시간과 장소에 대해서도 적응을 잘했으며 혼란을 일으킨 시간도 짧아졌다. 그리고 한 달 후에는 화창한 날씨를 만끽할 수 있었고 혼자 밖에 나갈 수도 있었다. 그러나 그해 5월에 아그네스 수녀님은 보행기를 가지고 계단을 내려가려고 했기 때문에 더욱 세밀한 주의가 필요하다고 기록에 씌어 있었다. 그리고 6월에는 복도에서 쓰러져서 고관절 대체 수술을 받아야 했다. 그때부터 정신 상태가 급격하게 나빠지기 시작했다

1988년에 아그네스 수녀님은 일상생활에 필요한 기본적인 일에서도 다른 사람의 도움을 받아야 했다. 하지만 그해 3월에는 의식도 명료하셨고 비교적 즐겁고 차분하게 생활하셨는데, 이때에는 짧은 기간 동안의 기억도 가능했다고 기록되어 있다. 그런데 또 복도에서 미끄러져서 머리가 찢어지셨다. 그리고 두 달 후에는 완전히 잊어버리는 일이 가끔 생겼고 7월에는 다른 어느 때보다도 더 자주 혼란스러워 하신다고 기록되어 있었다.

1989년이 되어서도 아그네스 수녀님은 여전히 매일 신문을 읽으셨고 보행기의 도움을 받아 수녀원의 뜰을 다니셨으며 천천히 식당이나 성당으로 나들이를 나오셨다. 그러나 그해 4월에 '가벼운 뇌졸중 증세'를 보이셨고 왼쪽에 마비가 생겼다. 그리고 왼쪽이 더욱 약해져서 곧 보행기뿐만 아니라 휠체어를 사용하기 시작하셨다.

210

"수녀님, 주먹을 쥐어 보세요." 가브리엘 메리 수녀님이 말했다. 아그네스 수녀님이 오른손 주먹을 쥐어 보이셨다.

"좋아요!" 메리 수녀님은 아그네스 수녀님이 주먹 쥔 모습에 놀라 기쁜 목소리로 말했다.

그러나 아그네스 수녀님은 왼손으로는 주먹을 쥐지 못하셨다.

메리 수녀님이 아그네스 수녀님의 왼쪽 다리를 만지며 말했다. "수녀님, 이 다리를 움직여 보세요." 아그네스 수녀님은 가만히 앉아 계셨다. 왼쪽 다리를 만지며 들어 보라고 해도 가만히 계셨다.

✤

1990년에는 아그네스 수녀님이 여러 차례 정신이 혼미했다고 기록되어 있다. 7월에는 엄청나게 심한 설사를 했으며 종종 화장실에서 수녀님을 찾아내곤 했다고 적혀 있었다. 10월에 아그네스 수녀님은 휠체어에 더욱 의존해야만 했다.

1991년 6월에는 시간이나 날짜에 대한 감각이 전혀 없고 대화를 하지 못한다고 적혀 있었다. 11월에는 수프를 넘길 수 없었다. 그러나 1992년 1월에는 수녀님이 옛날처럼 웃고 말씀도 하시며 수프도 잡수신다고 적혀 있었다. 그러나 전체적으로는 상태가 나빠지고 있었다.

"수녀님, 여기 좀 보세요." 메리 수녀님이 아그네스 수녀님에게 노란색 공을 보여 주면서 물었다. "보이세요?"

메리 수녀님이 일어나서 방을 가로질러 걸어가며 공을 흔들어 보였다. 아그네스 수녀님의 눈이 가브리엘 메리 수녀님을 쫓아가는 것으로 보아 멀리까지도 볼 수 있는 것은 틀림없었다. 아그네스 수녀님이 할 수 없는 것은 시력 때문이 아니었다.

메리 수녀님은 아그네스 수녀님 쪽으로 되돌아와서 악수를 청하며 말했다. "아그네스 수녀님, 오늘 우리를 도와주셔서 고마워요. 수녀님이 하신 일로 많은 사람들이 도움을 받게 될 거예요. 항상 수녀님을 위해 기도할께요."

특별 검사를 하는 동안 메리 수녀님은 아그네스 수녀님이 각 항목을 수행하는 능력에 대해 '예' 또는 '아니요'라고 쓰여 있는 곳에 동그라미로 표시해 나갔다. 35개의 항목 중에 30개의 항목이 '아니요'로 표시되었다.

언젠가 나는 메리 수녀님에게 그런 검사를 할 때 어떤 기분이 드시는지 여쭈어 본 적이 있다. "특별 검사를 받아야 하는 분들을 검사한 후에는 가끔 사람 뇌의 작용, 그 수수께끼 같은 신비에 놀라움을 금치 못한답니다. 그리고 수녀님들의 마음속에서 정말 무슨 일이 벌어지는지 궁금할 때가 있지요." 메리 수녀님이 계속해서 말씀하셨다. "내가 한 말을 얼마나 이해했을까? 내 말은 알아들었는데 당신의 생각을 내가 이해할 수 있도록 의사소통을 하지 못해서 얼마나 답답하고 실망하실까? 그분들이 정신이 나간 것처럼 보여도 가끔씩 무엇인가는 인지하기도 하고 진행되고 있는 상황을 알고 있다는 느낌을 강하게 받기도 한답니다."

이러한 감정 이입이 바로 스노든 자매가 지치지 않고 이 일을 해올 수 있었던 이유 중의 하나임이 분명하다.

가브리엘 메리 수녀님이 특별 검사를 하고 열흘이 지난 11월 말이 되자 아그네스 수녀님은 너무 오래 주무셔서 눈을 뜨게 하려면 꼬집어야 할 정도가 되셨다. 성탄절 전날에 아그네스 수녀님은 감기에 걸려서 심한 충혈과 함께 숨을 쉴 때마다 폐에서 그렁거리는 소리가 크게 들렸다. 그해가 다 저물기 전에 아그네스 수녀님의 의무 기록 마지막에는 다음과 같이 적혀 있었다. "수녀님은 오늘 저녁 의식을 잃으셨고 저녁 6시에 평화롭게 돌아가셨다." 그 시간 만카토 수녀원에서는 삼종 기도를 알리는 종이 울렸고 저녁 미사가 시작되었다.

아그네스 수녀님의 사망 확인서에는 뇌졸중이라는 말로 더 잘 알려져 있는 뇌혈관 발작의 약자인 'CVA'가 사망 원인이라고 적혀 있었다. 하지만 수녀님의 치매의 원인은 무엇이었을까? 수녀 연구 참여자로서 아그네스 수녀님은 사망 후 뇌 기증에 동의하셨기 때문에, 우리는 흔히 답을 얻지 못했던 의문점들에 대해 더 상세하게 조사할 기회를 얻었다.

아그네스 수녀님이 돌아가신 지 얼마 되지 않아 수녀님의 뇌가 노화 연구소의 빌 마커스베리의 실험실에 도착했다. 마커스베리는 현미경을 사용하지 않고 뇌졸중으로 인한 뇌 손상을 확인할 수 있었다. 육안으로도 뇌의 백질에 생긴 이상을 잘 볼 수 있었다.

백질은 회색질 바로 아래인데 일부는 신경 세포의 몸체에서 뻗어 나오는 '긴 꼬리'인 축색 돌기로 구성되어 있다. 회색질에 있는 몸체에는 신경의 유전 물질이 있으며 중앙 처리 기능이 있다. 짧게는 수 밀리미터에서 길게는 몇 미터나 되는 축색 돌기가 뇌와 우리 몸 전체로 신경 세포의 메시지를 다른 신경 세포에 전달한다. 수초라고 하는 하얀 기름 성분은 전기선을 싸는 플라스틱 껍질처럼 축색 돌기를 둘러싸서 보호하는 역할을 한다. 백질은 뇌의 수백억 개의 축색 돌기 때문에 흰색을 띠는 것이며 축색 돌기 하나가 수천 개의 다른 신경 세포와 연결되어 있다.

마커스베리는 뇌의 절단면을 조사하면서 세 개의 작고 움푹 패인 구조를 발견했는데, 이것은 연필심 정도 되는 지름의 변색된 낭포를 닮았다. 이 죽은 조직(경색)에 의한 구멍(소와)은 대부분의 뇌졸중에 의해 남게 되는 전형적인 반흔이다. 소와성 경색 하나가 감각 정보를 처리하는 데 관여하는 측엽의 신피질에 있었다. 다른 두 경색은 백질의 깊은 부위에 있었는데 그 부분의 손상은 인격의 변화에서부터 지능의 정확성 감퇴에 이르기까지 여러 문제를 야기할 수 있다.

소와성 경색은 작은 혈관이 동맥 경화성 플라크에 의해 막혔을 때 발생한다. 이러한 과정은 여러 해에 걸쳐 진행되는데 나이가 많아질수록 뇌졸중의 위험이 증가하는 이유가 여기에 있다. 동맥 경화성 플라크가 아그네스 수녀님의 작은 혈관 벽에 형성되어 있는지는 눈으로 확인할 수 없었지만 아마도 경색을 형성하는 데 중요한 역할을 했을 것이다. 마커스베리는 뇌로 동맥이 들어오는 입구에 해당하는 뇌 기저부의 좀 더 큰 동맥에서 '중등도'의 동맥 경화증의 분명한 소견을 관찰했다.

아그네스 수녀님은 세 개의 소와성 경색 이외에 또 다른 유형의 뇌졸중 소견을 보였는데 그것은 혈관의 파열에 의한 것이었다. 마커스베리는 시상에서 아주 작은 출혈을 발견하였다. 뇌의 깊은 곳에 있는 시상은 부분적으로 생각이 운동으로 전환되는 것을 도와주는 신호 중계국의 기능을 한다. 출혈은 이 부위의 조직에 손상을 입혔고 더 나아가 이러한 연결망의 중심을 관통하는 전달 체계에 이상을 초래했을 것이다.

나머지 손상은 현미경 관찰로 발견되었다. 알츠하이머병의 플라크와 섬유농축체가 아그네스 수녀님 뇌의 해마 여기저기에 산재해 있는 것으로 드러났다. 섬유농축체의 수와 분포 유형은 알츠하이머병의 가장 심한 병리학적 소견을 보이는 브라크 6단계에 해당되었다.

아그네스 수녀님은 알츠하이머병과 세 군데의 소와성 경색 그리고 작은 출혈을 앓았다. 그런데 이 세 가지를 어떻게 연결시켜 생각해 볼 수 있을까? 부검이 끝나고 가진 회의에서 마커스베리와 나는 병리학적 소견과 임상적 증상을 서로 비교하며 궁리를 해 보았다. 그리고 플라크와 섬유농축체가 아그네스 수녀님의 사고 처리 과정을 조절하는 신피질의 회색질의 변성을 일으켰을 것으로 추정했다. 백질에 생긴 가벼운 뇌졸중으로 신피질과 뇌의 다른 부위의 소통에 장애를 초래함으로써 극적으로 기능이 나빠졌을 것이다. 실제로 이 두 종류의 손상은 서로 상승 효과를 나타냈을 것이다.

이 가정을 증명하고 알츠하이머병과 뇌졸중이 서로 어떻게 작용하여 치매를 일으키는지를 밝히기 위해서 우리는 1995년 말까지 돌아가신 수녀님들을 엄밀하게 조사하기로 했다. 교육 수준의 차이에 의한 변수를 줄이기 위해 최소한 대학을 졸업한 수녀님들만을 대상으로 했다. 모두 합해서 102명의 수녀님을 조사할 수 있었는데 그중에 45명이 우리가 실시한 지능검사를 토대로 치매에 걸린 것으로 분류되었다. 이 조사의 결과는 알츠하이머병과 뇌졸중의 관계에 관한 혼란의 매듭을 풀 수 있는 정도를 넘어서 가장 흔히 인정되고 있는 진단상의 몇몇 사실에 의구심을 갖게 만들었다.

우리가 조사한 대상 전체에서는 단 한 분만이 전형적인 혈관성 치매였다. 다시 말해 치매를 일으킬 만큼 전략적인 위치에 다수의 뇌졸중이 발생했던 것이다. 그 수녀님 뇌의 어디에서도 알츠하이머병의 병리학적 소견은 관찰되지 않았다. 이전의 연구에 의하면 노인에게서는 혈관성 치매가 거의 반수를 차지하며 알츠하이머병 다음으로 흔하다고 한다. 그리고 물론 이러한 교과서적인 지식은 실제 진단과 치료 계획으로 연결되어 왔다. 그런데 혈관성 치매였던 수녀님의 뇌의 해마에서는 겨우 몇 개의 섬유농축체만이 발견되었다(브라크 1단계). 그러나 뇌혈관에는 동맥 경화성 플라크가 심하게 형성되어 있었으며 뇌의 사고 영역으로서 중요한 부위를 가로질러 6인치가 넘는 광범위한 경색이 형성되어 있었다.

《미국 의학 협회지》에 발표한 1997년의 논문에 실린 부검 소견에 의하면 작은 소와성 경색은 알츠하이머병의 기준에 부합하는 플라크와 섬유농축체가 충분히 형성된 경우에만 치매와 분명한 관련이 있었다. 뇌 부검에서 '알츠하이머병의 소견'을 보이는 수녀님 가운데 아그네스 수녀님처럼 백질 깊은 곳이나 시상 또는 주변의 대뇌기저핵(운동을 조절하는 구조가 모여 있는 곳)에 최소한 1개 이상의 소와성 경색이 있는 경우에는 93퍼센트가 치매였으나 뇌졸중이 없었던 경우에는 53퍼센트만이 치매였다. 또한 조사에 의하면 치매 증상을 보이는 수녀님들 중에서 뇌졸중의 증거가 있는 경우에는 그렇지 않은 경우보다 신피질에 섬유농축체의 수가 적다는 것을 알 수 있었다. 결론적으로 우리는 많은 수녀님들이 알츠하이머병으로 인한 뇌 손상이 있음에도 불구하고 치매에 걸리지 않은 것은 가벼운 뇌졸중의 영향을 받지 않기 때문이라고 생각했다.

1999년에 우리는 이 문제를 좀 더 분명히 하기 위해 241명의 수녀님의 뇌를 분석했다. 이분들은 연령이 76세에서 103세였으며 이 중 118명이 치매에 걸리셨다. 치매에 걸린 수녀님들의 부검에서 43퍼센트는 알츠하이머병의 소견만을 보였고 34퍼센트는 알츠하이머병과 뇌졸중 소견을 모두 보였으며 2.5퍼센트만이 혈관성 치매였다. (나머지 치매는 다른 원인에 의한 것이었다.) 우리는 우리의 연구 결과를 발표할 때면 언제나 노트르담 수녀원의 수녀님들이 전체 인구 집단을 대표하지는 못한다는 점을 강조한다. 그러나 켄터키 주에 사는 남성과 여성을 대상으로 한 마커스베리의 부검 연구를 포함한 다른 연구에서도 혈관성 치매의 빈도가 상당히 낮다는 것이 확인되었다. 반면에 우리의 연구 결과는 알츠하이머병의 병변을 가지고 있는 사람의 상당수에서 치매의 증상이 나타나도록 하는 데에는 가벼운 뇌졸중이

철도의 선로 전환기와 같은 역할을 한다는 점을 강력하게 시사했다. 또한 뇌졸중이 일어나지 않은 사람의 뇌는 어느 정도까지는 알츠하이머병의 병변을 상쇄할 수 있으며 증상이 나타나지 않게 할 수도 있다는 것도 강력히 시사한다.

이런 결론에 의하면 희망을 가질 수 있는 진짜 이유가 생긴다. 알츠하이머병의 플라크와 섬유농축체의 형성을 예방할 수 있는 방법을 아직 모르고 있는 현재 상태에서는 뇌졸중의 위험을 줄이는 것이 효과적인 예방책이 될 수 있기 때문이다.

미국 전역을 돌아다니며 강연을 하면서 나는 이제 뇌졸중 예방 전도사가 되어 버렸다. 고혈압이 다른 어느 원인보다도 더 흔히 뇌졸중을 유발할 수 있다. 혈압약, 운동, 과일과 채소가 풍부하고 지방이 적은 식사는 뇌졸중의 위험을 낮추는 데 도움이 된다. 비만인 사람들에게는 조금만 체중을 줄여도 혈압을 낮출 수 있다고 말해 준다. 콜레스테롤 수치가 높다면 낮추려는 노력을 시작해야 한다.

체중을 빼면 당뇨병에 걸릴 위험도 낮아진다. 이는 당뇨병에 걸린 사람은 그렇지 않은 사람보다 심장 발작과 뇌졸중의 위험이 2-4배 정도 높기 때문에 중요하다. 이미 당뇨병에 걸렸다면 주치의와 영양사와 의논해서 혈당량을 정상으로 유지하도록 하는 것이 중요하다.

물론 담배 피우는 것도 뇌졸중을 일으키는 주범의 하나이다. 금연을 하지 못할 납득할 만한 이유가 있다면 치매에 걸릴 가능성을 늘 마음에 새겨 두어야 할 것이다.

나는 또 사람들에게 뇌졸중의 증상을 잘 알고 있으라고 말해 준다. 뇌졸중의 증상은 몸의 어느 한쪽이 저리고 약해지며 의식이 혼미해지고 말하는 데 어려움을 겪는 것이다. 그리고 갑작스러운 시력 장애, 어지럼증이 생기며 균형 감각을 잃거나 이유를 알 수 없는 심한 두통을 앓는다. 따라서 의심이 되면 즉시 병원을 찾는 것이 중요하다. TIA의 경우에도 반드시 의사에게 알리는 것이 필요하다. (TIA의 증상은 단지 몇 분 동안만 나타날 수 있지만 더 큰 뇌졸중이 진행되고 있다는 신호일 수도 있다.) 일단 뇌졸중이 발생하면 그 후에는 시간을 다투는 것이 중요하다. 왜냐하면 궁극적으로 뇌 손상을 초래하는 연속적인 반응의 속도를 늦출 수 있는 약이 있기 때문이다. 그러나 이러한 약은 뇌졸중이 발생하고 3시간 안에 사용해야 제대로 효과를 볼 수 있다. 뇌졸중은 뇌 발작이다. 따라서 심장 발작과 마찬가지로 응급 처치가 필요하다. 그리고 비록 플라크와 섬유농축체가 뇌에 침윤하기 시작했다 하더라도 신속한 처치로 소중한 뇌 기능을 보존할 수 있다.

알츠하이머병 협회에서 이러한 내용의 강연을 한 어느 날 저녁 한 가족 삼대(할아버지, 중년의 두 부부, 그리고 청소년기의 아이들)가 나에게 다가왔다. 가장이 먼저 다음과 같이 말했다. "스노든 박사님. 우리 가족 중 몇 명은 알츠하이머병을 앓았어요. 박사님이 예방에 도움이 된다고 생각하시는 방법이 있다면 실험 중인 약물 요법이라도 해 보고 싶습니다."

나는 알츠하이머병 협회에서 다른 여러 가지 서비스를 하고 있지만 그중에서도 현재 진행 중인 약물 실험에 관한 정보도 제공하고 있을 것이라고 말해 주었다. 그러나 뇌졸중을 피할 수 있는 조치를 취하는 것이 지금 당장 할 수 있는 좋은 예방법이라고 되풀이해서 말해 주었다. 중년의 한 남자가 아내를 바라보며 말했다. "담배를 끊어야 할까 봐. 어쨌든 애들이 나를 따라서 담배를 피우고 있잖아."

나는 그 말에 조용히 동감을 표시했다.

# 10

# 일용할 양식

스노든 박사의 엽산에 대한 연구 결과에 대해 듣고 난 후로는

수녀님들이 샐러드바에 길게 줄을 서고 있다.

―메리 알로이시우스 비저 수녀

메리 알로이시우스 비저 수녀님이 만카토 수녀원에 온 1941년, 노트르담 교육 수도회는 감자, 비트, 양배추, 콜리플라워, 브로콜리, 당근, 꼬투리 강낭콩, 토마토, 완두콩 같은 것들을 직접 키워서 먹었다. 커다란 사과나무며 딸기밭과 월귤나무 덤불도 있었다. 고기를 얻기 위해 소, 돼지, 닭을 키웠고 암탉과 젖소도 키웠다. 빵은 언제나 직접 만들었다.

　메리 알로이시우스 수녀님의 말씀에 의하면 1941년에서 1962년까지는 베레나 코피라는 수녀님 한 분이 부엌살림을 도맡아 하셨다고 한다. 집안일을 맡아 하셨던 또 다른 한 분은 사비나 키에를린이라는 수녀님으로, 수녀원에 있는 소위 '승리의 정원'을 수십 년 동안 두루 돌보았다고 한다. '승리의 정원'이라는 이름은 두 차례의 세계대전 동안 채소밭에 붙여진 이름이었다. (베레나 수녀님과 사비나 수녀님 모두 나중에 수녀 연구에 참여하셨다.) 가정 봉사 수녀님들은 겨울을 나는 동안 먹을 것을 준비하기 위해서 가을이면 추수한 것을 통조림으로 만들고 저장하느라 새벽부터 밤 늦게까지 일을 해야 했다. 그분들은 수녀복을 완전히 차려입은 채 긴 앞치마를 두르고 그 힘든 일을 했다. 어떤 수녀님들은 그런 일을 할 때에는 낡은 옷을 입고 일했다.

하지만 농장은 서서히 문을 닫기 시작했다. 우선 1940년대 말에 젖소가 사라졌다. 젖소를 키워서 얻는 것보다 키우는 데 드는 품이 더 많았기 때문이다. 1950년대 중반에는 굿카운슬힐의 아래쪽에 새 수녀원을 짓느라고 돼지와 송아지를 없애야 했다. 그때까지 감자는 외양간에 보관했는데 겨울에는 외양간이 동물들의 체온으로 감자가 얼지 않을 만큼 따뜻했다.

"감자를 따뜻하게 보관하느라고 외양간에 불을 지피면 일찍 싹이 나 버리곤 했지요." 옛 추억에 웃으시며 메리 알로이시우스 수녀님이 말씀하셨다. 결국 감자 재배를 그만두었고 다른 채소도 길가에서나 키우게 되었다. 닭장의 지붕이 모자라게 되면서 닭도 키우지 않게 되었다.

1960년대 말에 대부분의 농사는 중단되었고 만카토 수녀원은 교구의 은퇴한 수녀님들이 지내시는 곳이 되었다. 1968년에 수녀님들을 돌보던 만카토 시내의 의사들이 수녀원에 영양사를 둘 것을 제안했다. 그래서 굿카운슬 아카데미에서 가정경제학을 가르치던 메리 알로이시우스 수녀님이 47세의 나이에 복학해서 영양학 석사 학위를 받고는 1971년에 영양사로 만카토에 돌아왔다. "내가 요리법 몇 가지를 바꾸어 놓았지." 수녀님이 내게 말했다. 그전까지는 채소를 요리할 때 나오는 영양소가 담긴 국물을 싱크대로 쏟아 버렸는데, 이제는 그것을 수프나 고기 국물과 함께 사용하게 되었다. 그리고 수녀님은 몇 가지 새로운 야채를 추가하기도 했으며 샐러드바를 만들기도 했다. 또한 수녀님들에게 영양가가 좋은 음식과 여러 종류의 비타민의 효용성에 대해서 가르쳤다.

나는 다른 수녀원을 비롯한 굿 카운슬에서의 이러한 식이 변화가 축적되어 결과적으로 미국 전역에 눈에 보일 정도의 커다란 변화를 일으킨 것이 아닌가 하는 생각에 사로잡혔다. 초창기에 수녀들은 농촌 출신이었거나 대부분 자급자족하는 공동체에서 온 사람들이 많았다. 우리는 가끔 향수에 젖어 그 시절을 회상하다 보면, 그 시대에는 겨울에 신선한 음식을 얻기가 힘들었을 뿐만 아니라 시간이 많이 들고 허리가 휘어지는 힘든 일들을 해야 했다는 사실을 잊어버리기 십상이다.

메리 알로이시우스 수녀님은 직접 수녀 연구에 참여하기에는 젊었지만 소중한 수녀 학자로서 우리 연구 팀에 합류했다. 만카토에서의 첫 영양학 연구 프로젝트는 영양학 연구에서 어려운 주제, 즉 사람들은 무엇을 먹고, 또 먹은 것은 신체의 영양 수준에 어떤 영향을 미치는지를 알아보는 데 초점을 맞추었다. 내가 어릴 적 닭을 키웠을 때, 나는 무엇을 먹이로 주어야 하는지는 정확하게 알고 있었지만 닭 한 마리가 하루에 쪼아 먹는 양을 조절할 수는 없었다. 사람을 대상으로 조사하는 것에 비하면 그것은 사소한 문제에 불과했다. 만카토의 수녀님들은 같은 부엌에서 조리된 음식을 먹었지만 셀프 서비스 식당에서는 여전히 개인의 선택에 따라 다를 수 있었다. 그리고 연구자들은 사람들이, 자신이 먹어야 하는 것에 대해 매우 부정확하게 기록하고 있다는 것을 알게 되었다.

루터교와 안식교 신도들을 대상으로 한 연구에서는 이러한 문제가 다소 희석되었다. 그때 우리는 분명히 스스로 작성한 설문지에 의

존하고 있었다. 그러나 루터교인은 1만 8000명, 안식교인은 2만 5000명 이상이라는 엄청나게 많은 수였기 때문에 우리는 개개인의 부정확함을 표본 집단의 규모로 극복할 수 있기를 바랐다. 게다가 참여자들 사이의 몇 가지 중요한 식이 차이를 분명히 구분할 수 있었다. 루터교인들 사이에서는 알코올을 섭취하는 사람과 그렇지 않은 사람의 건강을 비교했다. 그리고 안식교에서는 되도록 고기를 먹지 말 것을 권하고 있기 때문에 고기 대신 유제품과 계란을 먹는 채식주의자가 반이었고 나머지 반은 어느 정도 고기를 먹는 사람들이었다. 하지만 만카토 수녀님들은 훨씬 더 일정한 식사를 했다.

섭취량을 결정하는 것은 어렵지만 섭취한 영양소가 실제로 몸에서 어떻게 사용되었는지를 알아내는 것은 더 어려운 일이다. 사람들마다 음식물에 대한 대사 기능은 차이가 크다. 식이 요법을 하는 사람들에게는 슬픈 일이지만 똑같은 식사로도 어떤 사람은 더 뚱뚱해지고 어떤 사람은 1킬로그램도 늘지 않는다. 또한 나이가 들면 몸에서 음식을 소화하고 영양분을 흡수하는 능력이 변한다. (예를 들어 상당수의 노인들은 비타민 $B_{12}$를 잘 흡수하지 못한다.) 이 모든 것 때문에 영양학 연구는 복잡하기도 하지만 매력적이기도 하다.

나는 메리 알로이시우스 수녀님에게 우선 연구에 참여하는 수녀님들이 드신 음식의 종류와 양을 정확하게 기억할 수 있는지를 조사하자고 제안했다. 그리고 우리는 표준 규격의 접시에 담은 음식의 분량을 재고 수녀님들이 식당에서 접시에 음식을 더는 것을 촬영했다. 다음 날 수녀님들에게 전날 아침, 점심, 저녁에 무슨 음식을 드셨는지 자세히 물어 보았다. 그리고 수녀님들이 기억한 내용과 비디오 촬영 내용을 비교했다.

나는 메리 알로이시우스 수녀님에게 말했다. "수녀님들이 남긴 음식의 양도 측정해야 할 필요가 있지 않을까요?"

그러나 수녀님은 이렇게 말씀하셨다. "절대 그럴 필요는 없을 거예요. 식기 운반대에 올려놓은 접시를 보면 거의 음식을 남긴 것을 볼 수 없을 거예요. 우리는 버리지를 않는답니다. 그렇게 훈련을 받았거든요."

내가 예상했던 대로 비디오카메라로 촬영하는 것이 사람의 기억력보다 훨씬 더 믿을 만했다. 알로이시우스 수녀님의 도움으로 우리는 1990년에 영양에 관한 수녀 연구의 첫 논문을 발표했고 69세의 수녀님은 이 논문의 공저자가 되었다.

그때 이후로 수녀 연구는 우리 시대에 영양학적으로 중요한 문제이자 논쟁거리가 된 몇 가지 사실들이 알려지는 데 기여했다. 영양학 연구에 심취한 역학자로서, 나는 물론 어떤 음식물이나 보조 식품이 노화와 알츠하이머병으로부터 우리 몸, 특히 뇌를 보호해 주는지를 밝혀내기를 꿈꾸고 있다. 우리는 수녀 연구에서 환경의 독성 물질과 알츠하이머병 사이의 관련성에 대해서도 조사했다.

대중 언론 매체는 때때로 단 한 편의 연구 논문을 가지고 '해결책'을 훤히 다 알게 된 것처럼 보도하지만 과학의 현실은 다르다. 우리는 끊임없이 근거를 찾는 과정에서 절망적인 굴곡에 직면하기도 하고, 새로운 연구에 의해 과거에는 진실로 받아들여졌던 사실이 바뀌기도 한다. 이 장에서는 그런 파란만장한 굴곡을 지나온 여정을 적어 보려고 한다.

나는 위스콘신 주 엘름그로브의 수녀원에서 저녁 식사를 하고 복도에 앉아서 병원 실험실의 연구원으로 일했던 메르세데스 디드리히 수녀와 담소를 나누고 있었다. 메르세데스 수녀는 우리 연구의 생물학적 측면에 특별한 관심을 보였다. 이 문제에 관한 우리의 대화는 내가 이런 저런 형태로 여러 번 들었던 다음 질문으로 시작되었다. "병에 든 소다수만 마셔야 하나요?" 수녀님이 물었다.

알루미늄이 알츠하이머병을 일으킨다는 생각은 알루미늄 염을 토끼의 뇌에 주사했더니 사람에서 발생한 알츠하이머병과 비슷한 변화가 토끼에 생겼다는 1965년의 연구로 거슬러 올라간다. 후에 자세히 조사해 보니 토끼에서의 변화는 사람 뇌의 알츠하이머병의 병리학적 소견과 같지는 않았지만 그 당시에는 알루미늄과 알츠하이머병의 연관성이 대중의 마음에 깊이 새겨져 있었다. 그때부터 이 문제에 대한 논쟁으로 대부분의 연구자들은 머리가 어지러웠다. 알루미늄의 독성에 대한 두려움 때문에 많은 사람들이 캔에 든 소다수를 마시려 하지 않았을 뿐만 아니라 부엌에서 사용하는 알루미늄 냄비와 팬을 전부 내다 버리기도 했다. 어떤 대중 매체는 알루미늄이 포함되어 있는 베이킹파우더, 발한 억제제, 제산제를 사용하지 말라고 충고했다.

물론 이러한 두려움은 그보다 더 큰 소망이 밑바탕에 깔려 있다는 것을 그대로 반영하는 것이다. 알츠하이머병의 병리학적 소견과 주변 환경에 있는 독성 물질이 서로 관련이 있다는 것이 밝혀진다면 이 병과 싸워 이길 수 있는 강력한 무기를 찾을 수 있게 되는 셈이다.

메르세데스 수녀님에게도 설명했지만 알루미늄은 지구에서 세 번째로 흔한 금속으로 영국, 프랑스, 노르웨이, 뉴펀들랜드에서의 역학 연구에 의하면 식수에 함유된 고농도 알루미늄이 알츠하이머병과 관련이 있다고 한다. 그러나 이 연구에서는 눈으로 측정하는 막대를 사용했고 매우 광범위한 집단을 대상으로 조사했기 때문에 알루미늄과 알츠하이머병의 명백한 연관성을 보여 줄 수는 없었다. 부검에 의한 연구가 포함되었으면 좋았을 것이다.

결국 빌 마커스베리가, 월석의 미량 원소를 찾아내서 유명해진 켄터키 대학교의 윌리엄 에만 교수와 공동 연구로 이 가설을 부정하는 부검 결과를 찾아냈다. 그들은 1980년대 초에 알츠하이머병과 사람의 뇌 안의 알루미늄 양과는 아무런 관련이 없다는 것을 발견한 연구를 발표했다.

이 결과가 알루미늄에 신경 독성이 있다는 것을 부정하는 것은 아니다. 이런 현상은 알루미늄 농도가 매우 높은(어떤 경우에는 정상치보다 50배나 높은 농도) 투석액으로 투석하는 신부전증 환자에게서 극적으로 드러난다. 그렇게 높은 농도에 노출되면 알츠하이머병의 섬유농축체의 구성 단백질인 타우 단백질에 변화가 있을 것 같다. 그러나 투석을 받는 환자가 투석을 받지 않는 사람보다 더 많은 섬유농축체를 가지고 있다는 것이 확인되지는 않았다.

오늘날까지 나를 포함해서 알츠하이머병을 연구하는 대부분의 학자들은 알루미늄이 알츠하이머병을 일으키는 독성 인자가 아니라는 근거가 설득력이 있다고는 생각하지 않는다. 지금까지 알려진 바에 의하면 우리가 메르세데스 수녀에게 아무 거리낌 없이 해 줄 수 있는 말은 캔에 담긴 소다수를 마시는 것을 걱정할 필요는 없다는 정도이다.

✦

또 다른 미량의 금속에 대한 관심은 우리들 중 어느 누구도 예상하지 못했던 보너스 여행을 하게 만들었다. 1992년 어느 날, 메르세데스 수녀, 데이비드 웨크스타인과 나는 엘름그로브의 복도를 걷고 있었다. 그때 웨크스타인이 치과 진료실이라는 팻말이 붙어 있는 문을 발견했다. 내가 들어가자고 고집을 피워서 방 안으로 들어가 본 결과 우리는, 그 진료실에서 지난 30년 동안 수녀원에 계셨던 100명 이상의 수녀님들에 대한 모든 치과 진료가 이루어졌다는 것을 알 수 있었다. 이유는 알 수 없었지만 웨크스타인은 무엇인가에 고무된 것처럼 보였고 그 소식에 집착하는 것 같았다.

다시 복도로 나오자 웨크스타인이 그 이유를 설명해 주었다. 1990년에 「60분」이라는 영향력 있는 텔레비전 프로그램에서, 그 당시 널리 알려진 "당신의 입속에 독이 있는가?"라는 제목의 보고서를 방영한 적이 있었다. 그 내용인즉, 약 50퍼센트가 수은으로 되어 있는 은 아말감 충전을 하면 우리가 음식을 씹을 때마다 수은이 기화되어 나온다는 주장이었다. 그들은 이 수은 기체가 몸에 축적되어 여러 질병 가운데에서도 특히 알츠하이머병을 일으킨다고 했다.

이 보고는 엄청난 논란을 불러일으켰다. 미국 치과 협회(ADA)는 아말감 충전은 백 년 이상이나 안전하게 사용되어 왔기 때문에 아말감에서 나오는 소량의 수은 증기가 건강에 해가 될 수 있다는 가능성을 조금도 인정하지 않았다. 미국 치과 협회는 또한 치과 의사가 환자에게 건강상의 이유로 은 충전을 제거할 것을 권하지 않도록 엄격한 지침을 내렸다. 이렇게 되자 어떤 치과 의사는 협회가 위험을 의도적으로 은폐하려 한다고 소송을 제기했다.

다시 한 번 어느 누구도 수은이 강력한 신경 독성 물질이라는 것을 부인하지 않았다. 이 사실은 일본의 미나마타 만 근처에서 비극적인 현실로 드러났다. 1950년대 말과 1960년대 초에 2000명도 넘는 사람들이 중추 신경계의 마비 질환을 앓게 된 일이 벌어진 것이다. 미나마타 만의 쓰레기를 분석하고 그 지방의 어부와 그 가족의 머리카락을 분석하는 등 철저한 조사 끝에 학자들은 지역 화학 공장에서 유출된 수은에 의해서 그러한 병이 발생한 것으로 결론을 내렸다.

은 아말감 충전에 반대하는 사람들의 주장은 그 근거가 훨씬 빈약하다. 「60분」 프로그램에서 자세히 방영한 것처럼, 아말감을 제거하고 수은이 들어 있지 않은 봉입제를 사용한 사람들은 그 후 관절염에서부터 다발성 경화증에 이르기까지 오랫동안 앓고 있던 여러 질병이 나았다고 주장했다. 그러나 신문과 잡지도 알고 있었듯이 이런 일화적인 예만으로는 아무것도 증명할 수 없었다.

더욱이 1990년에 마커스베리와 에만이 부검한 뇌에서 수은을 비롯한 12종의 미량 원소를 분석해서 발표한 연구 결과는 훨씬 더 불길했다. 알츠하이머병 환자 10명의 뇌에서 12명의 건강한 사람의 뇌에서보다 훨씬 더 많은 양의 수은이 검출되었으며, 연구자들은 치과용 아말감에서 수은이 나왔을 가능성을 언급했던 것이다. 그러나 수은의 축적이 알츠하이머병의 결과인지 아니면 원인인지는 여전히 논란의 여지가 있었다.

웨크스타인은 엘름그로브의 진료소에서 독창적인 데이터를 얻을 수 있을 것으로 보았다. 우리는 그곳의 치과 의사인 사라 진 도네건 수녀님과 이야기를 나누었는데, 그분은 마케트 대학교 치과 대학의 교수이기도 했다. 그분의 도움을 받아 우리는 치과 아말감이 건강에 미치는 영향을 알아보는 새로운 조사를 구상하게 되었다. 그래서 우리는 수녀 연구에 참여한 129명의 수녀님의 치과 기록과 인지 검사 점수를 비교하기로 했다. 아말감 충전을 많이 한 사람의 점수가 낮을 것인가? 또 하나 흥미로운 것은 28명의 수녀님은 이가 하나도 없으셔서 전체 틀니를 사용하고 계셨다. 치과 기록뿐만 아니라 작은 비디오카메라로 수녀님들의 구강을 촬영해서 그 사진을 보고 켄터키 대학교의 치과 의사들이 실제로 충전한 이가 몇 개인지와 충전한 부분의 표면적을 조사했다.

이 조사에서는 수녀님들의 구강 내 아말감의 양과 여덟 종류의 인지 검사에서 조사된 수녀님들의 기능은 서로 연관이 없다고 나타났다. 연령과 교육 정도를 보정해도 아말감과 지능 상태와는 상관관계가 없었다.

다음의 두 극단적인 예를 살펴보자. 1991년에 앨버틴 수녀님이 우리가 실시하는 지능검사를 받으셨을 때의 나이는 86세였는데, 수녀님은 1945년에 이가 모두 빠져서 그때부터 전체 틀니를 사용하고 계셨다. 또 78세이신 캐서린 수녀님은 14군데에 아말감 충전이 되어 있었는데 이것은 129명의 수녀님 가운데 가장 많은 것이었다. 두 분 다 석사 학위를 받으셨고 따라서 학력은 결과에 영향을 미치지 않았다. 지능검사 점수도 모두 높았다. 처음 검사를 받을 때는 두 분의 연령 차이가 컸지만, 캐서린 수녀님은 82세가 다 되어 마지막 검사를 받을 때까지 높은 점수를 받으셨다. 그래서 캐서린 수녀님은 이의 절반에 아말감 충전을 해 넣었지만 46년 동안 틀니를 끼고 사셨던 알베르틴 수녀님과 같은 인지 능력을 보이셨다.

이 연구 결과가 《미국 치과 학회지》에 실림으로써 아말감-알츠하이머병 가설에 반대하는 사람들은 설득력을 가지게 되었다. 그러나 학회지는 알츠하이머병 환자의 뇌에 수은 축적량이 많다는 마커스베리와 에만의 이전의 보고를 언급하지는 않았다.

마커스베리와 에만은 겨우 10명의 알츠하이머병 환자와 12명의 대조군만을 조사했으며 이 사람들의 치과 기록을 얻을 수 없었다. 게다가 그 연구 후에 소량의 수은을 측정하는 기술이 훨씬 더 정밀해졌다. 그래서 우리는 켄터키 중부 지역에 사는 사람들의 뇌를 부검한 결과와 치과 기록이 있는 수녀 연구의 데이터를 합해서 더 큰 규모의 연구에 착수했다. 그러나 이번에도 아말감 충전과 알츠하이머병의 연관성은 발견하지 못했다. 더 중요한 사실은 알츠하이머병 환자의 뇌와 건강한 대조군의 뇌에서 수은치의 차이가 없다는 것, 그리고 아말감 충전 수와 뇌의 수은치 사이에도 관련이 없다는 것이었다. 물론 이러한 사실은 마커스베리가 전에 내린 결론과 상치되는 것이었다. 이에 대해 마커스베리는 다음과 같이 말했다. "데이터의 결과가 어찌되었든 우리는 진실을 따라야 해. 우리 생각을 수정해야 한다면 그렇게 해야지. 그게 과학이거든."

내가 수녀원을 찾기 시작하면서 제일 처음 발견한 사실 가운데 하나는, 수녀님들에게는 식사 시간이 큰 의미가 있다는 것이었다. 성당을 제외하고는 식당이 모든 수녀님들이 한자리에 모이는 유일한 장소이고 특히 은퇴하신 수녀님들에게는 식사야말로 그날의 가장 중요한 사교 모임인 것이다. 우리 수녀 연구에 참여하고 있는 연구자들도 분명히 식사 시간을 통해 수녀님들과 결속을 다졌다고 본다. 수녀원 식당의 분위기는 나이 든 수녀님들이 또렷한 목소리로 즐겁게 이야기를 나누는 소리로 떠들석하다. 이곳에서는 앞으로 있을 행사를 알려 주거나 병이 들거나 회복된 수녀님들의 소식을 전해 준다. 수녀님들은 식탁에서 전에 가르쳤던 학생과 가족들에 대한 소식을 서로 주고받는다. 스포츠광인 수녀님들은 좋아하는 팀의 경기 결과에 즐거워하거나 서운해하기도 한다. 한편 정치적인 성향이 짙은 수녀님들은 주지사나 미합중국 대통령에 관한 최신 우스갯소리를 나누기도 한다. 이 점은 영양소와 마찬가지로 지금까지의 연구에서 완전히 놓쳐 버린 노화 연구의 아주 중요한 차원의 문제였다.

내가 처음 만카토에 갔을 때에는 식당이 두 구역으로 나뉘어 있었다. 건강한 수녀님들은 한 방에 모여서 식사를 하셨고, 도움을 받아야 하는 수녀님들은 바로 아래층에 있는 다른 방에서 식사를 하셨다. 그 방의 수녀님들에게는 다른 사람들이 음식을 가져다 드렸고, 약도 따로 비치되어 있었다. 심지어 그분들은 고기를 썰거나 음료수를 따르는 데도 도움을 받을 수 있었다. 두 방은 겨우 3미터 정도 떨어져 있을 뿐이었지만 내게는 마치 전혀 다른 두 세상을 오가는 것처럼 멀게 느껴졌다. 한 곳은 활력이 넘치고 다른 한 곳은 조용하고 침울했다. 그런데 몇 년 전에 수녀원에서는 새로운 결정을 내렸다. 양쪽 수녀님들을 한 방에서 식사하도록 한 것이었다. 그 결과 아주 멋진 광경을 보게 되었다. 자연스럽게 건강한 수녀님들이 불편한 수녀님들을 도와 식판에 음식을 덜어 드리고 음료수를 가져다 드렸다. 조용했던 수녀님들이 대화에 끼게 되셨고 다소나마 인지 기능에 문제가 있었던 수녀님들은 정상 범위에 들게 되셨다.

이런 변화로 수녀님들의 영양 상태도 좋아졌는지는 조사하지 않았지만 아마도 긍정적인 효과가 있었을 것으로 생각한다. 많은 연구에서 아주 나이가 많은 분들이 식사를 제대로 하지 못해서 영양실조가 되는 것이 가장 큰 문제라고 지적한다. 우리의 수녀 연구 결과도 노인의 체중 감소가 정신 기능 및 신체 능력 상실의 위험성과 관련이 있음을 보여 주었다. 영양 부족은 이미 지적한 바와 같이 노쇠한 육체가 영양소를 흡수하고 사용하는 데 변화가 생겨서 발생할 수 있다. 또한 쉽게 구할 수도 있는 다양한 음식을 섭취할 수 없어서 생길 수도 있다. (이것은 수녀님들의 문제라기보다는 돈이 있어도 시장을 보고 음식을 장만하는 일을 하고 싶어하지 않는 많은 노인들에게 더 중요한 문제이다.) 그러나 우울증, 고립감, 그리고 흥미를 잃어버리는 것이 매우 중요한 요인인 경우가 흔하다.

나는 수녀 연구에도 참여하고 계시는 마더 조지안 세그너와 이야기를 나누다가 식사 시간의 사회학적 중요성에 대해 다시 떠올렸다. 마더 조지안은 댈러스 교구에서 오신 텍사스 사람으로 가장 힘든 시기에 전 세계 수녀회의 총장을 지냈던 분이다. 수녀님은 소련 지배하에 있던 국가에서 수백 명의 노트르담 교육 수도회 수녀들이 고립되어 심한 규제를 받으며 지냈던 1968년에 그 임무를 맡으셨다. 수

234

녀님은 상당한 개인적인 위험을 무릅쓰고, 수녀들을 지원하기 위해 어떤 때에는 경찰의 감시를 받으며 여러 차례 동유럽을 방문했다. 그리고 1977년에 댈러스로 돌아온 후에는 보육원의 원장이 되었으며 나중에는 이곳에서 어린 에이즈 환자들을 돌보는 일을 시작했다. 77세 때는 가까운 아파트에 사는 에이즈 환자에게 따뜻한 음식을 가져다주는 프로그램에 참여하셨으며 다른 수녀들도 참여하도록 이끄셨다. 마더 조지안 수녀님의 설명대로 수녀들은 에이즈 환자들에게 음식을 장만하여 가져다주었을 뿐만 아니라 식사하는 동안 함께 있어 주었다. 건강에 좋은 영양가를 섭취하려면 뜨거운 음식은 물론 따스한 대화가 있어야 한다고 수녀님은 말씀하셨다.

대중 강연을 마치고 나면 나는 비타민 E, 은행나무, 셀렌, 멜라토닌, 콜린, L-아세틸카르니틴과 같은 뇌에 좋다는 것에 대한 질문을 받고 또 받는다. 어떤 경우는 조심스러운 실험을 정당화할 만한 충분한 근거가 있다고 생각된다. 그러나 대부분은 "아직 잘 모릅니다"라고 대답하지 않을 수 없다.

그럴 때마다 나는 마더 조지안 수녀님이 하신 일과 수녀원의 북적북적했던 식사 시간의 추억을 떠올리게 된다. 확실하게 알고 있는 것은 건강한 노년을 위한 영양분은 어떤 음식을 먹느냐 또는 매일 먹으라는 비타민 몇 밀리그램에 달려 있는 것이 아니라는 점이다. 그것은 어디에서 누구와 함께 먹느냐에 달려 있고 음식이 우리의 몸뿐만 아니라 우리의 가슴과 마음 그리고 영혼을 얼마나 살찌게 하느냐에 달려 있다.

메리 알로이시우스 수녀님이 수녀원의 영양사가 되어 만카토에 돌아왔을 때에는 비타민이 커다란 이슈였다. 내가 중학생이었을 때에는 비타민이 괴혈병이나 구루병과 같이 잘 알려져 있지 않은 병을 예방할 수 있다고 배웠다. 그런데 1970년대 초 대학을 다닐 때에는 비타민이 건강에 훨씬 더 많은 역할을 한다고 들었다. 특히 비타민이 노화와 질병을 예방할 수 있을 거라고 했다. 비타민 E는 피부의 노화를 지연시키고 아마도 다른 부분의 노화도 지연시킬 수 있을 것으로 생각되었다. 노벨상을 받은 화학자 라이너스 폴링은 암에서부터 정신착란에 이르기까지 여러 질병은 말할 것도 없고, 감기 치료제로 비타민 C를 많이 복용할 것을 권했다. 과일과 채소가 심장 질환, 뇌졸중, 그리고 일부 암를 예방한다는 증거가 축적되어 가고 있었다. 1981년 《네이처》에 발표된 이정표적인 논문에서 영국 과학자 리처드 피토는 오렌지 색소인 베타카로틴이 채소와 과일의 주요 항암 성분이라고 주장했다. 그 결과 당근, 시금치, 참외와 같은 평범한 음식이 건강 식품으로 각광을 받게 되었다.

비타민 C, E, 베타카로틴의 공통점은 다른 물질과 함께 모두 항산화제라는 것이다. 이들은 우리가 살아 있기 때문에 일어날 수밖에 없는 소모 현상인 산화성 스트레스로부터 우리 몸을 보호한다. 철이 녹슬고 오래된 플라스틱이 약해지고 금이 가는 것과 똑같은 과정이 우리 몸의 조직과 장기에서도 일어난다. 우리가 숨을 쉴 때마다 세포에 산소가 공급되고 대사가 일어나 자유 라디칼이라는 불안정한 산소 분자가 만들어진다. 이 자유 라디칼은 주변에 있는 분자와 반응하여 대개의 경우 파괴된다. 산화는 노화와 질병을 설명하는 중심적 통합 이론의 하나이다. 많은 영향 가운데에서도 산화로 인해 피부의 탄력이 없어지고 주름이 생기기 시작한다. 또한 동맥 혈관 벽에 죽상경화성 플라크가 축적되고 관절에는 염증이 증가하며 눈에서는 렌즈와 망막에 손상을 초래하며 암의 발생에도 관여한다.

마커스베리와 다른 학자들은 산화가 알츠하이머병에서 중요한 역할을 할 것이라고 했다. 건강한 대조군과 비교했을 때 알츠하이머병 환자들의 뇌 조직에서는 산화 정도가 심했다. 플라크의 성분인 아밀로이드도 자유 라디칼을 만드는 것으로 보이며 이는 신경 세포의 손상을 가중시킨다. 그리고 조직 손상은 결국 더 많은 자유 라디칼을 만들어 뇌 조직의 위축과 사멸을 초래하는 일련의 파괴적 반응이 시작된다.

우리 몸은 자유 라디칼을 흡수하는 물질을 스스로 만들어서 손상을 막으려 한다. 그러나 우리는 항산화성 음식 섭취나 비타민의 복용을 늘려서 이러한 몸의 청소 과정을 도울 수도 있다. 그래서 이러한 설득력 있는 이론이 생긴 것이다. 그러나 20년 이상의 연구 결과 과학자들이 예상했던 것만큼 분명한 결과는 나타나지 않고 있다.

1993년에 나는 영양학에 관심이 있는 켄터키 대학교의 노인병 학자인 크리스틴 툴리와 새로운 공동 연구를 시작했다. 툴리는 수녀님들을 대상으로 미량 영양소의 혈중 농도를 측정해서 이것이 그분들의 지능 상태와 어떠한 관련이 있는지를 밝히고 싶어했다. 그래서 툴리와 나는 만카토 수녀원으로 가서 수녀 연구에 참여하시는 분들에게 우리의 계획을 설명했다. 수녀님들은 툴리의 의도대로 따라 주었다. 그분들은 남성 지배적인 분야에서 여의사로서 자신의 길을 개척한 그녀를 고맙게 여기고 있는 것 같았다. 설명을 마치자 95명의 수녀님 모두 저녁을 거르고 채혈하는 데 동의하셨다.

채취한 혈액 샘플의 일부는 미네소타 대학 시절의 친구였던 영양생화학자 미론 그로스에게 보냈다. 그로스는 심장 질환과 암에서의 항산화 물질의 역할을 연구하고 있었으며 노화 분야로 자신의 연구를 넓힐 수 있어서 아주 좋아했다. 우리는 비타민 E와 카로티노이드라는 일반적인 항산화 물질의 혈중 농도를 측정하도록 했다. (카로티노이드는 베타카로틴과 같은 색소로 식물이 태양의 자외선에 의해 손상을 받지 않도록 보호해 준다.) 이것은 항산화 물질과 노화에 관한 인체 실험으로는 최초의 연구였다. 그래서 첫 결과가 나오면 그 발견의 주도권을 갖게 되는 것이었다. 그러나 실망스럽게도 다섯 종류의 카로티노이드 중에 어느 하나도 인지 기능이나 알츠하이머병과 관련이 없었다. 더욱 실망스러웠던 것은 비타민 E와도 관련이 없다는 것이었다. (그 당시 비타민 E는 항산화성 때문에 신경보호제로 각광을 받고 있었다.) 그런데 우리 데이터 가운데 한 항목이 눈에 띄었다. 리코펜이라는 이름의 카로티노이드가 만카토 수녀님들의 신체 기능과 강한 연관성이 있었다. 혈중 리코펜 농도가 가장 낮은 수녀님들은 목욕을 하고 옷을 입고, 일어서고, 용변을 보고, 음식을 먹는 등의 일상 행위를 할 때 더 빈번하게 도움을 받아야 했다.

리코펜은 토마토, 구아바, 수박, 적색 포도 등의 몇 가지 식물에서 발견되는 붉은 색소다. 우리 몸은 이 색소에 해당하는 물질을 스스로 만들지 못하기 때문에 우리는 이러한 몇 가지 음식에서 리코펜을 섭취해야 한다. 게다가 리코펜은 어느 정도의 지방과 함께 먹어야 가장 잘 흡수가 된다고 알려져 있다. 다시 말해 리코펜 알약은 토마토로 만든 스파게티 소스에 들어 있는 리코펜과 그 효능에 있어서 같지 않을 것이다. 그리고 요리를 하면 파괴되는 비타민과는 달리, 실제로 리코펜은 요리를 하지 않은 토마토보다 요리한 토마토에서 더 많이 얻을 수 있다. (이런 점에서 보면 페페로니와 넘쳐 나는 치즈를 먹지 않는다면 피자도 건강에 좋은 면이 있다.)

《노인학회지》에 항산화 물질에 대한 우리의 첫 연구 결과를 발표한 지 3년 후인 1999년에 미론 그로스와 나는 수명과 항산화 물질 농도 사이의 관계를 알아보기 위해 다시 혈액 샘플을 살펴보았다. 다시 한번 리코펜은 수명과도 강한 연관성이 있는 것 같았다. 수녀님들이 혈액 채취를 한 지 6년 반이 지나서 우리는 혈중 리코펜 수치가 높은 수녀님들 중에서는 70퍼센트가 살아 계신 반면 리코펜 수치가 낮은 그룹에서는 13퍼센트만이 살아 계신 것을 알게 되었다. (우리가 조사한 나머지 18종류의 영양소는 수명과 유의한 관련성이 없었다.)

이 사실이 상당히 흥미롭기는 했지만 리코펜과 건강이 관련이 있다는 정도의 말을 할 수 있을 뿐 그 이상의 증거는 얻지 못했다. 리코펜이 실제로 질병이나 죽음을 예방할 수 있다는 것을 보여 줄 수는 없었다. 시간을 두고 혈중 리코펜 농도를 연속적으로 측정한 것이 아니었기 때문에 리코펜 농도가 실제로 발병 전에도 낮았던 것인지를 알 수 없었다. 질병과 기능 장애로 인한 산화성 스트레스가 심해서 혈중의 리코펜이 '몽땅 다 소진되었을' 가능성도 있다. 바로 이 산화성 스트레스가 수녀님들의 사망 위험을 더 높였을지도 모른다. 이런 경우는 리코펜의 강력한 항산화성은 어떤 원인이라기보다는 건강의 척도로 볼 수 있을 것이다.

지난 십 년 동안 이루어진 다른 연구에서도 리코펜이 심장 질환, 유방암, 폐암, 방광암, 전립선암을 예방할 수 있을 것이라고 제시하고 있어서 미론 그로스와 나는 리코펜의 잠재적 유용성에 희망을 걸고 있다.

그러는 사이 1997년에 발표된 알츠하이머병 연구로 비타민 E가 상승세를 타고 있었다. 정교한 임상 실험을 통한 이 '대단한' 발견에 의하면, 중증 치매를 보이는 85명의 알츠하이머병 환자에게 추가로 비타민 E를 주었더니 가짜 약을 먹은 대조군보다 건강 상태가 더 좋아졌다고 한다. 그러나 세부 사항을 살펴보면 꼭 그렇지는 않았다. 2년 동안의 관찰 결과 비타민 E 제제는 알츠하이머병 환자가 요양소나 병원에 입원하는 것을 늦추었을 뿐 지능이나 신체 기능, 그리고 수명과는 분명한 관련이 없었다.

《뉴잉글랜드 의학지》에 그 논문과 함께 실렸던 한 논설은 「알츠하이머병의 치료: 그 돌파구를 찾아서」라는 다소 비관적인 제목을 달았다. 그 논설은 이 연구 결과에 대해 "고무적이기는 하지만 조심스럽게 살펴보아야 한다"고 지적했다. 그렇지만 이 연구 보고 내용이 언론에서는 널리 지지를 받았고 많은 의사들이 알츠하이머병 환자들에게 비타민 E를, 가끔 비타민 C와 함께 처방하는 일이 벌어졌다.

같은 해에 《미국 의학 협회지》에는 약초 제제인 은행나무에 관한 논문이 발표되었다. 은행나무 잎은 강력한 항산화 물질을 함유하고 있어서 이것으로 특허를 받은 은행잎 추출물은 혈액 순환 향상을 위해 프랑스와 독일에서 널리 처방되었다. 이 논문은 은행나무가 초기 알츠하이머병의 진전을 막는 효과가 어느 정도 있으며 몇몇 증례에서는 인지 기능이 좋아지기도 했다는 이전의 보고를 확인하는 임상 실험에 관한 것이었다. 그러나 이 논문은 데이터 수집이 불완전했기 때문에 비판을 받았으며 의학협회지의 편집인들 사이에서는 그처럼 흔히 사용하지 않는 물질에 대한 논문을 발표한 것이 논란의 대상이 되기도 했다.

하지만 나는 은행나무에 대한 발견이 비타민 E의 실험보다 더 믿을 만하다고 생각했다. 그러나 미국에서는 은행나무를 '대체 의학'이라고 생각하기 때문에 은행나무를 환자에게 처방하는 의사는 극히 소수였다. 그렇다고 해서 은행나무가 일반인들에게 널리 사용되는 것을 막지는 못했다. 왜냐하면 표준화된 은행나무 추출물은 처방 없이도 구할 수 있었기 때문이다. 그런데 이 상황에서 환자들은 적정 사용량과 부작용을 염두에 두지 않았고 의사들은 잠재 유용성이 있는 보조제에 대한 임상 경험을 시도하지 않았기 때문에 양쪽 모두가 인내심을 잃은 셈이다.

비타민 E나 은행나무에 대한 발견처럼 아직 결론을 내릴 수 없거나 모순되는 발견은 평범한 편에 속한다. 나는 2001년에 켄터키 대학교에서 미론 그로스가 주최한 세미나에 참석했다가 이러한 사실을 알고 놀랐다. 그의 강연의 일부는 항산화 물질과 심장 질환 및 뇌졸중의 관계에 관한 최신 주요 연구를 살펴본 것이었다. 그런데 몇 가지 사례를 들은 후 내 머릿속은 수많은 이름과 숫자의 바다에서 헤엄을 치는 것 같았다. 2,000명 이상의 심장 발작 환자를 대상으로 한 케임브리지 심장 항산화 물질 연구(CHAOS)에서는 비타민 E가 심장 발작의 재발을 예방할 수 있다고 했다. 11,000명 이상을 대상으로 한 국민 보건 영양 평가 조사(NHANES)에서는 비타민 C가 첫 심장 발작을 막을 수 있다고 했다. 87,425명의 여성을 대상으로 한 간호사 건강 연구는 비타민 C가 아니라 비타민 E가 심장 질환에 예방 효과가 있다고 했는데, 로테르담에서 약 5,000명을 조사한 바에 의하면 비타민 C나 비타민 E가 모두 효과가 없으며 베타카로틴만이 효과가 있다고 했다. 그리고 심혈 관계 질환의 병력이 있는 사람 9,000명을 대상으로 한 심장 질환 예방 평가(HOPE)에서는 그 이름이 무색하게도 비타민 E가 심장병이나 뇌졸중의 재발을 예방하는 데 위약(僞藥)보다 나을 것이 없다고 했다.

　이러한 연구는 전체적으로 수많은 사람들이 참여한 잘 계획된 연구였다. 단지 몇 백 명을 대상으로 한 항산화 물질과 알츠하이머병에 관한 인체 연구도 이와 마찬가지로 애매한 결과를 보여줄 것이다. 그렇다면 연구자의 입장에서 그렇게 많은 노력을 들여서 과연 어떤 의미를 찾을 수 있을까? 그로스나 마커스베리와 같은 학자들은 아직도 주요 만성 질환에서 산화가 무엇보다도 중요하다고 믿고 있다. 그리고 실험실과 동물 및 인체 연구에서 얻은 결과로 그들은 비타민 E와 같은 항산화 물질이 뇌졸중, 심장 질환, 알츠하이머병의 위험을 감소시킬 수 있을 것이라고 기대하고 있다.

수녀 연구를 시작한 지 9년이 되어서 우리는 마침내 알츠하이머병의 뇌 손상을 피할 수 있을 것으로 보이는 영양소를 수녀님들에게서 발견했다. 이 연구는 우리가 얻어 낸 결과일 뿐만 아니라 내 전공 분야인 역학을 밝게 비춰 주는 길이기도 해서 나에게는 소중하다. 역학 분야에서의 위대한 식견은 수백 개의 조각 그림 맞추기 퍼즐처럼 그 정체를 아주 천천히 드러낸다. 이 경우에는 200년 전에 첫 조각이 제자리에 놓여졌고 수녀와 임산부처럼 우리가 도저히 꿰어 맞출 수 있으리라고 기대하지 못했던 조각들로 이루어져 가고 있다.

캐서리나 슈뢰더라는 18세기의 어느 네덜란드 산파가 처음으로 산모의 나쁜 영양 상태가 영아의 신경학적 손상과 관련이 있을 것이라는 생각을 했다. 슈뢰더는 선구적인 역학자와도 같이 50년 동안 3,100명의 영아에 대해서 자세하게 기록했다. 그 아이들 중에 여섯 명이 지금 우리가 신경관 결손이라고 부르는 뇌와 척수의 심한 기형을 보였으며 이들은 모두 극심한 흉년을 겪은 가난한 가정에서 출생한 아이들이었다.

1965년이 되어서야 신경관 결손이 비타민 B의 일종인 엽산의 결핍과 관련이 있다고 밝혀졌다. 엽산은 시금치와 케일 같은 진초록 엽상 채소와 콩, 호두, 감귤류 열매, 간에 풍부하다. 그해 영국 리버풀의 학자들이 영국 의학 잡지인 《란셋》에 이정표가 되는 논문을 발표했다. 이 언구에 따르면, 뇌와 척수의 기형을 보인 아기를 출산한 산모들 중 66퍼센트가 엽산이 결핍되어 있었으나 정상아를 분만한 산모들 중에서는 17퍼센트만이 엽산 결핍이었다.

이 논문에 이어서 영향력 있는 영국 의학 연구 위원회가 중요한 영양학적 실험을 수행해서 1991년에 끝냈다. 이에 따르면, 이미 신경관 결손 기형아를 분만한 경험이 있는 여성이 다시 임신했을 때, 엽산을 추가로 복용하게 했더니 같은 기형을 가진 아이를 갖게 될 위험률이 70퍼센트나 낮아졌다.

이런 놀라운 결과로 인해, 모든 임산부는 엽산 제제를 먹도록 하는 대대적인 대중 보건 캠페인이 촉발되었다. 미국 식품의약청은 1996년에 더욱 강화된 보호책으로, 아침 식사용 시리얼, 빵, 파스타 등의 곡물 제품에 엽산을 첨가할 것을 의무화했다.

그런데 이것이 나이든 수녀님들의 인지 능력과 무슨 상관이 있는 것일까? 낮은 엽산 농도와 기형 출산의 연관성에 관한 연구가 《란셋》에 발표된 지 2년이 지난 후에, 엽산 결핍이 치매와도 관련이 있을 것이라고 암시하는 보고가 다른 의학 잡지에 실렸다. 이 보고와 그 이후의 몇몇 연구는 치매 환자의 증례 보고에서 나타나는 일회적인 근거를 기초로 하고 있었다. 좀 더 고무적인 것은 1977년에 노인 16명을 대상으로 한 연구에서는 엽산 결핍이 알츠하이머병 환자에서 볼 수 있는 뇌 위축을 초래할 것이라고 했다. 그러나 작지만 중요한 이 연구에 대해 거의 20년 동안 아무도 주목하지 않았다. (영양과 질병에 관한 연구가 1970년대 초에 활기를 띠다가 구름 속에 가려지듯 사라져 버린 이유를 나는 도저히 알 수 없다. 아마도 그것은 폴링 등의 지나친 주장에 대한 의학과 과학 분야에서의 반동 때문이라고 생각한다.) 그런데 1996년에 《미국 의학 협회지》의 편집자로부터 낮은 엽산 수치와 알츠하이머병의 연관성에 관한 논문을 심사해 달라는 부탁 전화를 받았다. 나는 그 논문을 받아 보고는 내가 발견한 것에 놀라움을 금치 못했다.

옥스퍼드 대학교의 기억과 노화 연구 프로젝트(OPTIMA)의 연구자들은 혈중 엽산치가 낮으면 알츠하이머병에 걸릴 위험이 증가할 뿐만 아니라 상당한 뇌의 위축을 초래할 수도 있다고 보고했다. 이 논문을 보자마자 내 머릿속에는 우리 만카토 수녀원의 수녀님들의 혈액 샘플이 떠올랐다. 이미 미량 영양소 연구에 그 샘플을 써 버렸지만 우리는 쉽게 찾아 볼 수 있도록 많은 양의 데이터베이스를 구축해 놓았다. 그 자료에는 엽산 측정치도 있었고 그때까지 사망한 30명의 수녀님에 대한 뇌 부검 결과도 있었다. 나는 즉시 그것을 분석해 보고는 너무나 놀라고 말았다. 우리의 데이터가 옥스퍼드 그룹이 조사한 결과와 멋지게 들어맞았던 것이다.

나는 대단히 묘한 상황에 처하게 되었다. 옥스퍼드 대학교의 연구자들에게 내가 그들의 논문과 경쟁이 될지도 모르는 원고를 투고할 수도 있다는 상황에 대해 의논하고 싶은 생각이 굴뚝같았다. 하지만 그렇게 할 경우 두 가지 문제가 있었다. 우선 윤리적으로 심사위원은 심사하고 있는 논문에서 아이디어를 얻어서 그것을 이용해 경쟁에서 이득을 얻어서는 안 된다. 더 나쁜 경우는 그 논문 자체를 학술지에 실리지 못하도록 하는 것이다. 학술지 역시 심사위원의 이름을 밝히지 않음으로써 보복이나 비난을 받지 않고 자유롭게 동료 학자를 비판하도록 하고 있다. 이런 특수한 상황 때문에 나는 《미국 의학 협회지》 편집자의 허락을 받고 옥스퍼드 대학교의 연구자들과 접촉했고 곧 데이터를 비교하기 시작했다.

우리의 수녀 연구에서 엽산에 관한 연구는 혈액 샘플을 제공한 후 사망한 30명의 만카토 수녀원 수녀님들을 대상으로 했다. 우리는 혈액의 엽산 농도와 뇌 부검 결과를 비교해 보고 놀라운 사실을 알게 되었다. 즉, 혈중 엽산의 농도가 높을수록 뇌 위축의 정도가 덜했던 것이다.

알츠하이머병은 '뇌를 소진시키는' 병이라고 볼 수 있기 때문에 엽산 결핍이 뇌 위축 과정을 촉진할 수 있으리라고 생각하는 것은 타당하다. 옥스퍼드 대학교의 연구 팀은 이러한 관련을 설명할 수 있는 메커니즘도 제시했는데, 엽산과 알츠하이머병의 관계는 호모시스틴이라는 또 다른 물질 때문일 것이라고 보았다. 그리고 이 때문에 상황은 훨씬 더 흥미롭게 되었다.

호모시스틴은 인체의 기능에 필수적이지만 동시에 죽상경화성 플라크의 형성 과정에 관여할 수도 있다. 고농도의 호모시스틴은 심장병과 뇌졸중의 일차적 위험 인자로 생각되고 있다. 우리 몸에서 엽산이 하는 가장 중요한 역할 중의 하나는 비타민 $B_{12}$와 함께 호모시스틴을 유용한 형태로 분해하는 것이다. 이러한 비타민이 부족하면 호모시스틴이 축적되어 광범위한 결과로 나타나게 된다.

수녀 연구에서는 혈관 질환과 알츠하이머병의 관계를 과소평가해 왔다. 그러나 호모시스틴 자체가 뇌 세포를 죽이고 그 결과 알츠하이머병에서의 뇌 위축을 촉진한다는 실험적 증거도 있다. 이로써 뇌 위축과 낮은 혈중 엽산 농도와 높은 호모시스틴 농도의 관계를 설명할 수 있다.

엽산에 관한 다른 연구도 수녀 연구와 옥스퍼드 대학교의 OPTIMA 연구의 결과를 뒷받침해 주었다. 몇 년 후 국립보건원이 지원하는 대규모의 무작위 추출 임상 실험이 끝나면 엽산이 알츠하이머병의 예방에 분명히 효과가 있다는 증거를 찾게 될 것이다. 영양학자가 성급한 희망을 품는 것은 직업상 위험한 일이기는 하지만 나는 특히 엽산에 큰 기대를 걸고 있다.

내가 이러한 우리의 연구 결과를 설명하면 남자들은 그저 그런 정도의 관심을 보이는 반면 여성들은 정말 바짝 긴장을 하며 특히 임산부들은 더 심하다. 의사들은 임신하자마자 아니 그 전에라도 엽산의 섭취를 늘리라고 말한다. 이제 생명이 잉태될 때 극적인 영향을 미치는 엽산이 삶의 마지막도 보호해 줄 수 있을지도 모른다.

수만 명을 수십 년 동안 고립시켜 놓고 정확하게 식사를 규제해서 그 결과로 인한 건강 문제를 관찰할 수 있다면 영양과 알츠하이머병에 대해 우리가 알고 싶은 것을 모두 분명하게 알아낼 수 있을 것이다. 그러나 물론 그런 일을 할 수는 없는 노릇이고 또한 먹지 않고 살 수도 없다.

한번은 내가 미론 그로스에게 영양 생화학자로서 사람들에게 무엇을 먹으라고 권하겠느냐고 물었다. 그러자 그는 비타민과 기타 영양소는 섭취하는 용량과 섭취하는 사람의 유선적 소인에 따라 아주 다르게 작용할 수 있는 강력한 생물학적 물질이라는 점을 강조했다. 예를 들어 비타민 E는 위장 문제와 출혈을 야기할 수 있는데 이것은 특히 노인들에게 위험하다. 대부분의 경우 비타민이나 다른 식품 보조제를 복용하는 데 의사의 처방이 있어야 하는 것은 아니지만, 의사에게 자신이 먹고 있는 보조제에 관해서 말해 두는 것은 필요하다.

그로스는 자신의 영양 프로그램은 아주 간단하다고 했다. 우선 과일과 야채가 풍부한 식사를 하고, 종합 비타민을 하루에 한 알씩 먹으며 이틀에 한 번 비타민 E(200IU)를 추가로 먹는다고 했다. 또한 심장병의 가족력이 있기 때문에 일주일에 두 번 아스피린도 먹는다고 했다.

신경과 의사인 빌 마커스베리는 초기 알츠하이머병 환자들에게 상당히 많은 양의 비타민 E와 비타민 C, 그리고 엽산을 먹으라고 권한다. 또한 아스피린이나 기타 소염제보다 위의 궤양과 출혈을 덜 일으키는 셀레콕시브(상품명은 셀레브렉스)와 같은 소염제를 처방하도록 권한다. 이러한 약이 알츠하이머병에서 진행되는 염증 반응에 의한 뇌 손상을 감소시키는 데 도움이 될 수 있다. (역학적으로도 류머티스성 관절염 때문에 소염제를 복용하는 환자에서 알츠하이머병의 발병률이 현저히 낮다.) 하지만 고농도의 비타민이나 소염제를 복용하는 것은 심각한 부작용을 초래할 수 있기 때문에 의사의 지시와 확인을 받아야 한다.

역학자로서 나 자신도 오랫동안 건강하게 살기를 바라고 있다. 나는 영양 섭취라는 것이 증권 시장과 마찬가지라고 생각한다. 가령 나는 내 돈을 소수의 유명 주식에 모두 쏟아 붓는 것이 아니라 뮤추얼 펀드 몇 개에 나누어 투자하고 싶다. 이와 마찬가지로 나는 주목을 받는 몇 개의 영양소만을 섭취하는 것을 피하려고 한다. 비타민 E(30IU), 비타민 C(60mg), 엽산(400mcg) 등 일일 권장량을 충족시키는 표준 종합 비타민을 하루에 한 알씩 먹는다. 그리고 이틀에 한 번은 두 알을 먹어서 일반적인 권장량보다 약 50퍼센트 정도 더 많이 섭취한다.

나의 건강 투자 포트폴리오의 가장 중요한 요소는 다양한 종류의 과일과 야채를 먹는 것이다. 비타민과 미네랄 이외에 희망적인 또 다른 영양소가 식물에서 발견되는 경우가 점점 늘고 있다. 이런 영양소 중에는 새로운 항산화 물질 또는 다양한 건강 증진 효과가 있는 식물성 화학물질(phytochemical)이 있다. ('phyto'는 식물을 뜻한다.) 우리의 건강에 영향을 미치는 것들이 흔히 그렇듯이 이러한 영양소는 서로 상보적으로 작용한다.

따라서 학자들이 식이 연구를 통해 여러 가지를 알아내고는 있지만, 노화와 알츠하이머병을 막기 위한 최선의 영양학적 전략은 메리 알로이시우스 수녀님이 그렇게도 자랑스러워 하셨던 것처럼 샐러드 바에서 접시에 수북하게 야채와 과일을 담는 것이다.

# 11

# 기분 좋게 그리고 감사하며

매년 세 차례 철학 시험을 보았고

열 시간의 교생 실습을 해야 했지만

노트르담 대학에서 보낸 시간은 매 순간 흥미진진했다.

—주느비에브 쿤켈 수녀

2000년 성탄절을 일주일 앞두고 주느비에브 쿤켈 수녀님은 두 주 후에 있을 당신의 아흔 번째 생일을 기다리시면서 당신의 건강에 대해 다음과 같이 말씀하셨다. "두 가지 좋은 징조가 있는데 하나는 정신이 말짱하다는 것이고 또 하나는 아직도 서 있을 수 있다는 것이지."

주느비에브 수녀님은 과소평가되기 쉬운 분이셨다. 그분은 정식 수녀복장에 베일을 쓰는 것을 좋아하셨고, 약 백여 명의 노트르담 교육 수도회 소속 수녀님들이 기거하시던 볼티모어 근처의 수도원 빌라 아숨타에서 만난 분들 중에 가장 생기발랄하셨다. 전직 영어 선생님이셨으며 작은 키의 주느비에브 수녀님은 건강하셨을 뿐만 아니라 최근 몇 년 동안 인기 있는 베스트셀러 소설(『파일럿의 아내』)과 조지 둔 신부님의 회고록(『왕의 인질』), 《뉴욕 타임스》 일요일 판을 빠짐없이 읽고 계셨다. 그리고 메릴랜드와 매사추세츠의 초등학교와 고등학교에서 가르쳤던 제자들과 아직도 편지를 주고받고 계셨다. "내 제자들이 이제는 나더러 할머니라고 한다오!" 수녀님이 말씀하셨다. 그리고 제자 하나가 최근에 『해리포터와 마법사의 돌』을 포함해서 한 상자 가득 책을 보내 왔다고 흥분해서 알려 주셨다. 그러면서 "그

책들을 읽고 싶어 죽겠어"라고 말씀하시는 것이었다.

그러고 나서 주느비에브 수녀님은 5년 전에 빌라 아숨타에 온 한 수녀님 이야기를 꺼내셨다. 평생 우울증에 시달렸던 그 수녀님이 한 번은 주느비에브 수녀님에게 이렇게 물었다고 한다. "수녀님은 항상 기분이 좋으시네요. 비결이 뭐예요?" 수녀님은 내게 툭 터놓고 말씀하셨다. "뭐라고 말해야 할지 나도 잘 모르겠더군. 하지만 대답은 해 주어야 한다고 생각했어. 그래서 그 수녀에게 '아마 늘 아이들이랑 함께 있었기 때문일 거야'라고 했지."

세례를 받은 주느비에브 루이즈는 9남매 중에 맏이로서 동생들을 모두 돌보아 주어야 했다. 수녀님 말씀에 의하면, 남동생과 여동생들을 학교에 태워다 주는 길도 오르막길이어서 힘들었다고 한다.

"열여섯 번째 생일날 아버지께서 걷어 올릴 수 있는 바람막이가 달린 최신형 시보레 자동차를 내게 사 주셨어. 그때부터 아버지는 내 작은 시보레를 운전하셨고 나는 매일 일곱 명의 승객을 태워 노트르담까지 데려다 주었지." 수녀님이 옛날을 회상하시며 즐거워하셨다. 주느비에브 수녀님은 메릴랜드의 노트르담 대학교를 다니던 4년 동안에도 언제나 어린 동생들을 돌보며 여기저기 데려다 주었다고 하셨다. 수녀님은 1932년에 대학을 졸업하고 나서 수련 수녀로 노트르담 교육 수도회에 들어갔다. 그리고 사흘 후에는 메릴랜드 남부에 있는 성 마리아 고등학교의 선생님이 되었다. 그리고 그 후로 초등학교에서부터 대학교까지 학생들을 가르치는 것을 평생의 업이자 가장 좋아하는 일로 삼게 되었다.

"어떻게 내가 기분이 좋지 않을 수가 있겠어?" 수녀님이 다시 그 질문으로 돌아가 내게 반문하셨다. "기분 좋게 그리고 감사하며……." 이 말은 수녀님이 수업 시간에 종종 사용하셨던 말로 수녀님의 마음을 한 줄로 표현하는 것이었다. 여기에 귀중한 지혜의 말씀도 덧붙이셨다. "너의 자세를 더 높이 가져라." 지난 수년 동안 나는 이처럼 따뜻하고 명랑한 성격을 지니신 많은 수녀님들을 만나면서 얼마나 즐거웠는지 모른다. 처음에는 이것이 수녀님들의 영적 훈련과 소명 의식, 그리고 봉사하는 삶 때문일 거라고 생각했다. 그러나 주느비에브 수녀님의 과거를 보면 수녀님의 영성 형성만이 문제가 아니라는 것을 알게 되었고 이것은 수녀 연구에서 대단히 획기적인 발견을 하는 데 도움이 되었다.

한 분 한 분의 수녀님들을 서로 비교해 보는 일은 가끔 우리가 이렇게 큰 그룹에서 무엇을 연구하는 것이 가장 성과가 클 것인지를 결정하는 데 도움이 될 뿐만 아니라 연구의 진로를 결정할 수 있도록 해 준다. 가령 두 수녀님의 삶이 매우 비슷한 점이 많지만 그 결과의 차이가 클수록 두 수녀님의 독특한 운명을 결정짓는 요인들을 더 손쉽게 알아낼 수가 있다. 주느비에브 수녀님과 앞으로 페넬로페 수녀님이라고 부를 한 수녀님의 삶은 다른 어느 수녀님들보다도 비슷했다.

두 수녀님은 2년 차이를 두고 볼티모어에서 태어나셨지만 더 나이가 많았던 페넬로페 수녀님은 7세가 되어서야 학교에 들어갔기 때문에 초등학교에서는 같은 학년이었다. (페넬로페 수녀님의 어머니는 아이의 재롱을 더 오래 보고 싶어했다.) 두 수녀님의 아버지는 모두 성공적으로 작은 사업을 운영하셨다. 주느비에브 수녀님의 아버지는 피아노 가게를 운영하셨고 페넬로페 수녀님의 아버지는 건축 자재를 파는 사업을 하셨다. 그래서 두 소녀는 안락한 중상류층 가정에서 성장할 수 있었다. 두 사람은 대가족의 맏이였다. 두 사람은 메릴랜드의 노트르담 대학교를 졸업하고 1930년대 초 볼티모어 수도원에 수련 수녀로 들어갔다. 1930년대 중반부터 1950년대까지 두 수녀님은 매사추세츠의 고등학교에서 학생들을 가르쳤고 남는 시간에 틈틈이 공부해서 대학원을 마쳤다. 후에 두 수녀님은 미국 전역의 노트르담 교육 수도회에서 운영하는 여러 학교에서 감독관으로 일했다. 두 분의 인생은 수녀원에 몸담은 지 육십여 년이 지난 후, 페넬로페 수녀님이 건강에 문제가 생겨 빌라 아숨타로 옮겨 오시면서부터 갈라지게 되었다(이것은 페넬로페 수녀님이 친구에게 말씀하신 것처럼 '마른 하늘에 날벼락' 같은 일이었다).

그러나 이 두 분의 엄청난 차이는 1999년 우리가 그분들이 수련 수녀였을 때 쓴 자서전을 새롭게 분석하기 시작하면서부터 드러나게 되었다.

***

1990년대 초 우리가 처음 수녀님들의 자서전을 연구하는 동안, 공동 연구자인 리디아 그라이너와 나는 이 자서전들이 일정한 요구에 맞춰 쓴 것임에도 불구하고 개성이 뚜렷해 무척 놀랐다. 우리는 특히

'단순 나열형'이라고 불렸던 수녀님들과, 아주 상세히 생생한 감정을 불어넣어 자서전을 쓴 '고충실도형' 수녀님들 사이의 차이에 관심을 가지게 되었다. 실제로 우리는 그 당시에 감성과 연관을 지어 자서전을 코드화하려고 시도했지만 개념 밀도가 알츠하이머병과 명백한 관련이 있다는 것이 입증되자 그 데이터를 한쪽에 밀어 두었다.

1999년에 나는 자서전에 대한 내 관심을 촉발시킨 켄터키 대학교 노화 연구소의 두 학자, 데보라 대너와 월리스 프리센과 함께 일하기 시작했다. 대너는 감성 전문가인 정신과 의사이고 '도움의 손길'이라는 지역 알츠하이머병 지원 프로그램에서 관찰한 결과를 바탕으로 멋진 연구를 수행한 바 있다. 프리센은 감성과 생리학적 현상 사이의 관계에 관하여 선구적인 연구를 해 오고 있었다. 그는 1983년에 《사이언스》에 발표된 유명한 연구 논문의 공동 저자였다. 그 연구에서는 여러 유형의 감정을 얼굴에 표현하도록 하는 것만으로도 심장 박동수가 크게 변한다는 것을 보여 주었다. 이후에 그의 연구에서는 행복, 분노, 놀라움, 두려움, 혐오, 슬픔 등의 기본적인 감정이 심장 박동, 혈압, 면역 반응, 소화 기능과 같은 불수의 기능을 조절하는 자율 신경계에 특별한 영향을 미친다는 사실을 확인했다.

다른 학자들도 이러한 관련성을 추적하여 연구했으며 따라서 지금은 스트레스에 의한 감정과 심장병의 관계에 대해서 잘 알려져 있다. 우리 몸은 감정적으로나 신체상에 위협을 느낄 때면 잘 알려진 대로 '투쟁-도피 반응'을 일으키는데, 이때에는 다른 어떤 신체적 변화보다도 혈압을 높이는 화학 물질이 크게 증가하게 된다. 그러한 위협이 사라지면 우리 몸은 대개 정상으로 되돌아온다. 그러나 어떤 사람은 항상 위험한 상태에서 지내고 있거나 약한 위협에도 강한 반응을 보여 쉽게 위험한 상태가 되는 경우도 있다. 투쟁-도피 반응이 아주 강하거나 오래 지속되면 우리 몸은 그 상태를 보상할 수 없게 된다. 습관적으로 화를 내거나 적대적인 감정을 가지고 있는 것은 심장병의 위험 요인으로 알려져 있으며 우울증은 심장병과 뇌졸중의 위험 요인이다.

이런 관련성을 알고 있었기 때문에 나는 수녀님들의 감정 표현이 수명과 관련이 있는지를 검사할 방법을 찾고자 했다. 이와 비슷한 연구가 미네소타 주의 로체스터에 있는 유명한 메이오 클리닉에서 진행 중이었는데 그 결과가 2000년 초에 발표되었다. 메이오 클리닉의 학자들은 1960년대 초에 시행한 표준 인성 검사에서 낙관론자 또는 비관론자로 분류된 839명의 사람들을 추적하여 조사하였다. 그리고 그로부터 30년 후에 보니 낙관론자로 분류되었던 사람들이 훨씬 더 많이 살아 있었다. 학자들은 당연히 마음과 몸 사이에 일어나는 상호 작용에 대해서는 정확하게 설명할 수 없다고 지적했다. 그러나 여러 가지 가능성을 배제하지는 않았다. 아마도 낙관론자들은 우울증에 잘 빠지지 않는 것 같았다. 또 비관론자들은 우울증을 즉시 치료하지 않았을지도 모른다. 또는 낙관론자들의 경우에는 면역 체계가 훨씬 더 활발하게 작용하는 등 어떤 생물학적인 메커니즘이 작용했을 수도 있다. 1998년의 한 연구에서는 긍정적인 감정은 실제로 부정적인 감정에 의해서 촉발된 심혈 관계의 스트레스를 상쇄할지도 모른다고 강력하게 추정하고 있다. 이러한 보고 때문에 우리는 수명에 관련된 요인을 찾자는 수녀 연구의 원래 목적으로 되돌아가게 되었다. 수녀님들이 건강하고 젊었을 때 쓴 자서전을 통해 과연 우리는 그분들이 얼마나 오랫동안 살 수 있을지 추측할 수 있을까?

이 연구를 위해서 대너와 프리센, 그리고 나는 밀워키 교구와 볼티모어 교구에서 서원식을 가졌던 180명 수녀님들의 친필 자서전을 모았다. (이 두 교구는 1950년과 60년대에 모두 4개의 교구로 나뉘어서 우리가 모은 샘플에는 시카고와 월턴 수녀원에 계셨던 수녀님들도 포함되었다.) 우리는 코드화 작업에 참여하는 사람들과 함께 감정 경험을 나타내는 모든 단어를 찾아냈다. 이 작업을 하는 사람들은 단어들을 긍정, 부정, 중성으로 분류했다.

이런 연구는 주관적인 판단에 의한 위험이 따르는 연구 분야이다. 코드화 작업을 하는 사람들은 모두 독자적으로 일했으며 조사 양식은 엄격했다. 우리는 그들의 분석이 일치하고 또 다른 사람이 확인을 한 경우에만 그 결과를 데이터베이스에 집어 넣었다. 그리고 다시 한번 무작위로 코드를 매겼다. 어느 누구도 이 연구와 관련된 수녀님들의 건강 상태를 알지 못했다.

결국 9만 단어를 분석하여 그 가운데 1,598개의 단어만이 감정 경험과 관련이 있다고 결정했다. 이 단어 가운데 84퍼센트는 긍정적인 경험(행복, 사랑, 희망, 감사, 만족)을 표현하는 것이었고, 14퍼센트는 부정적인 경험(슬픔, 두려움, 무관심, 고통, 수치, 혐오)을, 그리고 1퍼센트는 중간(놀라움)을 표현하는 단어였다.

우선 페넬로페 수녀님이 쓰신 총 8개 문장의 두 쪽짜리 자서전을 보면 다음과 같다.

나는 1909년 10월 7일 3남 5녀의 맏이로 태어났다. 다섯 살 때 성 엘리자베스 교구 학교에 입학했다. 고등학교는 메릴랜드의 노트르담에서 다녔으며 대학 과정은 노트르담 대학과 존스 홉킨스 여름학교에서 마쳤다. 나의 신앙 생활에 관해서 말하자면, 노트르담 학교에서 지낸 16년 동안 노트르담 교육 수도회의 수녀님들과 만나면서 영향을 받은 것은 두말 할 필요도 없다. 1932년 2월 대학을 휴학한 것이 그 문제에 관해서 조언을 구하게 된 첫 경험이었으며 결국 나는 부름에 응답하기로 결심했다. 1933년 5월 26일 아이스퀴스 가에 있는 수녀원에 입학 신청서를 제출했으며 9월 8일에 수녀원에 들어갔다. 수련 수녀 첫해에는 노트르담 학교에서 수학과 영문학을 가르치며 지냈다. 나는 주님의 은총으로 우리의 소명과 신앙의 전도, 그리고 개인적인 성스러움을 위해 최선을 다하려고 한다.

비록 개념 밀도에서는 높은 점수를 받았지만(이전의 연구에서는 이 밀도 측정이 매우 중요했다), 페넬로페 수녀님의 자서전은 마치 깔끔하게 작성된 공문처럼 보인다. 코드화 작업을 하는 사람들은 이 자서전에 전혀 감정 표현이 들어가 있지 않다고 보았다.

반면에, 주느비에브 수녀님의 자서전은 다섯 쪽이나 되었는데 연구자들은 41개의 문장을 읽으며 단어들을 코드화하기에 바빴다.

어느 화요일 정오에 내가 이 세상의 밝은 빛을 보게 되었다는 말을 처음 들었을 때, 내 마음속에는 태어난 요일에 따라 사람의 운명을 예견하는 내용으로 꾸며진 오래된 동요 구절이 저절로 생각났다.

그 노래는 이렇게 시작된다.

"월요일에 태어난 아이는 얼굴이 예쁘네. 화요일에 태어난 아이는 은총이 가득하네."

이제, 내가 이성적으로 생각할 수 있는 나이가 되면서부터 수녀가 되기를 꿈꾸었다는 사실을 숨기고 싶지는 않지만, 그것은 적어도 내가 도달하고자 했던 하나의 이상으로서 나를 크게 고무시켰다.


흥미로운 사실은 이 아름다운 첫 문장에는 감정과 관련하여 코드화할 수 있는 단어가 하나밖에 없었으며 그것도 부정적인 단어였다는 것이다. "숨기고 싶지는 않지만"이라는 문구는 무관심을 나타낸다고 보았다. 물론 많은 독자들은 "크게 고무시켰다"나 "도달하고자 했던 하나의 이상"이라는 문구가 긍정적인 생각을 나타내는 것이 아니냐고 주장할지도 모르겠다. 그러나 이 연구에서는 직접적으로 감정을 나타내는 단어만 코드화하는 매우 엄격한 원칙을 적용했다.

주느비에브 수녀님의 자서전은 계속 읽어 나갈수록 긍정적인 단어가 부정적인 단어보다 훨씬 많아지기 시작했다.


나는 어린아이 시절을 거의 기억하지 못한다. 그래서 다른 사람들이 들려 주는 이야기를 통해서만 그때를 알 수 있을 뿐이다. 모두의 말에 의하면, 나는 애정이 넘치는 부모님의 사랑스러운 여덟 아이들 가운데 첫째로 태어났으며 지극히 평범한 보통의 개구장이 아이로 자라났다.

여기에서 "애정이 넘치는"과 "사랑스러운"이라는 두 개의 긍정적인 감정을 나타내는 단어를 찾을 수 있었다.

나는 이렇게 큰 대가족의 일원으로 태어난 것을 얼마나 감사해 하는지 모른다. 왜냐하면 대가족 안에서 누릴 수 있는 기쁨과 슬픔을 그리워하는 사람들에게는 그 이상의 보상이 없다는 것을 나는 이제 알게 되었기 때문이다.

위의 문장에는 긍정적인 감정을 표현한 단어가 두 개("감사"라는 단어는 은총을 나타내고 "기쁨"은 행복을 드러낸다), 그리고 부정적인 감정을 나타내는 단어가 한 개("슬픔") 있다.

주느비에브 수녀님은 초등학교 시절을 설명한 자서전에서 자신은 유치원 때부터 행복하고 호기심이 많은 학생이었다고 묘사하고 있다.

그 시절에 일어난 한 사건이 아주 생생하게 떠오른다. 팜필리아 수녀 선생님이 내가 알파벳을 거꾸로 외어 읽기에 성공하자 깨끗하고 하얀 기도 책을 상으로 주셨다. 나는 그것이 자랑스러웠지만 지금 다시 해 보라고 한다면 할 수 없을 것 같다.

수녀님은 또 첫영성체하던 날을 특별히 기쁜 마음으로 직고 있다.

어리긴 했지만 그날은 다른 어느 날보다도 가장 기억에 남는 즐거운 날이었다. 스틸라 수녀님이 우리에게 성수를 뿌려 주셨고, 우리의 수호천사가 그 어느 때보다도 우리를 특별히 보살펴 주고 사랑해 주셨다.

수녀님에게 학교는 지식의 탐구 장소였으며 특히 대학에 들어갔을 때 수녀님은 전율을 느낄 정도로 흥분했다.

1928년 9월 셋째 주 수요일에 나는 대학교 1학년생으로 입학했고 그때부터 가장 행복했던 학창 시절이 시작되었다. 비록 공부가 힘들기는 했지만 절친한 친구들과 즐거운 시간을 보내느라 나는 조금도 무료하지 않았다. 우게 신부님이 매년 세 차례 철학 시험을 보게 하셨고 10시간의 교생 실습이 있었지만 노트르담 대학에서 지낸 시간은 매 순간 흥미진진했다. 시간은 빨리 흘러 1932년 6월 1일 내 손에는 졸업장이 쥐어졌고 내 눈에는 아쉬움의 눈물이 흘러내렸다. 이제 모교의 든든한 보호의 날개에서 벗어나 밖으로 떠나야 한다는 것이 아쉬웠다. 즉, 서로를 믿는 사랑의 보살핌으로부터 새로운 것의 덧없음에 열중해야 하는 세상으로 나가야 한다는 것이 견디기 힘들었다.

이 문장들에서는 행복, 만족, 열중, 사랑, 흥분의 감정이 자주 드러났다. 조사자들은 여기에서 긍정적인 감정을 나타내는 단어를 일곱 개나 발견했다.

그러나 주느비에브 수녀님은 우리의 반응을 예상했다는 듯이 여러 해가 지난 후 다음과 같은 글을 남겼다.

앞에 쓴 글을 다시 읽어 보니 마치 나의 학창시절에는 아무런 문제도 없었던 것처럼 쉽게 생각될지도 모른다는 생각이 든다. 그런 생각을 고쳐주고 싶다. 왜냐하면 나에게도 좋지 못한 나날들이 있었고 내 마음에 의심이 생기고 모든 희망과 계획이 희미해진 때도 많았기 때문이다.

계속해서 주느비에브 수녀님은 노트르담 교육 수도회에 들어오게 된 이유를 설명하기 위해 진지하게 영혼의 구원을 위해 노력했던 과정을 써 내려갔다 .

나는 내 자신이 종교적이라고 생각해 본 적이 한 번도 없었음을 인정하지 않을 수 없다. 사실 종교에 대해서는 너무나 몰랐기 때문에 1학년 때에는 개인 비서가 되거나 법학을 공부하겠다고 결심했었다. 이제 와 생각해 보니 그것은 정말로 웃기는 생각이었다. 잘 알 수는 없지만 아마도 수녀가 되고자 했던 생각은 나의 큰오빠와 그의 절친한 친구가 예수회 수사가 되기 위해 집을 떠났을 때 싹튼 게 아닌가 생각된다. 매년 추수감사절과 여름에 오빠를 찾아간 것이 내게 깊은 인상으로 남았고 내 마음속에는 '무엇 때문일까?' 라는 물음이 생겼다. 나는 오빠가 육체적으로 건강하게, 영적으로 평화롭게 성장했기 때문에 이 문제를 곰곰이 생각해 보게 되었으며 내가 주님의 부름을 따르기로 한 것은 감사하게도 오빠가 보여준 용기와 인내심 때문이었다. 나는 물론 학기가 끝날 때마다, 특히 마지막으로 대학 4학년 때 그 길을 준비했지만, 오빠가 모든 것을 기꺼이 희생하는 모습을 보고 확실하게 결심하고 따르기로 했다.

대부분의 수련 수녀와 마찬가지로 주느비에브 수녀님도 영적인 내용으로 자서전을 마무리했지만 큰 기쁨에서 우러나 쓴 문구를 보면 다시 한번 시적인 아름다움을 잘 느낄 수가 있다.

이제 다섯 주만 있으면 나는 정말 수녀가 되고 영접의 기쁨을 누리게 된다. 나는 주 예수께 그분의 반려자로서 좀 더 쓸모 있는 사람이 되게 해 달라고 기도를 드린다. 또한 하늘 높은 곳에서 마더 데레사가 나를 굽어보시어 내가 노트르담 교육 수도회의 신실한 딸이 되도록 내 영혼에 은총을 내려 주시기를 하늘에 계신 아버지께 빌어 주시기를 간절히 기도드린다.

구약 성서에는 다음과 같은 구절이 있다. "마음이 즐거우면 앓던 병도 낫고 속에 걱정이 있으면 뼈도 마른다."(잠언 17장 22절)

주느비에브 수녀님, 페넬로페 수녀님, 그리고 다른 178명의 노트르담 교육 수도회의 수녀님들이 평균 22세에 쓴 자서전에서 긍정적인 감정을 담은 내용은 누가 가장 오래 살 것인지를 강력하게 예견하였다. 이것은 대단히 놀라운 발견이다. 아주 젊었을 때 쓴 글이 장차 60년 이상 오래 살게 될 사람이 누구인지를 알려주는 중요한 단서가 된 것이다.

우리는 우리의 결과에 스스로 놀라서 연령, 교육 수준, 어휘 능력에 대해 통계학적으로 적절하게 보정한 후 이 데이터를 여러 각도에서 분석해 보았다. 그 결과 어떤 경우에나 똑같은 결론에 도달했다. 긍정적인 감정을 표현한 정도에 따라 네 그룹으로 수녀님들을 나누어 분석해 보았을 때 긍정적인 감정을 담은 문장을 가장 적게 사용한 그룹의 평균 사망 연령은 86.6세였다. 사실 페넬로페 수녀님은 자신이 속한 그룹의 평균보다 더 오래 사셨다. 수녀님은 89세에 심장 발작으로 갑작스럽게 돌아가셨다.

두 번째 그룹의 평균 연령은 86.8세로 길어졌고 세 번째 그룹의 평균 연령은 90세였으며 주느비에브 수녀님처럼 자서전에 긍정적인 감정이 풍부한 수녀님들의 평균 사망 연령은 93.5세였다. 이 네 그룹 사이에 수명의 차이는 6.9년이었다.

이 네 그룹의 사망률을 서로 다른 시점에서 살펴보는 것은 이러한 결과를 또 다른 측면에서 바라보는 아주 좋은 방법이다. 이러한 분석을 해 보니 긍정적인 감정을 나타내는 문장을 가장 적게 사용한 수녀님들의 사망 위험은 가장 많이 사용한 그룹의 사망 위험과 비교했을 때 어느 연령에서나 2배나 높다는 사실을 알게 되었다.

그러나 여기에 중요한 함정이 있다. 페넬로페 수녀님은 89세로 어느 누가 보아도 긴 수명을 누리셨다. 분명히, 어린 나이에 긍정적인 감정을 가지고 있지 않다고 해서 수명이 짧을 것이라고 예견할 수는 없다. 게다가 페넬로페 수녀님이 부정적인 인물이었다고 할 수도 없다. 페넬로페 수녀님은 생전에 "인생을 참으로 좋게 생각했었다"고 수녀님 한 분이 회상하셨다.

그러나 정말로 궁금한 것은 미묘하지만 대단히 중요한 차이점이다. 젊은 시절의 긍정적인 성향이 수명에 영향을 미칠 수 있을까? 우리의 데이터에 의하면 그 대답은 '그렇다' 이다.

학문의 세계에서 연구 논문을 학술지에 투고한 후 심사를 거쳐 수 개월에서 1년 이내에 그 논문을 발표할 수 있게 된다면 그것은 행운이다. 긍정적인 감정과 수명에 관한 논문은 2주 반 만에 《성격과 사회 심리학 저널》에 잠정적인 투고 허가를 받았는데 이것은 수녀 연구의 새로운 기록이었고 우리 연구 결과가 도전적이었다는 증거이기도 했다.

교수 모임에서 이를 자축하는 점심 식사를 하면서 대너와 프리센 그리고 나는 우리의 발견이 가지고 있는 더 큰 의미에 대해서 심도 있게 생각하기 시작했다. 다른 학자들에게 설명을 해야 하는 학자로서 우리가 검증할 수 있는 것에 관해 논문을 쓰는 데에는 한계가 있다. 그러나 인간으로서 우리의 데이터를 넘어서 해답을 얻지 못하고 있는 질문을 생각해 보고, 우리가 발견한 사실이 우리의 일상생활에 어떠한 영향을 미칠 것인지를 추측해 볼 수 있다.

데보라 대너는 알츠하이머병에 관한 자신의 연구에서 환자가 외부 세계와 단절된 것 같은 상황에서도 강렬한 감정과 연결된 기억이 남아 있는 경우가 종종 있다는 것을 발견했다. 그녀는 환자를 만나기 전에 그 환자가 가장 행복했던 사건과 같은 일생에서 가장 정점에 있었을 때에 관해 미리 알아 둔다. 그리고 비디오 촬영을 하는 인터뷰에서 그러한 기억에 관해 환자와 이야기를 나눈다. 이러한 경우에 종종 가족들조차 놀라는 일이 벌어지기도 한다. 전혀 말을 하지 않던 퇴행 상태의 환자가 생기를 되찾고 심지어 질문에 말로 대답하는 경우도 있는 것이다.

대너는 심한 이상을 보이는 어느 환자의 부인에게 전화를 해서 환자와 이야기를 나눌 수 있는지 허락을 받았던 일을 회상했다. 그 부부는 55년 전에 결혼했고 부인은 즉시 다음과 같이 말했다. "그럼요, 오세요. 그렇지만 그이는 자신이 무엇을 느끼는지 모르고 있어요." 남편은 여러 해 동안 침대에서 누워 지내며 거의 한마디도 하지 않았다. 대너는 환자와 단둘이 있게 되자 환자에게 그들 부부의 결혼 40주년 기념일을 상기시켰다. 그리고 환자가 미소를 띠는 것을 보았다. 확신에 찬 그녀는 환자의 얼굴에서 이해하고 있다는 무언의 표시를 읽고는 계속 이야기를 나누었다. 옆방에서 남편의 목소리를 듣게 된 부인의 놀라움을 한번 상상해 보라. 그 환자가 대너에게 한 말 가운데 한마디는 다음과 같았다. "아무도 내 말을 더 이상 들으려고 하지 않기 때문에 말을 하지 않는답니다."

그 당시 대너와 프리센과 점심을 먹으며 나눈 이야기는 또 다른 방향으로 전개되었다. 즉, 우리는 어떤 사람은 자연스럽고 긍정적이며 감정 표현이 풍부한데 어떤 사람은 중성적이거나 심지어 부정적인 이유에 대해 의문이 생겼다. 어린 시절의 경험이 우리의 성장에 중요한 영향, 경우에 따라서는 결정적인 영향을 미치기는 하지만 심리학자들은 그것이 단순한 양육의 문제가 아니라고 보고 있다. 아이들은 나름대로의 성정을 가지고 태어나는 것이 분명하다. 아주 어렸을 때부터 주변 환경에 내힌 아이들의 반응은 어떤 일정한 유형을 띤다. 예를 들어 지극히 예민한 반응을 보이며 편안하게 생각하지 못하는 유형에서부터 유연하고 일관성이 있으며 쉽고 편안하게 생각하는 유형에 이르기까지 다양한 스펙트럼 중에서 어느 특정한 성향을 보인다. (프리센은 자신의 세 아이들을 볼 때 이 견해에 찬성한다고 했다.)

이러한 차이는 나중에 우리가 구분하게 되는 부정적 또는 긍정적 성격의 형성에 과연 얼마나 큰 영향을 미칠까? '까다로운' 성격의 아이들이 좀 더 균형 있게 긍정적인 방법으로 스트레스를 다룰 수 있도록 하려면 어떤 일을 해야 할까? 또 우리의 연구 자료에 나타난 반응처럼 어른들은 스트레스에 대해 얼마나 다르게 대처할 수 있을까? 나는 대너와 프리센과 일하면서 나 자신의 스트레스 반응에 대해서 더 많은 것을 알게 되었으며, 이제는 당황스러운 일을 당하면 즉시 생리적인 균형을 회복하려고 의도적으로 노력하게 되었다고 그들에게 말했다. 부정적인 감정을 해소하려면 때로는 강하게 그러한 감정을 표현해야 한다. 나는 이런 방법이 상당히 효과가 있을 수 있다는 것을 알게 되었다. 그리고 가끔은 그저 내 인생의 긍정적인 면을 생각하고 가장 감사해야 할 일을 떠올리면 그러한 감정을 전체적인 시각에서 바라볼 수 있다. 이 중 어떤 경우에도 부정적인 감정에 매여 있지 않으려고 노력한다. 나의 목적은 가능한 한 빨리 내 몸을 정상적이고 더 건강한 상태로 되돌려 놓는 것이다.

우리는 오랫동안 점심을 먹으면서 우리 연구의 한계를 극복할 수 있는 방법도 모색해 보았다. 한 가지 문제는 우리의 데이터 양이 너무 적어서 부정적인 감정이 수명에 미치는 영향을 적절한 방법으로 조사할 수 없다는 것이었다. 수녀님들은 자서전에서 부정적인 감정을 거의 표현하지 않는다. 이것은 단지 이제 막 수녀가 되려는 젊은 여성이 자신의 인생에서 가장 흥분되는 순간을 경험하고 있다는 현실을 반영한 것에 불과할지도 모른다. 수녀들은 곧 서원식을 치르고 소명대로 선생님이 되거나 수녀원에서 살림을 꾸리기 위해 교구 사택을 떠날 것이다. 그리고 물론 선배 수녀들이 자신들이 쓴 글을 읽으리라는 것도 이미 알고 있었다.

따라서 이러한 점은 부정적인 측면이 수명에 미치는 영향을 이해하기 어렵게 할 뿐만 아니라 수녀님의 건강 상태를 좌지우지하는 생리 메커니즘을 밝히려는 우리의 노력도 무색하게 만든다. 표현된 감정이 긍정적이냐 부정적이냐가 중요한 차이일까? 아니면 긍정적 감정이건 부정적 감정이건 감정을 충분히 표현하는 것과 감정을 억누르고 있는 것이 중요한 차이일까? 일반적인 통념이나 연구 결과는 언제나 이 두 가지 견해로 나뉘었다. 하지만 아직도 그 해답은 찾지 못했다.

우리의 첫 감정 연구에서는 감정 표현과 알츠하이머병 사이의 관계를 밝히려는 시도는 하지 않았다. 이제는 수녀님들의 자서전에서 알게 된 사실과 우리가 시행한 지능검사와 신체검사를 비교할 계획이다. 그리고 수녀 연구에 참여하신 수녀님들 가운데 돌아가신 분들이 늘어남에 따라 뇌 부검에서 알게 된 정보도 함께 검토하려고 한다. 나는 이 연구로 많은 것을 알게 되리라 확신하며, 실제로 우리는 엄청나게 놀라고 있다.

우리는 처음부터 알츠하이머병이 수명과 밀접한 관련이 있다는 것을 알고 있다. 오래 살면 살수록 알츠하이머병의 증상을 보일 가능성이 높아진다. 또 85세 이상 노인의 약 55퍼센트는 알츠하이머병의 증상을 보이지 않는다는 것도 알고 있다. 그렇다면 이상적으로는 우리의 연구가 주느비에브 수녀님처럼 오래 살면서 죽을 때까지 지능을 유지할 수 있게 해 주는 요인을 이해하는 데 도움이 될 것이다.

의학이 발전하고 생활 여건이 향상되면서 더 많은 사람들이 80세 아니 그 이상 오래 살게 됨에 따라 아주 나이가 많은 노인들과 그들을 돌보아야 하는 사람들에게는 삶의 질과 양에 대한 선택이 중요한 문제로 부상하고 있다. 나이가 많은 수녀님들과 만나다 보면 우리들 가운데 단순히 생명의 연장만을 원하는 사람은 거의 없다는 사실을 더욱 절실히 인식하게 된다. 우리는 나이가 들어서도 생각하고 기억하며 자신의 생각을 표현하고 새 소설이나 신문을 읽을 수 있는 능력을 유지하기를 원한다. 가능하면 다른 사람에게 폐를 끼치지 않고 여기저기 다닐 수 있고 혼자서 옷을 갈아입고 식사도 자기 손으로 하며 화장실에도 혼자 다닐 수 있었으면 한다. 또한 만성 질환으로 고통받지 않기를 소망하며 내가 사랑하는 사람들, 그리고 나를 사랑하는 사람들과 더불어 살 수 있기를 원한다. 이제 아흔을 넘긴 분들에게는 이상하게 들릴지도 모르지만, 간단히 말하자면 우리도 역시 주느비에브 수녀님의 희망으로 가득한 미래를 소망하는 것이다.

# 12

# 백년의 마라톤

그분이 잠들게 되신 것을 기뻐했다고 말하고 싶지 않습니다.

다만 눈물을 흘리기만 하는 장례식은 아니었다는 말씀을 드리고 싶습니다.

그분은 102년 만에 주님께로 돌아가셨으며

우리는 그분을 보내 드렸습니다.

―메리 버슨 수녀, 메리 마크 월터링 수녀의 장례식에서

빌라 아숨타는 볼티모어에 있는 노트르담 수녀원의 교구 사택이며 내가 1991년 봄에 그곳을 방문했을 때 그때까지 만난 분들 가운데 가장 나이가 많으신 분을 만나게 된 곳이기도 하다.

　나는 98세의 메리 수녀님의 모습을 잊을 수가 없다. 수녀님은 검정색과 흰색이 어우러진 수녀복을 완벽하게 차려입으시고 챙이 긴 녹색 테니스 모자를 쓰고 계셨다. 나중에 알게 된 사실이지만 수녀님은 햇빛에 눈이 부시지 않도록 가리기 위해 그것을 쓰고 계셨다고 한다. 메리 수녀님은 체구가 아주 작아서 키가 137센티미터밖에 되지 않았고 체중도 38킬로그램에 불과했다. 수녀님은 입을 크게 벌리고 웃으셨으며 놀라울 정도로 피부가 고왔고 눈에는 평화로움과 기쁨을 드러내는 장난기가 반짝였다.

　우리를 소개시켜 준 루이스 마리 케스터 수녀님은 메리 수녀님에겐 뭔가 '아주 특별한 것' 이 있다고 장담했다. 그러나 메리 수녀님과 잠시 이야기를 나누기 전까지 나는 그 '특별한' 것이 뭔지 알지 못했다. 서로 알게 된 후에 나는 메리 수녀님에게 내가 수녀 연구를 어떻게 시작하게 되었으며 그 후 그 일을 어떻게 해 오고 있는지를 말씀드렸다. 즐겁게 대화를 나누기는 했지만 나는 수녀님이 나이가 많으

시고 너무나 연약해 보여서 지각력도 어느 정도 떨어져 있을 것이라
고 생각했다. 그래서 나는 그분의 지능을 알아보기 위해 가장 간단한
질문을 해 보았다.

"수녀님, 우리 나라 대통령 이름이 뭐죠?"

"그건 왜? 조지 부시잖아." 수녀님이 공손하게 대답하셨다.

"그럼, 오늘이 몇 월 며칠이죠?" 내가 물었다.

"1991년 4월 25일." 수녀님이 대답하시고는 이상하다는 듯이 나를
보셨다. 어쩌면 수녀님은 내 정신 상태를 궁금하게 여기셨을 것이다.

"10년 전에는 어디 사셨어요?"

"글쎄, 어디 보자. 바로 이곳에 있었네. 1976년에 은퇴했거든."

"40년 전에는 어디에서 사셨어요?"

메리 수녀님은 큰 소리로 1959년부터 1976년까지는 필라델피아
의 성 베드로 수녀원에서 아이들을 가르쳤고, 그 이전에는 3년 동안
피츠버그의 모스트홀리네임에 있었으며, 그전에는 메릴랜드 주 컴벌
랜드의 성 패트릭 수녀원에 있었는데 1949년에는 8학년을 가르치고
있었다며 계산을 하셨다.

메리 수녀님은 수련 수녀가 되었던 1910년에 만난 첫 원장 수녀님
의 이름도 기억하고 계셨다.

나는 머릿속이 약간 혼란스러워진 채 메리 수녀님에게 고맙다는
인사를 하고 헤어졌다. 나는 그 나이에 어떻게 그렇게 오래전의 세세
한 일들을 정확하게 기억할 수 있는지 정말 믿기지가 않았다. 그래서
수녀원의 문서 보관소에 가서 메리 수녀님의 기록을 조사했다. 기록
을 보고 나는 수녀님이 말씀하신 것이 하나도 틀리지 않았다는 것을

확인했다.

메리 수녀님은 60년 이상 아이들을 가르치셨다. 그리고 바로 그날 수녀님은 과학자들이 '고령 노인'이라고 부르는 사람에 관해 나에게 믿기 어려운 교훈을 가르쳐 주셨다. 그렇다. 시간은 수녀님의 육체에 그 흔적을 남겼고, 수녀님은 관절염, 심장병, 빈혈을 포함한 수많은 건강상의 문제로 고통을 받으셨다. 하지만 나는 처음 수녀님과 대화를 나누면서부터 수녀님의 마음이 놀라울 정도로 완벽하다는 것을 알 수 있었다. 그 후 두 해가 흘러가는 동안 수녀님은 100세를 넘기셨는데 나는 수녀님의 능력을 면밀하게 분석하고 동시에 수녀님의 긴 인생 역정을 탐구하면서 점점 더 호기심이 생기기 시작했다. 나는 시간이란 우리 몸을 마모시키는 것이 명백하다는 결론을 내렸다. 누구나 100세가 되면 청력이 떨어지고 시력도 나빠진다. 그러나 마음은 육체와는 별개의 달력에 의해서 늙어간다. 나는 100세를 넘기신 분들을 더 많이 만나 뵈면서 이 진실을 더욱 확신하게 되었다.

수녀 연구에서는 특별히 100세를 넘긴 분들을 따로 연구할 계획을 세우지는 않았다. 대신에 하버드 의과 대학의 노인학자인 내 친구 토머스 펄스와 같은 학자들의 연구는 참고할 만하다. '뉴잉글랜드 지방의 100세 이상 인구에 관한 연구'라는 프로젝트는 신경심리학자인 마저리 허터 실버와 펄스가 공동 집필한 『100세 장수학(*Living to 100*)』이라는 책에 그 내용이 잘 소개되어 있다. 펄스와 실버는 이 새로운 사회 현상을 아주 자세하게 탐구했다. 그들은, 100세가 넘은 사람들이 아주 흔해져서 홀마크 사에서는 이제 100세라는 마술의 나이에 이른 분들의 생일 축하 카드를 특별 제작해야 한다고 지적했다. 실제로 미국 통계청은 1990년에 3만 명이 조금 못 되는 100세 이상의 미국인(80퍼센트 이상이 여성이다)이 2050년에는 80만 명 이상이 될 것이라고 추정하고 있다. 전 세계적으로 미국에서 100세 이상의 인구 증가율이 가장 빠르다.

2001년이 시작되면서 수녀 연구에 참여한 수녀님 가운데 모두 18명이 100세를 넘기셨다. 그분들이 어떻게 1세기 이상을 사실 수 있었으며, 또 그중 몇 분은 메리 수녀님처럼 여전히 영리하실 수 있는지 내게는 수수께끼다. 그러나 그분들의 과거를 알게 되고 지능과 신체에 관한 정보를 모으면서, 그리고 그분들을 개인적으로 알게 되고 유전자와 뇌를 분석하면서(그동안 13명이 돌아가셨다) 그분들의 장수 비결에 대한 실마리가 서서히 보이기 시작했다.

이런 요인들 가운데 두 가지는 수녀 연구에서 과학적으로 검증할 수 없었지만, 15년 동안 수녀님들과 함께 연구를 해 온 결과 나는 그 요인이 얼마나 중요한지를 확실히 믿게 되었다. 그 하나는 이 수녀님들이 공통적으로 가지고 있는 깊은 영성이다. 긍정적인 전망과 마찬가지로 깊은 믿음은 우리 모두가 경험하는 슬픔과 고통으로 인한 충격을 완화시킨다. 기도와 명상이 장기간의 건강에 긍정적인 영향을 미칠 수 있고 심지어는 병이 빨리 치유되도록 할 수도 있을 것이라는 증거가 우리의 연구를 통해 축적되기 시작했다. 우리는 삶의 질을 향상시키는 데 있어서 기도와 명상의 중요성을 확인하기 위해 연구를 할 필요는 없다.

두 번째 요인은 바로 공동체의 힘인데, 수녀 연구에서는 이것을 측정하기 위해 계획을 세우지는 않았다. 그러나 이에 대한 증거는 캘리포니아의 알라메다 지역 주민을 장기간에 걸쳐 추적 조사한 1979년의 유명한 연구 결과를 포함한 여러 연구를 통해 축적되고 있다. 결혼 생활, 교회나 동호회 등 여러 사회 집단에서의 활동, 그리고 가족과 친구들과의 정기적인 만남은 관상동맥 심장 질환과 뇌졸중 등의 주요 사망 원인에 의한 사망률을 줄여 준다.

나는 노트르담 교육 수도회의 수녀님들이 끊임없는 지원과 사랑의 네트워크로부터 도움을 받고 있는 것을 15년이 넘도록 지켜봐 왔다. 공동체는 그분들의 마음을 자극하고 그분들이 성취한 것을 축하해 주며 소망을 함께 나눌 뿐만 아니라, 그분들이 침묵하고 있을 때에는 격려해 주고 실패도 기꺼이 이해해 주며 몸이 아플 때에는 돌보아 준다. 수녀님들은 수녀원에 들어온 순간부터 자신들이 태어나기 훨씬 전부터 있었던 수녀회의 일원이 되는 것이다. 마지막으로 편히 잠드는 날에도 수녀님들은 자신들이 죽은 후에도 영원히 계속될 공동체의 축복을 받는다. 우리들 가운데 과연 몇 명이나 일생 동안 이런 보호를 받을 수 있을까? 이것은 메리 수녀님과 같이 100세를 넘기신 분들이 더 젊은 나이에 돌아가신 수녀님들보다 더 영적이거나 공동체에 더 많이 관련되어 있다는 뜻은 아니다. 오히려 이것은 수녀회 전체로 보아 평균 수명이 길어진 한 요인이라고 믿는다. 65세 이후의 어느 연령에서도 노트르담 교육 수도회 수녀님들의 사망 위험률은 미국의 일반 여성 인구의 사망 위험률보다 약 25퍼센트 낮다. 이것은 수녀님들이 일반인들보다 엄청나게 오래 사신다는 것을 뜻한다. 100세 이상의 인구는 단순히 이러한 현상의 한 면을 나타내는 것일 뿐이다.

메리 수녀님이 100세를 맞이하시던 날인 1992년 9월 15일에 나는 우연히 메릴랜드 주 베데스다의 국립보건원에서 열린 성공적인 노화에 관한 학술 회의에 참석하게 되었다. 빌라 아숨타는 차로 한 시간이면 갈 수 있는 곳이었기 때문에 나는 그날 오후에 그곳에 들러서 메리 수녀님의 생신을 축하해 드리기로 마음먹었다.

아침에 열린 회의에서는 한 발표자가 노인의 신체 기능을 보조하는 여러 가지 방법의 효과를 조사한 연구를 발표했다. 그들의 데이터에 의하면 단순히 긍정적인 자세로 이야기를 들어주거나 말을 걸어주는 것과 같은 정서적인 지지 만으로도 기능 부진을 늦출 수 있다고 했다. 반면에 스스로 옷을 벗고 입을 수 있는 노인에게 옷을 입혀 준다든지 또는 보행기를 이용할 수 있는 사람을 휠체어를 태워 주는 것과 같은 불필요한 신체적 보조는 실제로 기능 부진을 증가시키는 것 같다고 했다.

그날 오후 빌라 아숨타에 도착했을 때 내 머릿속에는 온통 그 생각이 소용돌이치고 있었다. 메리 수녀님은 다소 짜증이 나신 것 같았고 당신의 100세 생신을 보도하려고 나타난 방송인들을 상대하느라 피곤해 보였다. 나는 수녀님의 휠체어 손잡이를 잡고 그 북새통에서 수녀님을 옮겨 드렸는데 문득 그렇게 하는 것이 실제로 수녀님에게 도움이 되기보다는 해가 될지도 모른다는 생각이 스쳐 지나갔다. 나는 수녀님이 혼자서도 휠체어를 타시는 것을 본 적이 있었다. '그렇다면 나는 지금 누구를 위해서 이렇게 하고 있는 것일까? 나 자신을 위해? 아니면 수녀님을 위해?' 라는 이런저런 생각이 들었다. 그러나 그때 나는 '수녀님은 좀 편해지셔야 해! 이제 백 살이나 되셨잖아!' 라고 생각하고는 맘 편히 휠체어를 밀어 드렸다.

메리 수녀님이 100세를 넘기시는 데 어떤 이론이 필요하지는 않았다.

벤저민 해리슨이 미합중국의 대통령이었고 빅토리아 여왕이 영국을 통치하고 있었던 1892년에 태어난 메리 수녀님은 8남매 중의 맏이였다. 그분은 필라델피아의 노동자 계층이 살던 동네에서 자랐다. 독일에서 이민 온 아버지는 그곳에서 모자 공장의 공장장을 하셨다. 13세 때엔 어머니가 출산 도중에 돌아가셨다. 성 보니파시오 초등학교를 졸업한 직후인 1907년, 15세가 되기 전에 메리 수녀님은 볼티모어의 노트르담 수녀원의 수련 수녀로 들어갔다. 곧 수녀님은 자신이 다니던 초등학교의 1학년을 가르치도록 파송되었다. 그리고 17세가 되어 수녀로 들어가게 된 1910년까지 메릴랜드 주 컴벌랜드와 뉴욕 주 로체스터의 초등학교에서 아이들을 가르쳤다.

메리 수녀님은 1912년에 첫 서원식을 가졌다. 1935년에는 원장 수녀님의 허락을 받고 아버지의 임종을 보기 위해 처음으로 집을 찾아갔다.

메리 수녀님은 42년 동안 계속해서 7학년과 8학년 학생들을 가르쳤다. 그러다가 77세 때에 수업 시간을 대폭 줄여 시간제 교사와 보조 교사로 일했으며 84세가 되어서야 결국 학교에서 은퇴했다. 하지만 메리 수녀님은 여전히 당신이 은퇴했다는 것을 인정하지 않으시고 "나는 밤에만 은퇴해"라고 말씀하신다.

메리 수녀님은 1983년에 도움을 필요로 하는 분들이 기거하시는 곳으로 옮기신 후에도 계속 일을 하셨다. 수녀님은 자신보다 더 도움이 필요한 분들을 도와서 그분들의 접시를 닦고 약 먹는 것을 챙기셨다. 또 기도를 드리는 동안 지도나 지구본을 이용해 매일 하나의 대륙을 위해 기도를 드리기 시작하셨다. 수녀님은 손에는 돋보기를 들고 베일 위에 수녀님의 트레이드마크인 초록색 챙이 달린 모자를 쓰시고 신문과 책을 열심히 읽으셨다. 다른 수녀님들은 그런 메리 수녀님이 작가 같다고 즐겨 말하곤 했다.

1990년 수녀님은 당신의 시신을 메릴랜드 해부학회에 기증하기로 결정하셨다. 식구들에게 보낸 편지에서 수녀님은 그날이 '일생에 가장 행복한 날 중의 하루'라고 하셨다. 1년 후 우리가 볼티모어 수녀원의 수녀님들에게 뇌 기증에 대해 공식적으로 설명회를 갖게 되었을 때, 나는 강단 바로 앞에 꼿꼿하게 앉아 계셔서 내 말이 끝나기도 전에 고개를 끄덕이시는 메리 수녀님을 볼 수 있었다.

수녀님이 101세를 넘기신 직후에 실시한 수녀 연구의 공식 검사 결과는 아주 좋았다. '보스턴 이름 붙이기' 검사에서는 15개의 선 그림 가운데 9개를 구별하셨고 '물건 이름 붙이기' 검사에서는 12개 중에 8개를 알아맞히셨다. 점차 복잡해지는 기하학적인 모양을 따라 그리는 검사인 '구소 응용' 검사에서는 12점 만점에 9점을 받으셨다. 이러한 점수는 평균을 웃도는 것일 뿐만 아니라 수녀님의 시력이 다소 좋지 않다는 것을 감안한다면 아주 놀라운 점수이다. 단기 기억력도 역시 평균 이상이어서 '지연 단어 회상' 검사에서는 10개 중에 5개의 단어를 기억하셨고 '단어 인지' 검사에서는 10개 중에 8개를 알아맞히셨다. 그리고 '간이 정신상태 검사'에서는 30점 만점에 27점을 기록해서 1991년에 내가 그곳을 처음 방문했을 때 수녀님이 받으신 놀라운 점수와 같았다.

빌라 아숨타의 간호사들은 지난 몇 년 동안 수녀님이 '주변 수녀님들을 부려먹는 일'을 그만두셨다고 애교스럽게 보고하기는 했지만 지난 십여 년 동안 눈에 띄는 정신적 변화를 보이시지는 않았다고 했다.

메리 수녀님이 102세 생일을 앞둔 이듬해 6월 초의 간호 기록에는 수녀님이 몇 가지 사항을 기억하고, 상황과 설명을 이해하고, 최근의 사건을 다시 생각해 내는 데 아무 문제가 없다고 기록되어 있었다. 그러나 점점 말수가 줄어들고 덜 활동적이시라고 적혀 있다.

1994년 6월 13일 저녁 6시 45분에 메리 수녀님은 대장암으로 돌아가셨다. 그 당시 수녀님의 체중은 30킬로그램밖에 되지 않았다. 수녀님의 장례식에는 녹색 모자가 전시되었다. 여러 수녀님들이 좋은 친구였던 메리 수녀님을 회상하셨는데 한 수녀님이 이런 말씀을 하셨다. "메리 수녀가 나에게 해 준 이야기가 생각나는군요. 어느 날 메리 수녀가 주치의에게 자신이 주님 곁으로 가는 것이 유일한 소망인 때가 되었을 때에도 더 오래 살게 하려고 자신에게 약을 줄 거냐고 큰 소리로 물어 본 적이 있었답니다. 그 말에 의사 선생은 '수녀님, 수녀님을 살리는 것은 제가 드리는 약이 아니라 수녀님의 마음가짐이에요'라고 말했답니다."

우리는 메리 수녀님의 뇌를 부검하고는 또 다른 문제에 직면하게 되었는데 그것은 다름이 아니라 왜 메리 수녀님은 알츠하이머병의 증상을 전혀 보이지 않으셨는가 하는 점이었다. 수녀님의 뇌의 무게는 870그램이었는데 그때까지 117명의 수녀님의 뇌를 부검한 결과 메리 수녀님의 뇌보다 무게가 덜 나가는 경우는 5명밖에 없었다. 또한 메리 수녀님의 뇌에는 다른 수녀님의 해마에서 발견되는 섬유농축체의 수보다 세 배나 많은 섬유농축체가 형성되어 있는 것을 알게 되었다. 그러나 이상하게도 신피질에는 섬유농축체가 거의 없었고 뇌졸중의 특징인 경색도 발견되지 않았다. 이러한 사실이 메리 수녀님이 알츠하이머병의 증상을 보이지 않았던 이유가 될 수도 있을 것이다.

메리 수녀님의 경우는 알츠하이머병의 위험이 초고령 인구에서는 점진적으로 증가하지 않는다는 것을 보여 주는 작지만 중요한 증거가 되었다. 1998년에 펄스가 보고한 바에 따르면 뉴잉글랜드의 100세 이상 고령 인구의 연구에서 6명의 뇌 부검 결과(이 연구에서는 참여자의 20퍼센트만이 뇌를 기증했다) 분명한 알츠하이머병 환자는 한 명도 없었다고 한다. 사실 알츠하이머병에 걸리지 않고 90세를 넘긴 사람들은 실제로 80대의 사람들보다 알츠하이머병에 걸릴 위험률이 낮다. 이것은 『100세 장수학』이라는 책에서 펄스가 표현한 것처럼 "나이가 들수록 더 건강해진다"고 할 수 있겠다.

90대를 보스턴 마라톤의 '심심의 언덕'에 비유해서 생각해 보자. 그 언덕은 42킬로미터의 마라톤 코스 중 33킬로미터쯤에 나타난다. 그곳에는 "여기서부터는 계속 내리막길"이라고 씌어 있는 표지판이 서 있다. 그 지점을 지나는 사람들은 거의 예외 없이 마라톤을 완주하게 된다. 메리 수녀님은 그 언덕을 넘어 결승선을 지나간 초인적인 마라톤 주자들 중의 한 사람인 셈이다. 수녀님이 돌아가시고 나서 몇 년이 지난 후에 우리는 또 다른 노화의 챔피언들을 만날 수 있었다.

만카토 수녀원의 복도 끝에 있는 간호사 방과 엘리베이터 사이에는 게시판이 하나 걸려 있는데 나는 수녀원에 갈 때마다 그곳에 들른다. 나는 그 게시판에 90세가 넘으신 수녀님들의 이름을 손수 써서 목록을 만들어 붙여 놓았다.

| | | | | | | | | |
|---|---|---|---|---|---|---|---|---|
| 리자이나 | ~~99~~ | ~~100~~ | 101† | | 헤드위기스 | ~~92~~ | ~~94~~ | 95† |
| 마티아 | ~~99~~ | ~~100~~ | 101 | | 메리 스타니슬라오 | ~~93~~ | ~~94~~ | 95 |
| 오거스틴 | ~~99~~ | ~~100~~ | 101 | | 리타 | ~~93~~ | ~~94~~ | 95 |
| 에스더 | ~~98~~ | ~~99~~ | 100 | | 에스텔라 | ~~93~~ | ~~94~~ | 95† |
| 베레나 | ~~98~~ | ~~99~~ | 100 | | 앤 메리 | ~~93~~ | ~~94~~ | 95† |
| 보르지아 | ~~98~~ | ~~99~~ | 100 | | 드살레스 | ~~92~~ | ~~93~~ | 94 |
| 마르첼라 | ~~98~~ | ~~99~~ | 100 | | 알론자 | ~~92~~ | ~~93~~ | 94† |
| 우나 | ~~98~~ | ~~99~~ | 100† | | 아그네타 | ~~92~~ | ~~93~~ | 94 |
| 메리 클레먼스 | ~~98~~ | ~~99~~ | 100 | | 코넬리아 | ~~91~~ | ~~92~~ | 93† |
| 이디스 | ~~96~~ | ~~97~~ | 98† | | 메리 시릴 | ~~91~~ | ~~92~~ | 93 |
| 루이즈 | ~~96~~ | ~~97~~ | 98† | | 마르첼린 | ~~91~~ | ~~92~~ | 93† |
| 로즈 | ~~95~~ | ~~96~~ | 97† | | 메칠드 | ~~91~~ | ~~92~~ | 93 |
| 칸디다 | ~~94~~ | ~~95~~ | 96† | | 제인 프랜시스 | ~~91~~ | ~~92~~ | 93 |
| 카밀라 | ~~94~~ | ~~95~~ | 96† | | 사비나 | ~~91~~ | ~~92~~ | 93 |
| 마거릿 | ~~94~~ | ~~95~~ | 96† | | 메리 클레먼트 | ~~91~~ | ~~92~~ | 93 |

| 레미지아 | ~~94~~ ~~95~~ 96 | | 메리 앤 | ~~90~~ ~~91~~ 92† |
| 도로테아 | ~~93~~ ~~94~~ 95† | | 클라리스 | ~~90~~ ~~91~~ 92 |
| 알폰세타 | ~~93~~ ~~94~~ 95† | | 클레타 | ~~90~~ ~~91~~ 92† |
| 히아신스 | ~~93~~ ~~94~~ 95† | | 베레니체 | ~~90~~ ~~91~~ 92 |
| 메리 제인 | ~~90~~ 91† | | 테레즈 | 90 |
| 안나 | ~~90~~ 91† | | 아말리아 | 90† |
| 플로렌스 | ~~90~~ 91 | | 프란세타 | 90 |
| 블란디나 | ~~90~~ 91 | | 저메인 | 90† |
| 알메다 | ~~90~~ 91 | | 리오바 | 90 |
| 로레타 | ~~900~~ 91† | | | |

나에게 이 목록은 장엄할 뿐만 아니라 성스럽기까지 하다. 더욱이 마티아, 보르지아, 리자이나, 아그네타, 클레타와 같은 멋있는 옛 이름 때문에 더 그런 것 같다.

나는 90세 생일을 보낸 수녀님들에 한해 매년 생일 때마다 수녀님의 나이에 선을 긋고 그 옆에 새 나이를 써 놓는다. 작은 십자가는 돌아가신 나이를 표시한 것이다. 위의 목록은 마르첼라 수녀님이 100세가 되시던 1995년 11월 25일에 붙인 것이다. 그 후 9개월 동안 만카토 수녀원에는 100세가 넘는 수녀님이 7명이나 나오는 기쁨을 누렸다. 그분들은 ‘위대한 7인’이라고 불리게 되었다.

위대한 7인이 모두 건강하셨던 것은 아니지만, 나와 가장 친했던 만카토의 두 수녀님 에스더 부어 수녀님과 마티아 고어 수녀님도 장수를 누리셨다.

에스더 수녀님을 처음 알게 된 것은 1986년 만카토에서 시험적인 수녀 연구가 그 모습을 드러내기 시작할 때였다. 그때 에스더 수녀님은 몬태나의 종교 교육 센터에서 가르치는 일을 하고 계셨다. 수녀님은 그때 92세였고 71세에 신학 석사 학위를 받으셨다. 수녀님은 "너무 바빠서 노인 연구에는 참여할 수가 없군요"라고 말씀하셨다. 물론 90대에 정신적으로 전혀 문제가 없는 분이야말로 우리의 연구 대상이었지만 수녀님에게 우리의 연구에 참여해 달라고 억지로 부탁을 드리지는 않았다. 그리고 한동안 에스더 수녀님을 잊고 있었다.

에스더 수녀님은 97세가 되어서야 은퇴를 결심하고 만카토 수녀원으로 돌아오셔서 즉시 수녀 연구에 참여하심으로써 우리 모두를 깜짝 놀라게 하셨다.

에스더 수녀님은 수녀회가 창립된 해인 1912년에 수련 수녀로 만카토 수녀원에 들어왔다. 8자매 중에 맏이였던 수녀님은 1학년부터 노트르담 교육 수도회의 학교에서 공부했다. 아주 어렸을 때인 어느 날 그녀는 미사가 끝나고 부모님에게 이렇게 말했다. "내가 남자라면 신부님이 될 텐데……." 그러자 양복 재단사이자 세탁소를 운영하던 아버지가 그 말을 놓치지 않고 말씀하셨다. "너는 여자 아이니까 수녀가 될 수 있단다." 그녀가 첫영성체를 치르기 전날 밤 부모님은 그녀가 자서전에 쓴 것처럼 "모든 분심을 피하고 조용히 기도할 수 있도록" 수녀님들과 함께 있도록 해 주셨다. 에스더 수녀님은 바로 그때 자신이 종교적인 삶을 살아야겠다는 생각이 마음속에 확실히 자리 잡았다고 회상하셨다.

에스더 수녀님은 처음 만카토 수녀원에 발을 디딘 후 80년이 지나 다시 만카토의 굿카운슬힐로 돌아오셨다. 그리고 그곳에서 아픈 수녀님들을 돌보시고 안내 창구에서 일하시며 주중에는 매일 10분씩 자전거를 타시고 수녀원의 공예품이 전시되어 있는 미술실에서 그림을 그리셨다. (수녀님이 가장 좋아하는 것은 존디어 사의 트랙터 위에 앉아 있는 산타였다.) 그리고 낮에는 낱말 맞추기, 미스터리 소설 읽기, 친지들에게 편지 쓰기를 하셨고 야구 시즌에는 미네소타 트윈스의 경기를 모조리 관람하셨다. 수녀님은 수동 브레이크와 바구니가 달린 세련된 모양의 보행기를 사용하셨는데 정말로 보행기가 필요 없다고 나에게 말씀하시곤 했다. 수녀님은 키가 너무 작아서 의자에 앉으시면 다리가 땅에 닿지 않았다. 그래서 수녀님은 성당을 비롯해서 수녀원 곳곳에 일부러 발판을 가져다 놓으셨다. 수녀님은 관절염으로 인한 통증을 줄이기 위해 규칙적으로 손에 뜨거운 왁스 치료를 받으셨다. "치료를 받으면 손이 유연해지지. 그래서 내 글씨가 아직도 그리 나쁘지는 않은 거야." 수녀님이 내게 비밀을 털어놓으셨다.

에스더 수녀님은 내가 만카토를 찾을 때마다 똑같은 말로 인사를 하신다. "나 아직도 살아 있어."

그리고 그곳을 떠날 때 나는 수녀님께 농담처럼 들리는 인사말을 하며 헤어진다. "저보다 먼저 돌아가시면 안 돼요."

❧

마티아 수녀님도 역시 1894년에 태어나셨으며 노트르담 교육 수도회가 굿카운슬힐에 50에이커의 땅을 얻기도 전인 1910년에 수련 수녀가 되었다. 그리고 1913년에 만카토로 오셨고 그 후 62년 동안 위스콘신, 미네소타, 워싱턴 주의 초등학교에서 아이들을 가르치시다가 1971년 77세의 나이로 은퇴하신 후 굿카운슬힐로 오셨다.

내가 마티아 수녀님을 만난 지 얼마 되지 않았을 때 수녀님은 이야기를 나누자며 나를 당신의 방으로 초대하셨다. 수녀님은 "내 제자들을 보여줄게"라고 하시며 오래된 공책을 꺼내셨는데 거기에는 수녀님이 가르치신 4,378명의 제자들의 이름과 학년, 학교, 그리고 나이가 적혀 있었다.

"나는 매일 이 애들을 위해서 기도하지." 수녀님이 말씀하셨다. 수녀님은 또 제자가 죽었다는 사실을 알게 되면 그 이름 위에 십자가를 올려놓고 기도를 드린다고 하셨다.

수녀 연구가 더욱 언론의 관심을 받게 되면서 마티아 수녀님은 유명 인사처럼 되셨다. 103세의 나이에 수녀님이 《타임》에 실리신 것이었다. 그리고 그해 말인 1997년 11월에는 《내셔널지오그래픽》에 손가락이 길고 주름이 많은 손으로 벙어리장갑을 뜨고 계시는 수녀님의 사진이 실렸다. 수녀님은 "난 저 사진이 싫어. 늙어 보이잖아"라고 말씀 하셨다. 그러나 내게는 수녀님의 손이 너무나 아름다워 보였다.

마티아 수녀님은 매일 벙어리장갑 한 켤레를 짜서 지역 자선 단체에 기부하셨다. 수녀님의 친 자매인 베르나르디아 수녀님(1987년에 95세의 나이로 돌아가셨다)이 추측하시기로는 수녀님이 짠 장갑의 수만 해도 아마 1,500켤레가 넘을 거라고 하셨다. 그해 가을 어느 날 수녀님은 내게 어떤 색을 좋아하느냐고 물으셨다. 그런데 그날 저녁 진한 초록색 장갑 한 켤레가 담긴 갈색 종이봉투가 내 방 문 밖에 놓여져 있는 것이었다. 마티아 수녀님은 여섯 살 때인 초등학교 1학년 때부터 바느질과 코바늘 뜨개질을 배웠다고 하셨으니 내 장갑을 떠 주신 날까지 무려 97년이나 뜨개질을 해 오신 것이었다. 그 장갑은 지금도 내 사무실 벽에 걸려 있고 나는 그것을 보고 있노라면 100세를 넘기신 분들로 인해 시간과 노년, 그리고 잘 산다는 것에 대한 내 생각이 바뀌게 되었음을 다시 떠올린다.

마티아 수녀님은 기억력에 대한 나의 생각도 바꾸어 놓으셨다. 수녀 연구에서 사용한 검사는 기억력을 정량화하고 나이가 들면서 그것이 어떻게 변하는지를 알아보기 위해 우리가 최선을 다해서 만든 것이다. 그러나 우리가 만든 과학적인 도구로는 마티아 수녀님이 쓰신 이례적으로 긴 자서전에서 드러나는 기억의 풍요로움과 깊이를 다 측정할 수는 없다.

수녀님의 자서전을 보면 수녀님은 은퇴하신 직후인 1970년대 초부터 글을 쓰셨던 것 같다. 수녀님은 뜨개질의 달인이 되신 것처럼 규칙적으로 열심히 오랫동안 연습하는 방식으로 뛰어난 이야기 솜씨를 연마하셨다.

"매년 새 학기 첫 시간에 학생들에게 말하기를 모두가 하루 종일 바르게 행동하면 수업을 끝내기 전에 10분 동안 이야기를 하나씩 해 주겠다고 약속했지. 그것을 제대로 지키지 못한 학생들은 이야기를 듣지 못하고 다른 교실에서 특별 수업을 받도록 되어 있었어. 그것은 훌륭한 동기 유발책이라는 것이 증명되었고 학생들은 그 도전을 잘 받아들였지. 이야기는 마술 지팡이와도 같은 것이었어."

아이들에게 같은 이야기를 하지 않기 위해서 수녀님은 파란색의 작은 노트에 그날그날 해 준 이야기의 제목과 날짜를 적어 두었다.

내 눈이 휘둥그레질 정도로 놀라운 마티아 수녀님의 자서전에는 1910년대 노트르담 수녀원의 실상이 생생하게 적혀 있었다. 마티아 수녀님의 꼼꼼함은 이루 다 말로 할 수 없는 정도였는데 수녀님은 자서전을 두 번에 걸쳐 쓰셨다. 첫 번째는 수녀님이 81세였던 1975년 서원 60주년 기념 행사를 치른 직후에 쓰신 21쪽짜리 자서전이다. 그 후 수녀님은 다시 46쪽짜리 새 자서전을 완벽한 팔머 흘림체로 다시 쓰셨는데, 아마도 전에 쓴 자서전의 글씨체가 마음에 들지 않으셨든지 아니면 생각만큼 자세하게 쓰지 못하셨기 때문이 아니었나 싶다. 아무튼 그것을 읽는 것은 타임캡슐을 여는 것과 마찬가지였다.

마티아 수녀님과 18명의 밀워키 교구 청원자들은 1912에 수련 수녀가 될 예정이었다. 그러나 원장 수녀님이 만카토의 새 교회에서 기념식을 열기 위해 1년을 더 기다리라고 했다.

그리하여 1913년 3월, 19명의 청원자들은 굿카운슬힐의 새 수녀원으로 옮겨 왔는데 자신들이 쓰던 가구를 들고 직접 3층 계단을 올라가야 했다. 도와줄 남자가 거의 없었던 것이다. 게다가 간단한 수리 정도를 할 줄 아는 남자라고는 72세의 노인 정원사인 윈드 씨밖에 없었다. 그녀가 판단하건대 1913년의 기준으로 보아 그 정원사는 분명히 노인이었다. "우리 청원자들은 윈드 씨를 도와 땅에서 돌을 파내 언덕 아래 산골짜기나 도랑으로 내려 보냈다. 그건 정말 대단한 일이었다." 수녀님은 자서전에 이렇게 쓰셨다.

준비 기간 동안 지도 신부님은 모두가 알아들을 수 있었던 독일어로 노트르담 교육 수도회의 일원으로서 해야 할 바에 대해 가르침을 주셨다. 수녀님은 자서전에서 이렇게 회상하셨다. "신부님은 '믿는 사람의 삶은 더 안전하고, 넘어지는 일이 드물며, 더 빨리 일어날 수 있고, 더 평화로운 죽음을 맞이할 수 있다'고 말씀하셨다. …… 또 주 예수 그리스도 이외의 어느 누구에게도 우리의 마음을 허락하지 말라고 하셨으며, 하느님은 질투가 많은 연인과도 같아서 우리의 온 생명을 원하시므로 남자건 여자건 너무 스스럼없이 지내지 말라고 말씀하셨다."

청원자들은 환영식에 원하는 대로 친척을 많이 부를 수 있었지만 일단 수련 수녀가 되고 나면 훨씬 엄격하고 검소한 생활을 시작하도록 되어 있었다. 마티아 수녀님은 다음과 같은 글을 통해 일찍이 빈곤을 맹세했다. "환영식을 축하하기 위해서 어머니가 아주 섬세하고 까만 실크로 된 토시 한 켤레를 짜 오셨다. 나는 그것을 원장 수녀님이신 이시도어 수녀님께 보여 드렸다. 그랬더니 그분이 '너에게는 지나치게 좋은 물건이구나. 그것을 나에게 줄 수 있겠니? 그걸 멋 부리기 좋아하는 부자 부인에게 좋은 가격에 팔아서 그 돈으로 이곳에 새 건물을 짓는 데 돕도록 하자'라고 하셨다. 환영식 때 어머니는 왜 내가 그것을 끼지 않았느냐고 물어 보셨다. 나는 '어머니, 오늘은 날씨가 좀 따뜻해서 그냥 평소에 끼던 것을 했어요'라고 말씀드렸다. 나를 위해 오랫동안 정성스레 그것을 짜느라고 애쓰셨을 어머니의 마음을 상하게 해 드리긴 싫었다. 그래서 그것을 내가 가지고 있지 않다고 정직하게 말씀드리지 못했다. 그 후 어머니께서 다시 그 물건에 대해 물어 보지 않으셔서 다행이었다."

식이 끝난 후 수련 수녀는 더 이상 친척들과 함께 식사를 할 수 없었다. 그 대신 서원을 한 수녀님들과, 그곳을 방문한 고위 성직자들과 첫 식사를 해야 했다. 계속해서 유머가 흐르는 수녀님의 자서전 내용을 보면 다음과 같다. "식사 기도를 함께한 후에 모든 수녀들은 무릎을 꿇고 바닥에 입맞춤을 했다. 나는 그때 수련 수녀들이 모두 아연실색해 있는 것을 보게 되었다." 마티아 수녀님은 또 방문하신 원장 수녀 한 분이 식사를 하는 중에 빵에다 입을 맞추는 것을 보고는 다음과 같이 적으셨다. "빵을 먹기 전에 빵에서 곰팡내가 나는지 냄새를 맡아 보신 그 수녀님은 아주 특이한 분이라고 생각했다. 하지만 곧 곰팡이가 핀 빵을 먹는 것도 수녀가 되기 위한 훈련의 일부라는 생각이 들었다. 그리고 우리가 가지고 있는 것이 그것뿐이라면 그것에 정말 만족해야 하며 그런 빵을 먹는다고 죽지는 않을 거라고 혼잣말을 했다. 그렇지 않다면 저렇게 많은 수녀님들이 그렇게 오래 사실 리가 없다고 생각했던 것이다."

다음 1년 동안 수련 수녀는 저녁 휴식 시간에만 동료 수녀들과 말할 수 있었다. 마티아 수녀님은 한동안 수녀원의 다른 부에 있었던 친 자매와 이야기조차 할 수 없었다. "나는 이러한 고립이 복종과 자기 부정, 참회를 시험하는 훌륭한 방법이라고 생각했다"고 수녀님은 적으셨다. 수련 수녀들은 성탄절과 부활절에 다른 수녀를 찾아가는 일이나 말을 하면서 식사를 할 수 있는 것과 같은 아주 작은 예외에도 감사하게 되었다. "식사 시간에 말을 할 수 있었던 것은 1년에 단 11일뿐이었는데 그땐 정말 굉장한 일이었지." 수녀님이 회상하셨다.

수녀원의 하루는 새벽 5시에 종이 울리면서 시작되었는데 23분

안에 옷을 입고 아침 미사를 드리러 성당에 모여야 했다. 그러고는 밭에서 일하고 소젖을 짜고 돼지와 염소를 먹이고 정원에서 윈드 씨를 도와 일을 했다. 또 이시도어 원장 수녀로부터 일주일에 두 번 수업을 들었다. 어느 날 이시도어 수녀님이 수련 수녀들과 함께 굿카운슬힐의 벼랑 끝으로 걸어가서는 꺾꽂이를 위해 예루살렘에서 가져온 여섯 그루의 가시가 돋친 관목을 보여 주었다. 그들이 처음 수녀가 되겠다고 맹세했을 때 이시도어 수녀님은 바로 이 가시 돋친 관목으로 만든 왕관을 그들이 받게 될 거라고 말씀하신 적이 있었다. 이시도어 수녀님은 만카토 수녀원 아래쪽을 가리키며 다음과 같이 말씀하셨다고 마티아 수녀님은 회상하셨다. "저 곳에서 사람들이 하루에도 얼마나 많은 눈물을 흘리는지 안다면 여러분은 하나의 도시에서 얼마나 많은 사람들이 슬픔에 잠겨 있을지 알고 놀랄 것입니다." 수녀는 불평하지 말고 고통과 불편을 기꺼이 감수해야 한다고 이시도어 수녀님은 강조하셨다.

마티아 수녀님은 102세 때인 1996년에 직접 쓰신 유서를 나에게 보여 주셨다. "생각하는 것이 조금씩 둔해지고 있다." 수녀님이 유서에서 이렇게 고백하셨다. 수녀님은 노트르담 교육 수도회의 수녀가 된 두 친 자매, 사제가 된 남동생 하나와 친 조카들을 포함해서 당신의 집안에서 11명의 수녀와 5명의 사제가 배출되었다고 자세히 쓰셨다. 그리고 다음과 같이 글을 마무리하셨다. "나의 이 긴 인생은 신으로부터 받은 아주 특별한 선물인 것 같다."

1998년 5월 가브리엘 메리 수녀님은 마티아 수녀님의 마지막 지능 검사를 실시하셨다. 그 검사에는 짧게 자서전을 쓰라는 것도 포함되어 있었다. 마티아 수녀님은 아무 어려움 없이 깔끔하게 글을 쓰셨는데 마지막 구절은 다음과 같다. "주여, 부디 제 목숨을 거두어 안전하게 천국으로 갈 수 있도록 도와주소서." 1998년 12월 14일 오후 늦게 105세 생신을 몇 주 앞두고 마티아 수녀님은 옆 침대에 있던 수녀님에게 당신이 곧 죽을 것임을 친척들에게 알려 달라고 부탁했다. 그리고 노트르담 교육 수도회에서 가장 오래 사신 수녀님으로서 마지막 성체를 영하시고 45분 후에 돌아가셨다.

고별식에서는 수녀님이 처음 서원했을 때 받고 83년 동안 고이 간직해 온 가시 왕관이 관 안쪽에 핀으로 붙여졌다. 1915년의 서원식 때 받았던 3인치짜리 십자고상도 그 옆에 놓였다. 검은 나무 안에 금속으로 만들어 박아 놓은 이 예수 상은 여러 해 동안의 기도로 매끈하게 달아 있었다. 수녀님의 자매들은 그것을 함께 매장하지 않기로 했다. 대신에 그 교구의 젊은 수련 수녀에게 주었는데, 그 수녀는 그 십자고상을 방 탁자 위에 두고 매일 그 옆에서 기도를 드릴 것이다. 이 십자고상은 마티아 수녀님이 새로운 세대에게 전하는 유산 중의 하나가 되었다.

2000년 12월 9일 수녀 연구팀의 주최로 켄터키 대학교에서 우리처럼 수년 동안 수많은 사람들을 추적 조사하는 방법으로 알츠하이머병을 연구하는 40명의 학자들과 회의를 가졌다. 내 발표의 제목은 "나이가 아주 많아진다는 것, 그리고 당신이 그 상황에 이르렀을 때"

였다. 나는 만카토에서 우리 어머니도 아주 좋아하셨던 카드를 직접 만드시곤 했던 보르지아 로이터 수녀님의 뇌 부검 사진 4장을 사람들에게 보여 주었다. 어떤 각도에서든 어떤 단면에서든지 수녀님의 뇌는 정상이었다. 브라크 단계로는 0단계였는데 이는 알츠하이머병의 소견이 전혀 보이지 않는다는 것이었다. 뇌졸중의 흔적도 없었다. 내가 보르지아 수녀님이 103세에 돌아가셨다는 사실을 말하자 "우아!" 하는 소리가 여기저기에서 들려 왔다.

우리도 역시 보르지아 수녀님의 뇌를 부검했을 때 크게 당황했다. "내가 본 뇌 중에서 가장 놀랍군. 마치 65세인 사람의 뇌 같아." 그때 빌 마커스베리는 이렇게 말했다.

2001년에 접어들면서 수녀 연구에서는 100세가 넘은 수녀 9명의 뇌를 부검했고 다음과 같은 사실을 알게 되었다. 뇌졸중의 위험은 연령이 증가하면서 극적으로 증가해서 90대 후반에 최고가 된다. 95세와 99세 사이에 사망하는 사람의 반은 뇌졸중의 증거인 뇌경색이 있다. 100세가 넘는 사람들에서는 22퍼센트에서만 뇌경색이 있으며 나이가 많은 사람들의 뇌일수록 손상의 정도가 약하다.

알츠하이머병의 병리학적 소견의 진행을 살펴보아도 마찬가지이다. 연령이 증가하면 알츠하이머병의 병리학적 소견이 증가하다가 다시 줄어든다. 수녀 연구에 의하면 85세에서 89세에 사망한 수녀님들의 40퍼센트는 심한 병리학적 소견을 보여 브라크 5와 6단계이다. 그러나 100세가 넘은 분들의 경우에는 22퍼센트만이 비슷한 정도의 병리학적 소견을 보인다.

이러한 결과는 알츠하이머병의 원인이 무엇이든지 95세쯤 되면 그로 인한 뇌 손상이 극적으로 느려진다는 것을 알 수 있다. 이것은 베이비붐 세대에게는 엄청나게 고무적인 소식이다. 저온 살균법, 백신, 항생제, 영양 상태의 개선과 같은 의학의 발전으로 100세 이상을 사는 사람이 더욱 많아질 것이다. 평생 이러한 혜택을 누리는 베이비붐 세대의 평균 수명은 과연 얼마나 길어질 것인가? 그리고 지금부터 사오십 년이 지나면 95세인 사람의 뇌는 어떻게 보일까? 베이비붐 세대가 누리는 과학과 의학의 발전으로 우리의 뇌는 더 건강하고 더 오래 기능을 유지할 수 있을까? 우리는 아무도 모르는 영역으로 들어가고 있으며 그곳에서 발견하게 될 것에 더 큰 희망을 가지게 된다.

물론 수녀 연구는 미지의 세계를 탐구하는 것 그 자체이고 우리는 그 선두에 서려고 한다. 우리는 알츠하이머병과 경미한 인지 장애를 구분하는 경계선을 밝혀서 어느 시점이 질병의 어느 상태에 해당하는지를 좀 더 정확하게 알아낼 수 있기를 바라고 있다. 이렇게 하면 경미한 인지 장애가 분명한 알츠하이머병으로 전환되는 것을 예방할 수 있는 길을 찾을 수 있을 것이다.

또한 우리는 살아 있는 사람의 뇌 기능을 검사하는 더욱 정교한 검사법을 개발하려고 노력하고 있다. 즉, 뇌 자기 공명 영상과 마커스베리의 부검 결과를 연결하여 살아 있는 사람의 뇌의 상태를 분류할 수 있는 브라크 단계에 해당하는 컴퓨터 모델을 개발하고 있다. 이 모델이 만들어지면 알츠하이머병에 걸릴 위험이 높은 사람을 좀 더 정확하게 찾아낼 수 있을 것이다.

또 우리는 곧 장수와 성공적인 노화와 관련이 있는 유전자를 찾기 위해 수백 개의 유전자 검색을 시작할 것이다. 그리고 수녀 연구에 참여한 수녀님들의 친 자매들도 좀 더 면밀하게 조사할 계획이다. 또한 연구 영역을 넓혀서 사람들마다 큰 차이를 보이는 요인인 성격과 감성의 영향에 대해서도 조사하고 싶다.

우리는 마지막 수녀님이 돌아가시면 수녀 연구도 끝나게 되느냐는 질문을 가끔 받는다. 그렇지는 않을 것이다. 왜냐하면 우리는 앞으로도 수십 년 동안 이 데이터를 파 헤칠 것이고 나와 마커스베리가 죽은 후에도 다른 사람들이 오랫동안 이 작업을 계속해 나갈 것이기 때문이다. 마커스베리는 가끔 나에게 이렇게 말한다. "이건 일생을 걸고 할 만한 가치가 있는 연구지." 노트르담 교육 수도회의 수녀님들처럼 분명하게 한정되어 있는 동일한 인구 집단을 오랜 시간을 두고 추적 조사할 수 있는 기회는 현대 사회에서는 더더욱 얻기 힘들어지고 있다. 이것은 마치 다시는 상영될 수 없는 한 편의 활동사진과 같다.

이제 우리는 향후 20년 동안 다시 데이터를 모으게 될 것이다. 2001년 초를 기준으로 했을 때 처음 678명의 수녀님 가운데 295명이 살아계셨다. 그분들의 평균 연령은 89세이고 가장 나이가 적은 분이 84세이다. 우리는 지금까지 돌아가신 수녀님들로부터 300개 이상의 뇌를 기증받아 마커스베리가 현미경으로 조사를 마쳤다. 그리고 우리가 계속해서 새로운 가설을 세워 나가면 마커스베리는 앞으로의 연구를 위해 잘 보존되어 있는 뇌를 처음부터 다시 조사하게 될 것이다.

1999년을 보내면서 전세계 사람들이 품었던 기대와 전율은 수녀 연구에 참여하신 100세가 넘으신 수녀님들에게야말로 가장 컸을 것이다. 12월 31일을 보내고 난 후 그 수녀님들은 새 천년이 시작되면서 교황이 선포한 대희년을 맞이했을 뿐만 아니라 3세기를 거쳐 살았노라고 얘기할 수 있게 되셨다.

만카토의 위대한 7인 가운데 에스더 부어 수녀님과 메리 클레먼스 슬레이터 수녀님은 104세의 나이로 아직도 살아 계신다. 메리 클레먼스 수녀님은 빈곤한 아이들에게 성탄절 선물을 보내는 익명의 산타 프로그램을 여러 해 운영해 오시다 은퇴하셨다. 댈러스 교구의 차타와에는 오랫동안 친절한 유치원 선생님으로 유명했던 메리 마크 월터링 수녀님이 이미 101세 생신을 맞으셨다. 윌턴에는 101세의 코르디스 임플러 수녀님이 마음은 그렇지 않은데 시력이 나빠져서 최근에야 《뉴욕 타임스》를 읽지 못하게 되셨다. 그리고 밀워키에는 조각 그림 맞추기광인 노리스 파이퍼 수녀님이 102세에도 불구하고 유머 감각과 아름다운 치아를 그대로 간직하고 계신다. 또 수녀 연구에는 1900년에 태어나신 수녀님이 두 분 계시는데 시카고의 칼라 콘더 수녀님과 밀워키의 클레멘타 아벨 수녀님이 100세를 넘기실 채비를 하고 계실 것이다.

그리고 1999년 12월 29일에는 백여 명의 수녀님들이 친구와 친지들과 함께 만카토 수녀원의 강당에 모여 에스더 부어 수녀님의 105회 생신을 축하하는 진기록을 세웠다. "축하합니다!"라는 글이 적힌 빨간색과 초록색의 헬륨 풍선이 식탁마다 떠 있었다. 에스더 수녀님은 수녀복에 장식 꽃을 달고 귀에는 보청기를 꽂으시고는 홀 앞쪽에 자리를 잡으셨다.

특별 손님은 에스더 수녀님과 똑같은 크리스마스 스웨터와 잠바를 입으신 에스더 수녀님의 쌍둥이 자매 두 분이었다. "나는 저 애들이 태어난 날부터 매일 밤 저 애들과 함께 잠을 잤지." 에스더 수녀님이 자랑하셨다.

"여기 있는 사람들 모두 수녀님을 사랑해요." 어느 수녀님이 사진기의 플래시가 터질 때 말씀하셨다.

"나도 알고 있어." 수녀님이 대답하셨다.

이어서 한 수녀님이 아코디언을 연주하기 시작하자 모두들 "생일 축하합니다"라고 외쳤고 다른 수녀님이 에스더 수녀님의 팔을 잡고 수녀님이 옥좌에 앉아 계시는 여왕인 양 주변을 돌며 춤을 추기 시작했다. 그러자 에스더 수녀님이 손뼉을 치며 "당신은 나의 태양……" 이라고 노래를 시작하자 모인 사람들이 모두 따라서 노래를 불렀다. "부디 내 태양을 가리지 말아 다오."

파티가 끝나갈 무렵 교구장이 에스더 수녀님과 말씀을 나누려고 무릎을 굽혔다. "생신 축하드립니다. 몸은 좀 어떠세요?"

"아주 좋아." 수녀님이 대답하셨다.

"피곤하진 않으세요?"

"2백하고도 50살은 더 먹은 것 같아." 수녀님이 피곤하신 듯 대답하시는가 했더니 곧 다시 밝은 얼굴로 말씀하셨다. "너무 재미있었어. 앞으로 1년은 더 버틸 수 있을 것 같아."

2000년 12월 29일, 노트르담 교육 수도회에서 가장 나이가 많으신 에스더 부어 수녀님은 106세 생일을 맞으셨다.

# 옮기고 나서

최근 우리나라는 전 세계적으로 가장 빠르게 노령 인구가 증가하고 있는 나라가 되었다. 먹고 살기도 빠듯했던 시절이 지나고 평균 수명이 70세가 넘으면서 바야흐로 노령 인구의 삶의 질을 생각하지 않을 수 없게 되었다. 그러나 안타깝게도 많은 사람들이 나이가 든 후 육체적으로나 정신적으로 어떤 변화가 오게 될지를 일찍이 염두에 두고 그러한 변화에 적극적으로 대비하지는 못하고 있는 것이 현실이다. 그것은 우리가 그러한 문제에 관심을 가질 여유도 없이 바쁘게 살고 있기 때문이기도 하고, 또 한편으로는 아는 것이 너무 적기 때문이기도 하다. 이 책은 이런 현실 속에서 우리 모두에게 자신의 노년 생활에 대해 생각해 보게 하는 유익한 책이다.

이 책은 역학(疫學)을 전공하고 현재 켄터키 대학교 의료원과 샌더슨-브라운 노화 연구소에 있는 데이비드 스노든 박사가 1986년부터 시작한, 노화와 관련된 대규모 학제간 연구 프로젝트에 관해 쓴 책이다.

저자인 스노든 박사는 '수녀 연구' 라는 이름의 이 연구를 시작하기 전에 이미 루터교 수도사나 제7일 안식일 예수재림교인들을 대상으로 식생활이 건강에 미치는 영향에 관한 연구를 수행했기 때문에 종교 단체 구성원들을 대상으로 하는 연구가 역학적으로 얼마나 중요한지를 잘 알고 있었다. 그런데 설문지를 이용했던 이전의 연구와는 달리 이 수녀 연구에서는 구체적인 연구 과제를 정하기 위해서 저자가 상당한 기간 동안 정기적으로 수녀들과 함께 수녀원에서 생활하는 시간을 가졌다. 그러던 중 저자는 나이가 많은 수녀들이 수녀회에 처음 들어오면서부터 기록한 모든 자료가 체계적으로 보관되어 있는 곳을 발견했다. 이것은 수녀들의 과거와 현재 그리고 미래를 동시에 연구할 수 있다는 것을 보장해 주는 귀한 보물이어서, 마치 고고학자가 아직 발굴되지 않은 고분을 발견한 것과 같은 일대 사건이라고 할 수 있다.

예기치 못했던 사건이 계기가 되어 중요한 학문적 업적이 이루어지는 일이 드물지는 않다. 저자도 역시 수녀들의 교육 정도와 수명이 서로 깊은 관계가 있다는 그의 예비 연구 결과를 발표하게 된 미국 노인학회에서, 알츠하이머병에 관한 연구로 유명했던 한 학자와의 학문적 조우를 통해 서서히 새로운 세계로 발을 내딛게 된다. 그리고 마침내 1990년에는 미국 내 노트르담 교육 수도회의 수녀들을 대상으로 한 수명과 성공적인 노화에 관한 저자의 연구 계획이 국립 노화 연구소의 지원을 받게 되었다.

이 창의적인 연구는 저자의 모험심과도 어느 정도 관련이 있다. 스노든 박사는 수녀 연구의 지평을 넓혀 알츠하이머병을 연구하기 위해, 수녀 연구에 참여하는 75세 이상의 수녀들이 사후에 뇌 부검을 허락하도록 연구 계획을 바꾸는 모험을 감행한다. 흔히 뇌는 우리 몸의 여러 장기 중에서 영혼이나 정신과 관련된 기관이라고 여겨진

300

다. 그래서 주위에서는 신앙심 깊은 수녀들로부터 뇌 부검에 대한 동의를 받기는 쉽지 않았지만 저자의 진심에서 우러난 설득과 678명 수녀들의 희생정신으로 결국 뇌 부검을 통한 새롭고 획기적인 연구의 기틀이 마련되었다.

연구 팀은 1991년 처음으로 수녀의 뇌 부검을 시작하였고 뇌의 병리학적 소견과 수녀들의 언어, 인지, 행동에 대한 조사 결과를 독립적으로 분석하였다. 그리고 그 결과 알츠하이머병이란 오랜 기간에 걸쳐 매우 복잡한 요인이 작용하는 일련의 과정으로, 나이가 들면 누구나 반드시 걸리는 병은 아니라는 중요한 사실을 알게 된다. 다시 말해 알츠하이머병을 피해 갈 수 있는 길이 있을 것이라는 희망을 갖게 되었다. 가령 수녀들이 수녀원에 들어가는 스무 살 전후의 나이에 쓰여진 자서전을 분석한 결과 언어 처리 능력이 뛰어나면 알츠하이머병에 걸릴 확률이 낮다는 사실이 밝혀졌다. 아주 어렸을 때부터 어휘력과 독해력을 향상시키는 것이 알츠하이머병에 걸리지 않을 수 있는 한 방법이고, 그러기 위해서는 무엇보다도 어릴 때부터 책을 많이 읽어 주는 것이 부모들이 할 수 있는 일이라는 것이다.

알츠하이머병은 유전적인 요인과 환경 요인이 서로 복잡하게 얽혀 발생한다고 한다. 하지만 이제 서서히 밝혀지기 시작한 알츠하이머병 유전자에 대한 연구가 더욱 활발해지면 이 유전자를 가지고 있는 사람에 대한 유전자 차별이나 유전 정보의 유출 등 개인의 유전 정보에 의한 사회적, 법적, 경제적 그리고 윤리적 문제는 더욱 복잡해질 것이 분명하다. 따라서 과학이 우리의 삶을 밝혀 줄 수도 있지만 그 반대 현상도 나타날 수 있다는 점을 깊이 새겨야 할 것이라고 저자는 경고하고 있다.

한편 알츠하이머병과 관련해서 우리의 식생활도 매우 중요한 요인 중의 하나라는 것이 수녀 연구를 통해 밝혀졌다. 지금까지 거론되었던 다른 어떤 영양소보다도 혈중 엽산 농도가 알츠하이머병의 뇌 위축과 관련이 있음이 밝혀졌다. 엽산은 시금치 같은 진초록 엽상 채소와 콩, 호두, 감귤류 열매, 간에 풍부한 영양소로 태아의 뇌 신경계 발달과 노화 과정에서 뇌 위축 예방에 중요하다고 한다. 저자는 지금까지의 이러한 영양학적 연구를 통해 우리가 실생활에서 적용할 수 있는 노화와 알츠하이머병 예방을 위한 최선의 영양학적 전략은 과일과 채소를 많이 섭취하는 것이라고 한다.

알츠하이머병이 치매의 한 원인이라는 것은 잘 알려져 있다. 그리고 뇌졸중도 치매의 한 원인으로 뇌 부검이 가능한 수녀 연구에서는 이들 상호 간의 관계에 관한 연구도 가능하였다. 그 결과 많은 수녀들이 알츠하이머병으로 인한 뇌 손상이 있음에도 불구하고 치매에 걸리지 않는 것은 뇌졸중의 영향을 받지 않았기 때문이라는 것을 알아냈다. 이것은 뇌에 형성되는 알츠하이머병의 병리학적인 이상 소견을 예방할 수 있는 방법이 밝혀지지 않은 현재 상태에서 실질적으로는 뇌졸중의 위험을 줄이는 것이 더욱 중요하다는 것을 의미한다.

우리의 몸은 미세한 자극에도 예민하게 반응하는 고성능 기계와 흡사하다. 아니 그보다 훨씬 더 복잡한데, 여러 유형의 감정을 얼굴에 표현하는 것만으로도 우리 몸에서 심장 박동수, 혈압, 면역 반응, 소화 기능을 조절하는 자율 신경계에 특별한 영향을 미칠 정도로 예민하다. 그리고 앞서 말한 자서전의 어휘 분석 연구에서 한 걸음 더 나아가 자서전의 내용을 분석한 연구에서는 또 다른 흥미로운 사실을 확인하게 된다. 바로 젊은 시절의 긍정적인 성향이 수명에 영향을 미칠 수 있다는 것이다. 이것은 스노든 박사 자신이 말하는 것처럼 우리 모두가 일상의 스트레스에 대해 그 어떤 경우에도 부정적인 감정에 매여 있지 않음으로써 가능하면 빨리 우리의 몸을 정상적이고 더 건강한 상태로 되돌려 놓는 것이 오랫동안 건강하게 사는 데 매우 중요하다는 것을 말해 주고 있다.

우리의 삶에서 단 하나의 변함없는 진리는 '우리 모두가 언젠가는 죽는다'는 사실일 것이다. 태어나 죽을 때까지 우리의 일생에서 중요하지 않은 때는 없을 것이다. 하지만 죽음을 삶의 완성이라고 본다면 아마도 노년에 더 무게를 둘 수도 있을 것이다. 이제 장년의 나이로 접어든 필자로서는 노년은 아직 먼 일로 느껴지기도 하지만, 지금부터 호기심과 두려움을 가지고 차근차근 준비해야 할 시기라고 생각한다. 하루하루를 바쁘게 사는 우리들은 죽음을 생각할 시간을 갖지 못한 채, 또는 회피한 채, 우왕좌왕하고 있다. 하지만 아마도 항상 죽음을 가까이에 두고 생각할 수만 있다면 우리의 삶은 더욱 풍요로워질 것이다. 흔히 병을 앓게 되었을 때에야 비로소 건강이 무엇인지를 알게 되고 고마움을 느끼게 된다고 한다. 이 책에서는 이미 늦었다고 생각하는 바로 그 순간, 건강한 노년을 위해 자신에게 알맞은 운동을 시작하라고 권하고 있다.

이 책을 옮기면서 과학과 종교의 관계에 대해서도 생각해 보았다. 저자는 이 책에서, 직접적으로 측정할 수는 없지만 영성이나 공동체의 힘과 같은 종교적 요인과, 기도와 미사 등의 생활양식이 노년의 건강에 미치는 영향력을 인정하지 않는다면 수녀 연구가 완전해질 수 없을 것이라고 말한다. 종교와 과학은 그 근원에서는 우리의 삶을 풍요롭게 해줄 수 있다는 공통점을 가지고 있다고 보아도 좋을 것이다.

끝으로 이 책을 통해 많은 사람들이 나이 듦과 건강에 대해서 다시 한번 생각할 수 있는 기회를 갖게 되기를 바란다. 수녀 연구는 연구의 목적과 연구 대상의 특성상 연구자의 일생을 걸고, 아니 세대를 넘어 앞으로도 계속되어야 할 프로젝트라고 할 수 있다. 아무쪼록 그 결과로 나타난 이 책이 알츠하이머병을 앓고 있는 사람이나 그들을 돌보는 사람들에게 희망을 심어 주고, 궁극적으로는 모든 세대의 사람들이 자신의 건강하고 우아한 노년을 위해 바로 지금부터 준비할 수 있는 계기가 되었으면 한다.

2003년 1월
유은실

# 참고 문헌

Bell, Virginia and David Troxel. *The Best Friends Approach to Alzheimer' s Card*. Baltimore: Health Professions Press, 1997.

Friel McGowin, Diana. *Living in the Labyrinth: A Personal Journey Through the Maze of Alzheimer's Disease*. New York: Delta Publishing, 1994.

Hayflick, Leonard. *How and Why We Age*. New York: Ballantine Books, 1996.

Johnson, Richard P. *The 12 Keys to Spiritual Vitality: Powerful Lessons on Living Agelessly*. Liguori, MO: Liguori, 1998.

Keck, David. *Forgetting Whose We Are: Alzheimer's Disease and the Love of God*. Nashville: Abindon Press, 1996.

Kuhn, Daniel. *Alzheimer's Early Stages: First Steps in Caring and Treatment*. Alameda, CA: Hunter House, 1999.

Mace, Nancy L. and Peter V. Rabins. *The 36-Hour Day: A Family Guide to Caring for Persons with Alzheimer Disease, Related Dementing Illness and Memory Loss in Later Life*. Baltimore: Johns Hopkins University Press, 1999.

Perls, Thomas T., Margery Hutter Silver, and John F. Lauerman. *Living to 100: Lessns in Living to Your Maximum Potential at Any Age*. New York: Basic Books, 1999.

Rowe, John W., and Robert Louis Khan. *Successful Aging*. New York: Dell Publishing, 1999.

Tanzi, Rudolph E., and Ann B. Parson. *Decoding Darkness: The Search for the Genetic Causes of Alzheimer's Disease*. Cambridge, MA: Perseus Publishing, 2000.

Zgola, Jitka M. *Doing Things: A Guide to Programming Activities for Persons with Alzheimer's Disease and Related Disorders*. Baltimore: Johns Hopkins University Press, 1987.

# 수녀 연구에 관하여

수녀 연구는 현재 진행 중인 연구로서 노트르담 교육 수도회에 속해 있는 678명의 수녀들을 대상으로 노화와 알츠하이머병을 연구하는 프로그램이다. 데이비드 스노든 박사가 1986년에 수행한 예비 연구를 토대로 이 연구 과제가 시작되었다. 1990년부터는 국립 노화 연구소의 지원을 받아 대규모의 학제간 의학 연구 프로젝트로 연구의 규모가 커졌다.

수녀 연구에 참여한 수녀들의 연령 분포는 75세에서 106세이며 모든 분이 자신들의 의무 기록과 수녀원에 보관되어 있는 자료를 이용해도 좋다고 동의하셨고 매년 엄격한 지능검사와 신체검사를 받으셨다. 더욱이 수녀들은 사망 후 뇌를 기증하기로 약속하셨다. 이렇게 값지고 역사적인 의학 자료로 학자들은 평생에 걸쳐 진행되는 노화와 질병에 대한 특별한 사실들을 알게 되었다.

수녀 연구를 통해 알려진 연구 결과는 《미국 의학 협회지》와 《노인학회지》 등의 저명한 학술지에 발표되었으며 《뉴욕타임스》와 《내셔널지오그래픽》과 같은 신문, 잡지는 물론 「나이트라인」 등의 텔레비전 프로그램을 통해 보도되었다. 수녀 연구는 켄터키 대학교 의료원의 샌더스–브라운 노화 연구소에서 수행하고 있는 노화와 알츠하이머병에 관한 연구 가운데 하나이다.

발표된 연구 논문의 초록을 포함해서 수녀 연구에 관한 정보를 원하는 사람은 아래 주소의 웹사이트를 이용하면 된다.

www.mc.uky.edu/nunnet

# 노트르담 교육 수도회에 관하여

노트르담 교육 수도회는 국제 로마 가톨릭 수녀회에 소속되어 있다. 원래 빈곤층 여자 아이들의 교육을 목적으로 설립된 노트르담 교육 수도회는 현재도 그리스도의 정신으로 가난한 이들을 돌보고, 특히 젊은 연령층과 여성을 대상으로 모든 수준의 교육을 담당하고 있다. 봉사를 근본정신으로 삼는 역사를 가지고 있는 노트르담 교육 수도회는 미국, 중미, 남미, 유럽, 아프리카, 아시아, 오세아니아 등 30개국 이상에 지부를 두고 있다.

1847년에 미국에 도착한 이 나라 가톨릭 교육의 선구자들은 미국 전역에 수천 개의 학교를 설립했다. 오늘날에도 노트르담 교육 수도회는 교육 기관으로서의 오랜 전통을 유지하며 교육과 건강, 사회봉사, 정의, 평화 운동, 영적 지도, 사선과 교구 업무 등의 다양한 일에 관여하고 있다.

미국의 7개 교구를 포함하여 전 세계적으로 21개의 교구가 있나. 이 교구들은 모두 지역적으로는 떨어져 있지만 정신적으로는 하나가 되어 인류가 충만한 삶을 영위하고 하느님과 더 친밀한 관계를 발견할 수 있도록 함으로써 공동의 선을 위해 일하고 있다.

School Sisters of Notre Dame
North American Major Area
www.ssnd.org

Baltimore Province
6401 North Charles Street
Baltimore, MD 21212-1099

Chicago Province
1431 Euclid Avenue
Berwyn, IL 60402-1216
www.ssndchicago.org

Dallas Province
4500 West Davis
P.O. Box 227275
Dallas, TX 75222-7275

Mankato Province
170 Good Counsel Drive
Mankato, MN 56001-3138
www.ssndmankato.org

Milwaukee Province
13105 Watertown
Plank Road
Elm Grove, WI 53122-2291

St. Louis Province
320 East Ripa Avenue
St. Louis, MO 63125-2897

Wilton Province
345 Belden Hill Road
Wilton, CT 06897-3898

# 우아한 노년

1판 1쇄 펴냄 2003년 1월 10일
1판 16쇄 펴냄 2024년 6월 30일

지은이 데이비드 스노든
옮긴이 유은실
펴낸이 박상준
펴낸곳 (주)사이언스북스

출판등록 1997. 3. 24. 제16-1444호
(06027) 서울특별시 강남구 도산대로1길 62
대표전화 515-2000 팩시밀리 515-2007
편집부 517-4263 팩시밀리 514-2329
www.sciencebooks.co.kr